国家出版基金资助项目

中国针灸

通论卷

Zhongguo
Zhenjiu
Dacheng

Tonglunjuan

大成

针灸问对
明嘉靖十一年刻本

针灸聚英
明嘉靖刻本

Compendium of
Chinese
Acupuncture
and Moxibustion

总主编／石学敏

执行主编／王旭东　陈丽云　尚　力

湖南科学技术出版社

·长沙·

序

是书初成，岁在庚子；壬寅将尽，又创续编。华夏天清，神州日朗，国既昌泰，民亦心安。抚胸颔首，朋辈相聚酒酣；笑逐颜开，握手道故纵谈。谈古论今，喜看中医盛况；数典读书，深爱针灸文献。针矣砭矣，历史班班可考；炳焉燚焉，成就历历在目。针灸之术，盖吾一生足迹之所跬步蹒跚；集成先贤，乃吾多年夙愿之所魂牵梦绕。湖南科学技术出版社，欲集历代针灸文献于一编，甚合我意，大快我心。吾素好书，老而弥笃，幸喜年将老而体未衰，又得旭东教授鼎力相助，丽云、尚力诸君共同协力，《大成》之作，蒐材博远，体例创新，备而不烦，详而有体。历代针灸著述，美不胜收；各种理论技法，宛在心目。吾深知翰墨之苦，寻书之难；珍本善本，岂能易得？尤其影校对峙，瑕疵不容，若无奉献精神，哪能至此？吾忝列榜首，只是出谋划策；出版社与诸同道，方为编书栋梁。夫万种医书，内外妇儿皆有；针灸虽小，亦医学宝库一脉。《针经》之《问难》，《甲乙》之《明堂》，皇甫谧、王惟一，《标幽赋》《玉龙经》，书集一百一十四种。论、图、歌、文，连类而相继。文献详备，版亦珍奇，法国朝鲜，日本越南，宋版元刻，明清官坊，见善必求，虽远必访。虽专志我针灸，亦合之国策，活我古籍，壮我中华；弘扬国粹，继承发展。故见是书，已无憾。书迄成，可以献国家而备采择，供专家而作查考，遗学子而为深耘。吾固知才疏学浅，难为针灸之不刊之梓，尚需方家润色斧削。盼师长悯我诚恳，实乃真心忧，非何求，赐我良教，点我迷津，开我愚钝，正我讹误，使是书趋善近美，助中医药学飞腾世界医学之巅，则善莫大矣！

中 国 工 程 院 院 士

国 医 大 师 石学敏

《中国针灸大成》总主编

重新认识针灸学

20世纪初，笔者于欧洲巡医，某国际体育大赛前一日，一体育明星腰伤，四壮汉抬一担架，逶迤辗转，访遍当地名医，毫无起色。万般无奈之下，求针灸一试，作死马活马之想。笔者银针一枚，刺入人中，原本动则锥心、嗷嗷呼痛之世界冠军，当即挺立行走，喜极而泣。随行记者瞠目结舌，医疗团队大惊失色——在西方医生的知识储备里，穷尽所有聪明才智，也想不出鼻唇沟和腰部有什么关系，"结构决定功能"的"真理"被人中沟上的一根银针击碎了！

这在中医行业内最平常的针灸技术，却被欧洲人看成"神操作"，恰恰展示了中国传统医学引以为豪的价值观："立象尽意"。以人类的智慧发现外象与内象的联系，以功能（疗效）作为理论的本源。笔者以为，这是针灸学在诊治疾病之外，对于人类认知世界的重大贡献。亦即：针灸学远远不只是诊疗疾病，更是人类发现世界真理的另一个重要途径。

2018年3月28日，*Science Reports* 杂志发表一篇科学报告，证明了笔者上述观点。国内外媒体宣称美国科学家发现了人体内一个未知的器官，而且是人体中面积最大的一个器官。这一发现能够显著地提高现有医学对癌症以及其他诸多疾病的认知。而这一器官体内的密集结缔组织，实际上是充满流体的间质（interstitium）网络，并发挥着"减震器"的作用。科学家首次建议将该间质组织归为一个完整的器官。也就是说它拥有独立的生理作用和构成部分，并执行着特殊任务，如人体中的心脏、肝脏一样。

基于上述发现是对人体普遍联系方式的一种描述，所以研究中医的学者认为经络就是这样一种结构。人体的十四经脉主要是由组织间隙组成，上连神经和血管，下接局部细胞，直接关系着细胞的生死存亡。经络与间质组织一样无处不在，所有细胞都浸润在组织液中，整体的普遍联系就是通过全身运行的"水"来实现的。事实上，中药就是疏通经络来治病的，这与西药直接杀死病变细胞的药理有着根本的不同。可以这样说，证明了经络的存在，也就间接证明了中药药理的科学性，可以理解为什么癌症在侵袭某些人体部位后更容易蔓延。

穷神极变出针砭
万壑春云一冰台

——代前言

穷神极变出针砭　万壑春云一冰台
——代前言

○○一

笔者认为，中医学者对美国科学家的发现进行相似性印证，或许不那么贴切和完全对应，但是，从整体观念而言，这种发现无疑是西方医学的进步。这也佐证了针灸学知识领域内，古老而晦涩的语言文字里，隐含着朦胧而内涵深远的知识，有待我们深入挖掘研究。

应用现有的科学认知来评价针灸的科学性，我们已经吃尽苦头。"经络研究"进行了几十年，花费无数人力、物力、财力，最终却是一无所获。因为这些研究一直是以西方科学的知识结构、价值观和思维方式来检验古代的成果，犯了本质的错误。"人中"和腰椎、腰肌的关系，任何现代医学知识都是无法证实的，但是我们却硬要在实验室寻找物质基础和有形的联系，终究是没有结果的。古代针刺合谷催产，谁能找到合谷和子宫的关联？若是我们以针灸学的认知为线索，将会获得全新启示，能找到人中与腰部联系通道的人，获得诺贝尔生理学或医学奖将是一件很容易的事。因此，包括中医药学界的学者专家，并未能完全认识到针灸学术的深邃和伟大。我们欠针灸学术一个客观的评价。

不过，尽管科学在不断证实着针灸学的伟大和深奥，但是，在中国传统医学的版图上，无论是古代还是现代，针灸学术的地位，一直处于从属、次要的地位。笔者只有在外国才从事针灸工作，回到中国境内，便重归诊脉开方之途。其中种种隐曲不便展开，但业内视针灸为带有劳作性质的小科的潜意识，却是真实的存在。

再以现存古籍为例，现代中医古籍目录学著作如《中国中医古籍总目》《中医图书联合目录》，收录古籍都在万种以上，但1911年以前的针灸类著作数量却不到200种。郭霭春先生、黄龙祥先生等针灸文献学家都做过类似的统计，如郭先生《现存针灸医籍》129种，黄先生《针灸名著集成》180种（含日本所藏）。且大多是转抄、辑录、类编、汇编、节抄之类，学术含量较高的也就30多种。

如今，"中医走向世界"已成为业内共识，但是，准确的说法应该是"针灸走向世界"，遍布欧美、东南亚，乃至非洲、大洋洲的"TCM"，其实都是针灸诊所。由于用药受到种种限制，中药方剂至今未被世界各国广泛接受。中医对世界人民的贡献，针灸至少占90%以上。因此，全方位审视针灸学的历史地位和医学价值，是中医界必须要做的工作。

此次湖南科学技术出版社策划，针灸学大师石学敏院士领衔，收集现存针灸古籍，编纂一套集成性的针灸文献丛书，为医学界提供相对系统的原生态古典针灸文献，虽然达不到集大成的要求，但至少能满足针灸学者们从事文献研究时看到古籍原貌的愿望，以历史真实的遗存来实现针灸文献的权威性。

历尽坎坷的针灸发展史

从针灸文献的数量和质量上，可以看出针灸学术的地位。其实轻慢针灸技术，这不是现代才有的问题，历史上也曾多次发生类似问题。有高潮也有低谷。

针灸学术最辉煌的时期，莫过于历史的两头：即中医学知识体系的形成阶段和20世纪美国总统尼克松访华至今。

一、高光时刻：春秋战国至两汉

春秋战国到西汉时期，是中医学初步成形的时期，药物和药剂的应用还没有成熟，对药物不良反应的认识也不充分，因此，药物的使用受到极大的限制，即便是医学经典著作，《黄帝内经》中也只有13首方剂。而此时的针灸技术相对成熟得多，《灵枢》中针灸理论和技术的内容占比高达80%，文献记载当时针灸主治的疾病几乎涉及人类的所有病种。从现有文献来看，这一时期应该是针灸技术最为辉煌的时期。

汉代，药物学知识日渐丰富，在《黄帝内经》理论指导下，药物配伍理论也得到长足的发展。东汉末年，医圣张仲景著《伤寒杂病论》，完善了《黄帝内经》六经辨治理论，形成了外感热病诊疗体系。该书也是方剂药物运用比较纯熟的标志。仲景治疗疾病的主要方法是方药、针灸，呈针、药并重的态势。至于魏晋皇甫谧之《针灸甲乙经》，则是对先秦两汉针灸学辉煌盛世的全面总结。

此后，方药的发展突飞猛进，势不可挡。诚如笔者在《中医方剂大辞典》第2版"感言"中所述："《录验方》《范汪方》《删繁方》《小品方》，追随道家气质；《僧深方》《波罗门》《耆婆药》《经心录》，兼修佛学思想……《抱朴子》《肘后方》，为长寿学先导，传急救学仙方。《肘后备急》，成就诺奖；《巢氏病源》，医道大全。《食经》《产经》《素女经》，《崔公》《徐公》《廪丘公》，录诸医经验，载民间验方，百花齐放，蔚为大观……"方药学术，一片繁荣，逐渐成为治疗疾病的主流技术。到了唐代，孙思邈、王焘等人在强盛国力和社会文明的催促下，对方药治疗的盛况进行了总结，《千金要方》《外台秘要》等大型方书是方药技术成为医学主流的写照。

二、初受重创：中唐以降

方药兴起，一段时间内与针灸并驾齐驱，针灸技术在初唐时期在学术界还具有较高地位。杨上善整理《黄帝明堂经》，著《黄帝内经太素》，孙思邈推崇针灸，《千金要方》《外台秘要》中也载录了不少针灸学著作，但都是沿袭前人，未见新作。不仅没有创新，而且出现了对针灸非常不利的信号：王焘在《外台秘要》卷三十九中对针刺治病提出了质疑，贬低针刺的疗效，"汤药攻其内，以灸攻其外，则病无所逃。知火艾之功，过半于汤药矣。其针法，古来以为深奥，今人卒不可解。经云：针能杀生人，不能起死人。若欲录之，恐伤性命。今并不录《针经》，唯取灸法"。这里，王焘大肆鼓吹艾灸，严重质疑针刺，明确提出：我的《外台秘要》只收灸学著作《黄帝明堂经》，不收《针经》，因为针刺会死人！《外台秘要》这样一部权威著作，竟然提出这样的观点，对社会的负面影响可想而知！以至于中唐之后很长一段时间内，社会上只见艾灸，少见针刺，针灸学文献只有灸学著作而无针学之书。这种现象甚至波及日本，当时的唐朝，在日本人心目中可是神圣般的国度，唐风所及，日本的灸疗蔚然成风。

三、再度辉煌：两宋金元

宋代确是中国历史上文化最为繁荣的时代，人文科技在政府的高度重视下得到全面发展。笔者认为，北宋医学最醒目的成就，除了世人熟知的校正医书局对中医古籍的保存和整理之外，王惟一铸针灸铜人，宋徽宗撰《圣济经》，成为三项标志性的成果。

其一，宋代官方设立校正医书局，宋以前所有医学著作得到收集整理，其中包括《针灸甲乙经》等珍贵针灸著作。同时，政府组织纂修的大型综合性医学著作《太平圣惠方》《圣济总录》等，也保留了大量珍贵针灸典籍。

其二，北宋太医院医官王惟一在官方支持下，设计并主持铸造针灸铜人孔穴模型两具，撰《铜人腧穴针灸图经》与之呼应。该书与铜人模型完成了宋以前针灸理论及临床技术的全面总结，对我国针灸学的发展具有深远而重大的影响。

其三，宋徽宗亲自撰述《圣济经》，将儒家思想、伦理秩序全面注入医学知识体系，促进整体思想和辨证论治法则在中医学理论和临床运用等全方位的贯彻运用。在中国五千年历史中，除了《黄帝内经》托黄帝之名外，这是唯一由帝王亲自撰稿的医学书籍。

宋代是中国历史上商品经济、文化教育、科学创新高度繁荣的时代。陈寅恪言："华夏民族之文化，历数千载之演进，造极于赵宋之世。"民间的富庶与社会经济的繁荣实远超盛唐。虽然重文轻武的治国方略导致外族侵略而亡国，但是这个历史时期为人类文明创造了无数辉煌而不朽的文化遗产，其中就包括针灸技术的中兴。

两宋时期，针灸学术的传承和发展是多方位的，不仅有针灸铜人之创新，具有《太平圣惠方》《圣济总录》之存古，更有《针灸资生经》之集大成。

时至金元，窦默（汉卿）在针灸领域独树一帜，成为针灸史上一位标志性人物。其所著《标幽赋》《通玄指要赋》等，完成了对针刺手法的系统总结，印证了《黄帝内经》对手法论述的正确性。并且采用歌赋的形式把幽冥隐晦、深奥难懂的针灸理论表达出来，文字精练，叙述准确，对后世医家影响很大。

由于金元时期针灸书散佚较多，虽然大多内容被明清针灸著作所引录，但终究不利于后世对这一历史时期针灸学成就的认知。就现有文献的学术水平来看，当时对针灸腧穴、刺灸法的研究程度，已经达到了历史最高水平，腧穴主治的内容都已定型，可以作为针灸临床的规范和标准，且高度成熟，一直影响到现在。

因此，可以毫不夸张地说，两宋金元时期是中国针灸从中兴走向成熟的时代，创造了针灸学术的又一个盛世景象。

四、惯性沿袭：明代

明代，开国皇帝朱元璋出身草莽，颇为亲民，对前朝文化兼收并蓄，故针灸术在窦汉卿的总结和普及下，成为解除战火之余灾病之得力手段，而在民间盛行。在临床技艺、操作手法等方面则越来越纯熟。

例如，明初泉石心在《金针赋》中提出了烧山火、透天凉等复式补泻手法，以及青龙摆尾、白虎摇头、苍龟探穴、赤凤迎源等飞经走气法。此后又有徐凤、高武等针灸名家闻名于世，并有著作传世。尤其是杨继洲、靳贤所撰《针灸大成》，是继《针灸甲乙经》《针灸资生经》以后又一集大成者，内容最为详尽，具有较高的学术价值和实用价值。该书被翻译成德文、日文等文字，在世界范围内受到推崇。

明代的针灸学术具有鲜明的特色，即临床较多，理论较少；文献辑录较多，理论创新较少。明代雕版印刷技术发达，书坊林立，针灸书得以广泛传播，但也因此造成了大量抄袭，或抄中有改，抄后改编，单项辑录，多项类编等以取巧、取利、窃名为目的的书籍。大部分存世针灸书都是抄来抄去。从文献的意义上来说，确实起到了存续及传播的作用，但是，就学术发展而言，却缺乏发皇古义之推演、融会新知之发挥。

五、惨遭废止：清代

时至清代，统治在政权稳固后，对中华传统文化的传承和践行，较之前朝有过之而无不及。针灸学术在清代前期尚可延续，乾隆年间的《医宗金鉴》集中医药学之大成，其中《刺灸心法要诀》等，系统记录了古代针灸医学的主要内容，是对针灸学术的最后一次官方总结。道光二年（1882），皇帝发布禁令：废止针灸科。任锡庚《太医院志职掌》："针刺火灸，终非奉君之所宜，太医院针灸一科，着永远停止。"这一禁令，将针灸科、祝由科逐出医学门墙。此后，针灸的学术传承被拦腰斩断，伴随着"嘉道中衰"，针灸医生完全没有了社会地位，只是因为疗效和廉价，悄悄地转入民间。

从本书收录的文献来看，情况也确实如此，《医宗金鉴》之后，几乎没有像样的针灸类刻本传世，大多是手录之抄本、辑本、节本，再就是日本的各种传本。清晚期，针灸有再起之象，业界出现了公开出版物，但是，比起明代的普及，清代针灸学术几乎没有发展。针灸医生的社会地位彻底沦为下九流，难登大雅之堂，而正是这些民间针灸医生的存在，才使得传统针灸并没有完全失传。

六、现代复兴：近代以来

晚清至民国时期，针灸学开始复兴，民间的针灸医生崭露头角，医界的名家大力提倡，出版书籍，成立学校，开设专科，编写教材……各种针灸文献如雨后春笋，层出不穷。晚清以前数千年流传下来的针灸古籍只有100多种，而同治以后铅字排版、机器印刷迅速普及，仅几十年时间，到1949年新中国成立前的文献综述已达到400多种。

个人以为，晚清以后的针灸复兴，与西学东渐的时代潮流密切相关，当西方的解剖学、生理学理论，临床诊断、外科手术之类的技术成为社会常态时，针灸操作暴露身体之"不雅"就完全不值一提。加之针灸学术的历史积淀和现实疗效，更因为其简便实用和价格优势，自然成为中西医学家青睐的治疗技术。

综上所述，针灸学术发展并非一帆风顺，而是多灾多难。这与使用药物的中医其他分支有很大区别。金代阎明广注何若愚《流注指微赋》言："古之治疾，特论针石，《素问》先论刺，后论脉；《难经》先论脉，后论刺。刺之与脉，不可偏废。昔之越人起死，华佗愈躄，非有神哉，皆此法也。离圣久远，后学难精，所以针之玄妙，罕闻于世。今时有疾，多求医命药，用针者寡矣。"反复强调前代的针药并用，夸耀名医针技之神奇，而后世的针灸越来越不景气，以至于患者只能"求医命药"，以药为主。其实，金代的针灸学术氛围并不消沉，还是个不错的历史时期，阎明广尚且如此慨叹，可见其他朝代更加严重。究其原因，不外乎以下三个方面。

医生：针灸的操作性很强，需要工匠精神和手工劳作。在中国古代文化传统的"重文轻技"的观念下，凡是能开方治病的，当然不愿动手操作。俗语"君子动口不动手"就是这种观念的世俗化表述。除了出自民间，且为了提高疗效的大医之外，大多数医生多少是有这样的想法。南宋王执中在《针灸资生经》卷二中言："世所谓医者，则但知有药而已，针灸则未尝过而问焉。人或诘之，则曰是外科也，业贵精不贵杂也。否则曰富贵之家，未必肯针灸也。皆自文其过尔。""自文其过"，正是这种心态的真实写照。

患者：畏惧针灸是老百姓的普遍心理。《扁鹊心书·进医书表》："无如叔世衰离，只知耳食，性喜寒凉，畏恶针灸，稍一谈及，俱摇头咋舌，甘死不受。"说是社会上的人只知道道听途说，只要听说施用针灸，死都不肯。除了怕疼怕苦以外，不愿暴露身体，也是畏惧针灸的原因之一。

官府：道光皇帝废止针灸科，理由只有一个，"非奉君之所宜"。也就是中国传统文化中的"忠君""奉亲"，儒家理学强调"身体发肤，受之父母，不敢毁伤"，针要穿肤，灸要烂肉，这都有违圣人之道，对自己尚且如此，更不用说用这种技术来治疗"君""亲"之病。除了"不敢毁伤"外，"男不露脐，女不露皮"，暴露身体也是有违圣训的。所以，不惜用强制手段加以禁绝。

其实，无论是平民百姓，还是士者医官，乃至皇帝朝廷，轻视针灸的根本原因，都是根源于儒家伦理纲常。在"独尊儒术"之前，或者儒术不振之时，针灸术就会昌盛。春秋战国百花齐放，所以是针灸的高光时刻；北宋文化昌盛，包罗万象，儒学并未成为主宰，所以平等对待针灸学术；金元外族主政，儒学偃伏，刀兵之下，医学不继，自然推崇针灸。唯有南宋理学兴起，明代理学当道，孔孟之道统治社会，针灸学就会受到制约。这种情况在清代中期到了无以复加的地步，非禁绝不能平其意。

旧时代的伦理确实对针灸术的发展造成了一定的阻碍，但是正如本文标题所说，这是一门学问，是人类认识世界的丰硕成果，正如魏晋时期皇甫谧在《针灸甲乙经·序》中所总结的，"穷神极变，而针道生焉"。穷神极变并不是绞尽脑汁，而是在"内考五脏六腑，外综经络血气色候，参之天地，验之人物……"种种努力之后，方可达成。此类基于天地本质的生命活动，却不是人力所能阻挡。中国针灸，以其原生态的顽强，一直在延续中为人民服务。

200多年前，日本人平井庸信在《名家灸选大成》序言中，已经把药物、针刺、艾灸的适应范围说得很清楚了，对针灸在医学领域中的地位，也有中肯的评价："夫医斡旋造化，燮理阴阳，以赞天地之化育也。盖人之有生，惟天是命，而所以不得尽其命者，疾病职之由。圣人体天地好生之心，阐明斯道，设立斯职，使人得保终乎天年也，岂其医小道乎哉！其治病之法，则有导引、行气、膏摩、灸熨、刺焫、饮药之数者，而毒药攻其中，针、艾治其外，此三者乃其大者已。《内经》之所载，服饵仅一二，而灸者三四，针刺十居其七。盖上古之人，起居有常，寒暑知避，精神内守，虽有贼风虚邪，无能深入，是以惟治其外，病随已。自兹而降，风化愈薄，适情任欲，病多生于内，六淫亦易中也。故方剂盛行，而针灸若存若亡。然三者各有其用，针之所不宜，灸之所宜；灸之所不宜，药之所宜，岂可偏废乎？非针、艾宜于古，而不宜于今，抑不善用而不用也。在昔本邦针灸之传达备，然贵权豪富，或恶热，或恐疼，惟安甘药补汤，是以针灸之法，寖以陵迟。"而文末所述，是针灸之术在当时日本的态势。鉴于日本社会受伦理纲常的约束较少，所以针灸发展中除了患者畏痛外，实在要比中国简单得多，正因为如此，所以如今我们要跑到日本去寻访针灸古籍。

针灸文献概览

回望历史，中医药古籍琳琅满目，人们常以"汗牛充栋"来形容中医宝库之丰富，但是，针灸文献之数量，只能以凋零、寒酸来形容。如前所述，在现存一万多种中医古籍中，针灸学文献占比还不到百分之二。就本书收载的114种古籍而论，大致有以下几种类型。

一、最有价值的针灸文献

最有价值的针灸文献，指原创，或原创性较高，对推进针灸学术发展作用巨大的著作，如《十一脉灸经》《灵枢》《针灸甲乙经》《针灸资生经》《黄帝明堂经》《铜人腧穴针灸图经》《十四经发挥》《针灸大成》等。

（一）《十一脉灸经》

《十一脉灸经》由马王堆出土帛书《足臂十一脉灸经》《阴阳十一脉灸经》组成，是我国现存最早的经络学和灸学专著，反映了汉代以前医学家对人体生理和疾病的认知状态，与后来发达的中医理论比较，《十一脉灸经》呈现的经脉形态非常原始，还没有形成上下纵横联络成网的经络系统，但是却可以明确看出其与后代经络学说之间的渊源关系，是针灸经络学的祖本，为了解《黄帝内经》成书前的经络形态提供了宝贵的资料。

（二）《黄帝明堂经》

《黄帝明堂经》又名《明堂》《明堂经》，约成书于西汉末至东汉初（公元前138年至公元106年），约在唐以后至宋之初即已亡佚。书虽不存，但却在中国针灸学历史上开创了一个完整的学术体系——腧穴学，是腧穴学乃至针灸学的开山鼻祖。

"明堂"，是上古黄帝居所，也是黄帝观测天象地形和举行重要政治经济文化活动的场所，具有中国文化源头的象征性意义，在远古先民心目中的地位极其崇高。随着文明的发展进步，学术日渐繁荣，人们发现了经络、腧穴，形成对人体生理功能的理性认知，建立了针灸学的基础理论：经络和腧穴。黄帝居于明堂，明堂建有十二宫，黄帝每月轮流居住，与十二经循环相类。黄帝于明堂观察天地时令，又与腧穴流注的时令节律类似。基于明堂功用与经络、腧穴的基本特性的相似性，将记载经络、腧穴特性的书籍命名为《明堂经》。沿袭日久，不断演变，但"明堂"作为腧穴学代名词和腧穴学文献的象征符号，却被历史固定了下来。

《黄帝明堂经》的内容，是将汉以前医学著作中有关腧穴的所有知识，如穴位名称、部位、取穴方法、主治病症、刺法灸法等，加以归纳、梳理、分类、总结，形成了独立的、完整的知识体系。因此，该书是针灸学术发展的标志性成果，也是宋以前最权威的针灸学教科书和腧穴学行业标准。晋皇甫谧编撰综合性针灸著作《针灸甲乙经》，其中腧穴部分多来源于该书。

盛唐时期，政府两次重修该书，形成了两个新的版本，一是甄权的《明堂图》，一是杨上善的《黄帝内经明堂》，又名《黄帝内经明堂类成》。后者较好地保留了《黄帝明堂经》三卷的内容。唐末以后，明堂类著作迅速凋零，几乎荡然无存，所幸本书随鉴真东渡时带至日本，然至唐景福年间（893年前后）亦仅残存一卷，内容为《明堂序》和第一卷全文。目前日本保存多个该残本的抄本，其中永仁抄本、永德抄本为较早期之抄本，藏于日本京都仁和寺，被日本政府定为"国宝"。清末国人黄以周到日本访书时，得永仁抄本，此书得以回归。本书影印校录了仁和寺的两个版本，这两个版本的书影在国内流传不广，故弥足珍贵。

（三）《针经》和《灵枢》

先秦至汉，我国先后流传过多种名为《针经》的著作，如《黄帝针经》九卷、《黄帝针灸经》十二卷、《针经并孔穴虾蟆图》三卷、《杂针经》四卷、《针经》六卷、《偃侧杂针灸经》三卷、《涪翁针经》、《赤乌神针经》……这些著作现在都已经失传了，在现代中医人心目中，凡是说到《针经》，那一定是指《灵枢》。几乎所有的工具书都称《灵枢》为《针经》。如，今人读张仲景《伤寒论·序》"撰用《素问》《九卷》"，注《九卷》为《灵枢》；读孙思邈《千金要方·大医习业》"凡欲为大医，必须谙《甲乙》《素问》《黄帝针经》、明堂流注……"，注《黄帝针经》为《灵枢》……现今已是定规，固化为中医学的思维定式。

回望历史，这里存在一个难解的历史之谜：在现存历史文献中，《灵枢》作为书名，最早出现在王冰注《素问·三部九候论篇第二十》，此时已是中唐，此前再无痕迹。王冰在《素问》两处不同地方引用了同一段文字，一处称"《针经》曰"，另一处却称"《灵枢经》曰"，全元起《新校正》认为这是王冰的意思：《针经》即《灵枢》。北宋校正医书局则据此将《针经》《灵枢》认定为同一本书而名称不同，并大力推崇，到了南宋史崧编订，《灵枢》已与《素问》等同，登上中医经典的顶峰地位。

更加诡异的是，直到宋哲宗元祐八年（1093）高丽献《黄帝针经》，此前中国从未见到《灵枢》或者相同内容书名不同者。1027年王惟一奉敕修成《铜人腧穴针灸图经》，国家级的纂修而未见到此书，道理上说不过去。而高丽献书之后的《圣济总录》，也不认这部伟大的巅峰之作，"凡针灸腧穴，并根据《铜人经》及《黄帝三部针灸经》参定"。高丽献书后，《宋志》著录既有《黄帝灵枢经》九卷，也有《黄帝针经》九卷，恰好证明此前将《灵枢》《针经》视作同一著作是有疑问的。

后世史论著述和史家评述，均对《灵枢》存疑多多。如晁公武《读书志》、李濂《医史》以及周学海等，或认为是冒名之作，或认为是后人补缀，或认为即使存在其价值也不如《甲乙经》甚至《铜人针灸经》，而更多人则认为王冰以前即便有《灵枢》，也不能将其认作《黄帝针经》。亦有人认为是南宋史崧对《灵枢》进行了大量增改然后冒名顶替《针经》……

最典型的例证，莫过于历代文献学家均不重视《灵枢》。明代《针灸大成》卷一的《针道源流》可谓是针灸历史考源之作，其中对28种重要针灸著作进行了评述，唯独没有《灵枢》。只是在论述《铜人针灸图》三卷时，称该书穴位："比之《灵枢》本输、骨空等篇，颇亦繁杂也。"说明至少在明代针灸学家心目中，《灵枢》地位并不崇高。

以上存疑，尚需我中医学界深入研究。

（四）《针灸甲乙经》

《针灸甲乙经》成书于三国魏甘露元年（256）至晋太康三年（282）之间，是我国现存最早的针灸学经典著作。作者将前代《素问》《针经》《黄帝明堂经》等针灸经典中的文字加以汇辑类编，首次系统记载人体生理、经络、穴位、针灸法，以及临床应用，成为后世历代针灸著作的祖本。

（五）《铜人腧穴针灸图经》

《铜人腧穴针灸图经》可视为官修腧穴学，属针灸名著之一。

（六）《针灸资生经》

《针灸资生经》系综述性针灸临床著述，内容丰富，资料广博，且有腧穴考证和修正。

（七）《十四经发挥》

《十四经发挥》是经络学重要著作。

（八）《针灸大成》

《针灸大成》是明以前针灸著述之集大成者，也是我国针灸学术史上规模较大较全的重要著作。

二、保留已佚原创书的著作

唐《千金要方》《千金翼方》，保留了大量唐代以前已佚针灸书，如已佚之《甄权针经》，又如《小品方》所引《曹氏灸方》，原书、引书均亡（《小品方》仅剩抄本残卷），但书中内容被《千金要方》载录。尤其是《甄权针经》，作者为初唐针灸的大师级人物，临证实验非常丰富，该书即出自甄氏经验，强调刺法且描述明晰，穴位、刺法与主治精准对应，临床价值和学术价值都非常高。可惜早已亡佚，幸得孙思邈《千金翼方》记述了该书主要内容，这对宋以后针灸学术发展意义非常重大。

《外台秘要》保留了已佚崔知悌《骨蒸病灸方》。

《太平圣惠方》卷九十九保留了早已失传的《甄权针经》和已佚的隋唐间重要腧穴书内容，是宋王惟一《铜人腧穴针灸图经》乃至后世所有《针经》之祖本；卷一百则收录唐代失传之《明堂》，其中包括《岐伯明堂经》《扁鹊明堂经》《华佗明堂》《孙思邈明堂经》《秦承祖明堂》和已失传之北宋医官吴复珪《小儿明堂》，后世所有冠以《黄帝明堂灸经》的各种版本，均是从本书录出后冠名印行，故乃存世《明堂》之祖本。可知该两卷实际上是现存针灸典籍之源头。

《圣济总录》引述了已佚之《崔丞相灸劳法》《普济针灸经》。

《医学纲目》转录了大量金元亡佚的针灸书内容。如，完整保存了元代忽泰《金兰循经取穴图解》一书所附的全部四幅"明堂图"。

以上著作多是综合性医著，亦有针灸专门著作中存有失传古籍的，如《针灸集书》中的《小易赋》，可知前代在蒐集资料、保留遗作方面，建有卓越之功。

三、实用性著作

如前所述，针灸学在其发展过程中遭受颇多摧残，学术发展之路并不顺利，多处于民间实用层面，如《针经摘英》内容简要，言简意赅，是一本简易读本；《扁鹊神应针灸玉龙经》为针灸歌诀；《神应经》临床实用价值较大，颇似临床针灸手册。自明代以后直至晚清，针灸学文献多为循经取穴、临床应用、歌赋韵文等内容，基本上与《针灸大成》大同小异。如《针灸逢源》《针方六集》。另外，辑录、类编、抄录前代文献的著作较多，如《针灸聚英》《针灸素难要旨》等。

再如《徐氏针灸大全》《杨敬斋针灸全书》《勉学堂针灸集成》等，虽然内容都是互相转抄，但是却起到了传播和普及针灸学术的作用。

四、值得研究的针灸文献

上述重要针灸文献都是需要后世深入研究的宝库，如前述《灵枢》的形成发展源流和真相。除此之外，还有一些貌似不重要，其实深藏内涵的文献。

《黄帝虾蟆经》，分9章，借"月中有兔与虾蟆"之古训，记述逐日、逐月、逐年、四时等不同阶段虾蟆和兔在月球上所处位置，与之相应，人体不同穴位、不同经络的血气分布亦不同，由此指出针灸禁刺、禁忌图解、补泻方式等与针灸推拿相关的基础知识。其中有较多费解之处，文字难读，术语生涩。虽列入针灸门类，但是与针灸临床的关系，尚需深入考证和研究。

《子午流注针经》，现代人认为子午流注属古代的时间医学、时间针灸学，但该书内容如何应用到临床，以及其客观评价，亦须深入研究。

《存真环中图》《尊生图要》《人体经穴脏腑图》等彩绘针灸图，可以从古代画师的角度，研究历史氛围下的古代身体观及相关文化。

关于灸学文献

本文标题有"万壑春云一冰台"之句，"冰台"，即艾草。《博物志》："削冰令圆，举而向日，以艾承其影则得火，故艾名冰台。"在相当长的一个历史阶段内，灸学在针灸领域内占据着统治地位。

现存最早的针灸文献《十一脉灸经》，便是以"灸"命名。有学者据此认为灸法早于针法。但这仅仅是灸法、针法两种医疗技术形成过程中的先后次序问题。待到针法成熟，与灸法并行，广泛运用于临床之后，针灸学术史上有过"崇灸、抑针"的历史现象，而此风至晋唐始盛：晋代《小品》，唐代《外台》，均大肆宣传"针能杀人"，贬针经，崇明堂，甚至以"明堂"作为艾灸疗法的专用定语。这一现象存续多年，历史上也留存有相当数量的灸学专著，或仅以"灸"

字命名的著作。最典型的就是《黄帝明堂灸经》，沿袭者如《西方子明堂灸经》，也有临床灸学如《备急灸法》，甚至单穴灸书，如《灸膏肓腧穴法》。此风东传，唐以后日本有专门的灸家和流派，灸学著作众多，如《名家灸选》《灸草考》《灸焫要览》等灸学专著。明清时期，也曾出现过艾灸流行的小高潮，出现了《采艾编》《采艾编翼》《神灸经纶》等著作。

其实，有识之士一直提倡多法并举，根据病人需要而采用不同疗法。约在公元前581年（鲁成公十年），《左传》记载医缓治晋侯疾，称"疾不可为也，在膏之上，肓之下，攻之不可，达之不及"，据杜预注，此处的"攻"即灸，"达"即针。《灵枢·官能》："针所不为，灸之所宜"。可见，一个全面的医生，应该针灸并重，各取所长。如果合理使用，效果很好，如《孟子·离娄·桀纣章》："今之欲王者，尤七年之病，求三年之艾。"

不过，文献记载中的艾灸，尽管有种种神奇疗效的宣传，但却和现代艾灸是完全不同的治疗方法。尽管现代针灸学著作上介绍艾灸有"直接灸""间接灸"两大类，但如今直接灸几乎绝迹，临床全都是温和舒适的间接灸。

古代多用直接灸、化脓灸，用大艾炷直接烧灼皮肤，结果是皮焦肉烂，感染化脓，然后等待灸疮结痂。灸学著作中还要告诫医患双方："灸不三分，是谓徒冤。"——烧得不到位，等于白白受罪。因此，此法无异于酷刑加身。为了减轻患者痛苦，古人只得麻醉患者，让他们服用曼陀罗花和火麻花制成的"睡圣散"，麻翻后再灸。

"睡圣散"之类的麻醉药只能减轻当时疼痛，灸后化脓成疮，依旧难熬，因此，到了清代，终于有人加以变革，产生了"太乙神针"之法，此法类似于后世"间接灸"。这种创新，在崇古尊经的时代，容易遭受攻击，被指离经叛道，于是编造出种种神话故事，或称紫霞洞天之异人秘授，或称得之汉阴丛山之壁神授古方……都是时人假托古圣之名，标榜源远流长，以示正宗之惯用套路。尽管此法经过不断渲染，裹上神秘的面纱，但其本质却很简单：药艾条、间接灸而已。此类书籍有《太乙神针心法》《太乙神针》《太乙离火感应神针》等。

古代的直接灸（化脓灸）过于痛苦，现今已不再用，而是采用艾条、温针，更有为方便而设计出温灸器。即便用直接灸的方法，也不会让艾炷烧到皮肉，而是患者感觉热烫，即撤除正在燃烧的艾炷，另换一炷，生怕烫伤，有医院将烫伤起泡都要算作医疗事故。其实，古代的烧灼皮肉虽然痛苦，但真的能够治疗顽疾，诸如寒痹（风湿性关节炎、类风湿关节炎）、顽固性哮喘等，忍受一两次痛苦，可换取顽疾消除。如何取舍？我以为更应以患者意愿为主。

总之，古今艾灸文献中同样蕴含着无数值得探索的秘密，即便是温和的间接灸，也有无穷无尽的待解之谜。笔者常用艾灸治疗子宫内膜异位症所致顽固痛经，仅用足三里、三阴交两个穴位，较之西医的激素、止痛药更为有效，而现今流行的"冬病夏治"三伏药灸，防治"老寒腿""老寒喘""老寒泻"，更是另有玄机。

本书编纂概述

2016年，石学敏院士领衔，湖南科学技术出版社组织申报，《中国针灸大成》入选"十三五"国家重点图书出版规划项目，2022 年又获国家出版基金资助，自立项始，距今已有 7 年。笔者在石院士领导下，在三所院校数十位师生的大力协助下，为此书工作了整整 6 年。至此雏形初现之时，概述梗概，以志备考。

一、本书的体例和版式

石院士、出版社决定采用影印加校录的体例，颇有远见卓识。但凡古籍整理者，最忌讳的就是这种整理方式，因为读者不仅能看到现代简体汉字标点校录的现代文本和相关校注，更能看到古代珍贵版本的书影，只要整理者功力不足，出现任何错漏，读者立马可以通过对照原书书影而发现。上半部分的书影如同照妖镜，要求录写、断句、标点、校勘不能出一点错误。因此，这种出版形式，对校订者要求极高。出版物面世后，一定会招致方家吹毛求疵，因此具有一定的风险。然而，总主编和出版社明知如此，仍然采用影校对照形式，一是要以此体现本书整理者和出版社编校水平，二是从长远计，错误难免，但是可以通过未来的修订增减，终将成为各种针灸古籍的最佳版本。

本书收录历代针灸古籍共 114 种，上至秦汉，下至清末，基本涵盖中医史上各个朝代的代表性针灸文献，为全面反映古代针灸学的国际传播，还选收了部分日本、朝鲜、越南等国家的针灸古籍。全书兼收并蓄，溯源求本，是历史上最全面的针灸文献大成。

每种古籍由三部分组成：原书书影、简体汉字录写及标点、校勘与注释。在古籍整理领域，这些内容本应分属影印、点校等不同形式的出版方式，本书将其合为一体，于一页之中得窥原貌和整理状况，信息量是普通古籍整理的数倍。

中医古籍中的文字极不规范，通假、古今、繁简、避讳、俗字等异位字比比皆是，较之正统古籍，中医的世俗化、平民化特点则使得刻书、抄书者求简、求便、求速，更是导致文字混杂，诸如：

"文、纹""掖、腋""齐、脐""王、旺""鬲、膈""支、肢""已、以""指、趾""旁、傍""写、泻""大、太""宛、脘""宛、腕""窌、髎""腧、俞、输""虐、疟""契、瘈""累历、瘰疬"……

本书所收古籍中，上述文字互用、代用、混用现象十分严重，如果原字照录，则录写出来的文字必定混乱不堪，影响现代读者阅读；若按照一般古籍校注规范，分别予以注释，则因版面所限，注不胜注。因此，本书录写部分遵循通行原则，在不产生歧义的原则上，予以规范化处理，或在首见处标注，以方便现代学者阅读。

二、本书的版本访求和呈现

为体现本书作者发皇针灸古籍的初心，对版本选择精益求精，千方百计获取珍本善本图书。这在当前一些藏书单位自诩珍秘、秘不示人，或者高价待沽、谋求私利的现状下，珍贵版本的访求难上加难。本书收录的 114 种古籍书影，虽不能尽善尽美，但已经殚精竭虑，尽呈所能，半数以上都是行业内难以见到的古籍。将如此众多珍贵底本展示给读者，凸显了本书的特色。

学术研究到了一定水平，学者最大的心愿便是阅读原书，求索珍本。石院士、出版社倾尽心力，决心以版本取胜，凸显特色。特别是为了方便学者研究，对一些版本的选择独具匠心，如《针灸甲乙经》，校订者在拥有近10种版本的基础上，大胆选用明代蓝格抄本，就是为学界提供珍稀而不普及的资料。

此外，本书首次刊行面世的，有不少是最新发现的孤本或海外珍藏本，有些版本连《中国中医古籍总目》等目录学著作中都未曾收录。现举例如下。

《铜人腧穴针灸图经》三卷：明正统八年（1443）刻本，该版本为明代早期刻本，仅存孤本，藏于法国国家图书馆。而国内现存最早版本为明代天启年间（1621年后）三多斋刻本。

《神农皇帝真传针灸经》与《神农皇帝真传针灸图》合编：著者不详，成书于明代。此二书国内无传本，无著录，仅日本国立公文书馆内阁文库及京都大学图书馆各有一抄本，亦为本书访得。

《十四经穴歌》：未见著录，《中国中医古籍总目》等中医目录学著作亦无著录。本书收载底本为清代精抄本。

《针灸集书》：成书于明正德十年（1515）。书中"小易赋"则是已经失传的珍贵资料。卷下"经络起止腧穴交会图解"，以十四经为单位，介绍循行部位和所属腧穴。此与《针灸资生经》等前代针灸书以身体部位排列腧穴的方式有明显不同。本书国内仅存残本（明刻朝鲜刊本卷下）一册，足本仅有日本国立公文书馆藏江户时期抄本一部，故本书所收实际上就是孤本，弥足珍贵，亦为首发。

《十四经合参》：国内失传，《中医联合目录》《中国中医古籍总目》等目录学著作均未著录，现仅存抄本为当今孤本，藏于日本宫内厅书陵部。此次依照该本影印刊出。

《经络考略》：清抄孤本，《中医联合目录》《中国中医古籍总目》等目录学著作均无著录。原书有多处缺文、缺页、装订错误导致的错简，现均已据相关资料补出或乙正。

《节穴身镜》二卷：张星余撰。张氏生平里籍无考，书成何时亦无考。但该书第一篇序言作者为"娄东李继贞"，李氏乃明万历年间兵部侍郎兼右都御史，其余两篇序言亦多次提及"大中丞李公"，则此书必成于万历崇祯年间无疑。惜世无传承，现仅有孤抄本存世，抄年不详。本书首次整理出版。

《经穴指掌图》：湖南中医药大学图书馆藏有明崇祯十二年（1639）抄本残卷18页。现访得日本国立公文书馆内阁文库藏有明崇祯年华亭施衙啻斋藏板，属全帙。本书即以该版录出并点校刊印。

《凌门传授铜人指穴》：未见文献著录，仅存抄本。本书首次点校。

《治病针法》：是《医学统宗》之一种。《医学统宗》目前国内仅存残本一部。现访得日本京都大学图书馆藏明隆庆三年（1569）刊本，属全帙，今以此本出版。

《针灸法总要》：抄本，越南阮朝明命八年（1827）作品。藏越南国家图书馆。国内无著录，本书首次刊出。

《选针三要集》一卷：日本杉山和一著，约成书于日本明治二十年（1887）。国内仅有1937年东方针灸书局铅印本及《皇汉医学丛书》等排印本。今据富士川家藏本抄本影印。

《针灸捷径》两卷：约成书于明代正统至成化年间（1439—1487）。本书未见于我国古籍著录，亦未见藏本记载。书中有现存最早以病证为纲的针灸图谱，颇具临床价值，亦合乎书名"捷径"之称。此次刊印，以日本宫内厅藏明正德嘉靖间建阳刊本为底本，该藏本为海外孤本，有较高的针灸文献学价值。

《太平圣惠方·针灸》：本书采用宋代刻（配抄）本为底本，该版本极其珍贵，此次是该版本首次以印刷品形式面世。

以上所列书目，或首次面世，或版本宝贵，仅此一项，已无愧于学界，造福读者。

三、针灸文献的学术传承和素质养成

目前中医药领域西化严重，一切上升渠道都要凭借实验研究、临床研究，而文献整理挖掘研究的现状，只能用"惨不忍睹"来形容。俗语有"心不在马"之譬，原本形容不学无术之人，本书编纂之初，文献专业的研究生居然实证了这个俗语：交来的稿子中，所有的"焉"字全都录作"马"字！而且不是个别人！此情此景，看似搞笑，实则心酸。

通过6年多的工作，老师们不断审核，学生们不断修改，目前的书稿，至少在繁体字识读上，参与者的水平与6年前判若两人。实践出真知，实战锻炼人，本书编委会所有成员有共同体会：在当前的学术大环境下，此书并不能带来业绩，然而增长学问，养成素质，却是实验研究和SCI论文中得不到的。

文献、文化研究的学术氛围，目前依然不是很景气。本书编纂一半之时，本人年届退休，因有重大项目在身，必须完成后方可离任，书记因此热情挽留，约谈返聘，然最终还是不了了之，其中因果未明。本书编纂也因此陷入困境。所幸上海中医药大学青睐，礼聘于我，在人力、物力上大力支持，陈丽云、尚力教授亲力亲为，彰显了一流大学重视人才的气度和心胸，也使得本书得以顺利完成。谨此向上海中医药大学致敬、致谢！

成稿之余，颇有感慨，现代人多称"医者仁心"，其实，仅仅靠"仁心"是当不好医生的。明代裴一中在《言医·序》中言："学不贯古今，识不通天人，才不近仙，心不近佛者，宁耕田织布取衣食耳，断不可作医以误世。"本书所收所有古籍，都可以让我们学贯古今，识通天人，有神仙之能，有慈悲之心，成为一名真正的医者。

上海中医药大学科技人文研究院教授

《中 国 针 灸 大 成》 执 行 主 编

王旭东

目录

［明］汪机　撰　王旭东　朱子龙　校订

明嘉靖十一年刻本

针灸问对

　　《针灸问对》三卷，明代医家汪机（1463—1539，字省之，
号石山居士）撰，成书于明嘉靖九年（1530）。书以问答形式论
述脏腑经络、气血营卫、针法灸法等针灸理论和相关问题，共
设85问，12歌诀。所论遵从《内经》《难经》之旨，评述历代名
医之说，直抒感悟，鼎革旧说，力陈创新之论，如：针法有泻
无补、治病无定穴，反对无病施灸，否认子午流注针法等，颇
有创见。是书观点鲜明，见解独到，启迪后学，在针灸学术史
上有一定地位。本书所收底本为明嘉靖十一年（1532）刻本，
该本为存世最早之版本。

刻针灸问答叙

　　石山居士校集诸方书于朴墅精舍，南涧子过之，出示《针灸问答》一册。南涧子受读，作而言曰：嘻，余于斯集，重有感焉，是可刻也已。夫道，仁也；夫医，仁术也。术之神者，莫捷于针炳。盖人受天地一气以生，本自流通充溢，阏[1]注羸瘤，斯病矣。是故轩、岐、仓、扁，针炳之说兴焉。方其心悟神遇，动会肯綮，游刃有间，而目牛无全，夫亦善通天地一气，非外铄[2]也。是故其为书也，言赜而粹，辞微而则，旨邃而玄。后世学无根要，遂苦其奥，置而不讲，徒夸于手法取穴之末。若今之针炳家者，扣其所以，瞠目无对，无惑乎？施之靡效尔。斯集也，汇为问答，粹以赜章，则以微著，玄以邃通，俾夫神于昔者，神于今，完天和；溥仁术者，其斯取的无穷焉。又从而引伸触长，以仁夫身者仁其心，时其私翳而针炳之，认得为己之中，将周流动

---

①阏（è，音遏）：壅塞不通。
②外铄：犹外力，与"心悟神遇"对言。

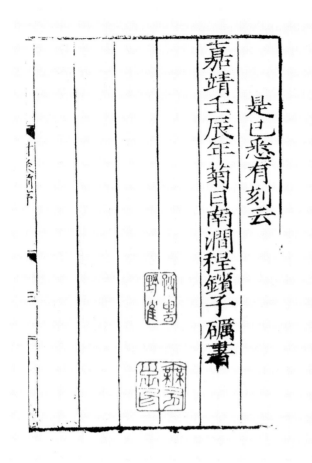

荡，无一息之匪仁。圣门求仁功夫，岂待别易涂辙？则夫斯集也，进于技而几于道矣。若彼支离色取，曰求仁；求仁者，其真为不知痛痒，乌足以语此？嘻，余于斯集，重有感焉，是可刻也已。居士姓汪氏，讳机，字省之，别号石山，夙业儒，医其余事。而他方书称是，已悉有刻云。

嘉靖壬辰年菊月南涧程镔子砺书

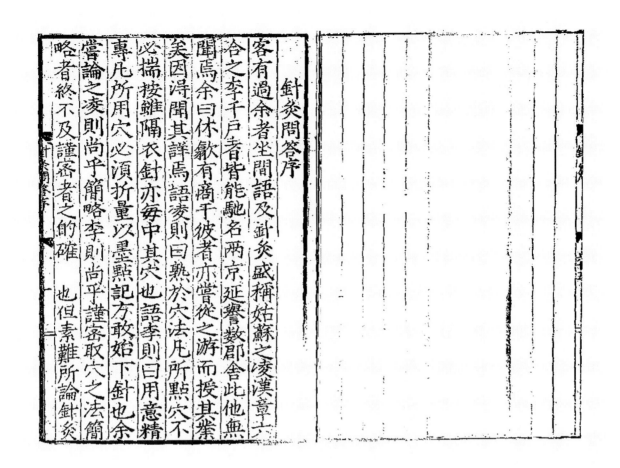

针灸问答序

　　客有过余者，坐间语及针灸，盛称姑苏之凌汉章、六合之李千户者，皆能驰名两京，延誉数郡，舍此他无闻焉。余曰：休歙有商于彼者，亦尝从之游而授其业矣，因得闻其详焉。语凌则曰：熟于穴法，凡所点穴，不必揣按，虽隔衣，针亦每中其穴也。语李则曰：用意精专。凡所用穴，必须折量，以墨点记，方敢始下针也。余尝论之，凌则尚乎简略，李则尚乎谨密。取穴之法，简略者终不及谨密者之的确也。但《素》《难》所论针灸，

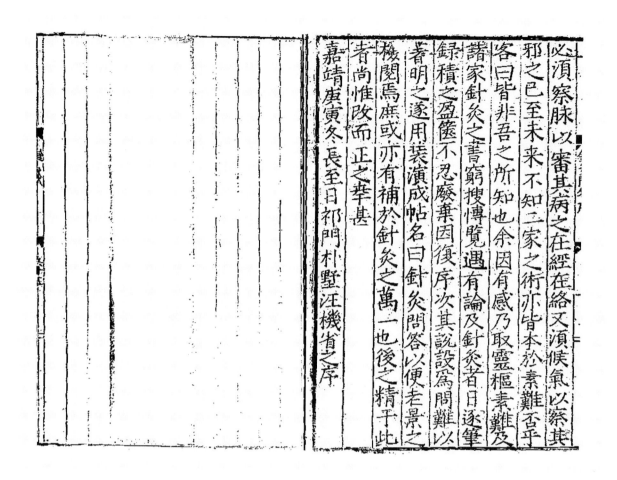

必须察脉，以审其病之在经在络；又须候气，以察其邪之已至未来。不知二家之术，亦皆本于《素》《难》否乎。客曰：皆非吾之所知也。余因有感，乃取《灵枢》《素》《难》及诸家针灸之书，穷搜博览，遇有论及针灸者，日逐笔录，积之盈箧，不忍废弃，因复序次其说，设为问难，以著明之。遂用装演成帖，名曰《针灸问答》，以便老景之检阅焉，庶或亦有补于针灸之万一也。后之精于此者，尚惟改而正之，幸甚。

嘉靖庚寅冬长至日祁门朴墅汪机省之序

针灸问对卷之上

新安祁门朴墅汪机省之编辑

同邑门生石墅陈桶惟宜较正

或曰：《内经》治病，汤液醪醴为甚少，所载服饵之法才一二，而灸者四五，其他则明针法无虑十八九，厥后方药之说肆行，而针灸之法仅而获存者，何也？

曰：《内经》，上古书也。上古之人，其知道乎，劳不至倦，逸不至流，食不肥鲜以戕其内，衣不蕴热以伤其外。起居有常，寒暑知避。恬淡虚无，精神内守，病安从生？虽有贼风虚邪，莫能深入，不过凑于皮肤，经滞气郁而已。以针行滞散郁，则病随已，何待于汤液醪醴耶！当今之世，道德已衰，以酒为浆，以妄为常，纵欲以竭其精，多虑以散其真，不知持满，不

為癰病者令可以泄熱出血而發癰病也五曰鈹針末如
四曰鋒針篦其身鋒其末兩三隅主四時八風客于經絡
曰鍉針大其身員其末主病在血脉按脉取氣令邪出也
者二曰員針篦身員末主無傷肉分主病在分肉間者三
經曰一曰鑱針頭大末銳令無得深入主病在皮膚無常
或曰九針之所主皆外傷歟抑亦有內傷歟
大昌
與脉相逆者也故曰方其盛也勿敢毀傷刺其已衰事必
曰上工刺其未生者也其次刺其未盛者也其次刺其已
且學者察識于此而於用針治病亦可以知其大槩矣故
之新客當此之時元氣未傷邪氣尚淺以針除之甚得其
推之則前引之則止逢而瀉之其病立已盖病之初起
經曰病之始起者可刺而已又曰邪之新客也未有定處
或曰針灸宜于古而不宜于今吾已聞命矣然今之病
亦有針灸而愈者何也
當今之世必齊毒藥攻其中針灸治其外雖形弊血盡而
于古也經曰上古作湯液為而弗服中古之時服之萬全
行而針灸罕用者實由世不古若人非昔比病有深淺
既屬內非藉湯液之盪滌豈能濟乎此和緩以後方藥盛
從內生外邪亦易中也經曰針刺治其外湯液治其內病
解御神務快其心逆于生樂起居無節寒暑不避故病多

解御神，务快其心，逆于生乐，起居无节，寒暑不避，故病多从内生，外邪亦易中也。经曰：针刺治其外，汤液治其内。病既属内，非藉汤液之荡涤岂能济乎？此和、缓以后，方药盛行，而针灸罕用者，实由世不古，若人非昔比，病有深浅，治有内外，非针灸宜于古而不宜于今，汤液宜于今而不宜于古也。经曰：上古作汤液，为而弗服；中古之时，服之万全；当今之世，必齐毒药攻其中，针灸治其外，虽形弊血尽而功不立。此之谓也。

或曰：针灸宜于古，而不宜于今，吾已闻命矣。然今之病，亦有针灸而愈者，何也？

经曰：病之始起者，可刺而已。又曰：邪之新客也，未有定处，推之则前，引之则止，逢而泻之，其病立已。盖病之初起，邪[1]之新客，当此之时，元气未伤，邪气尚浅，以针除之，甚得其宜。学者察识于此，而于用针治病，亦可以知其大概矣。故曰：上工刺其未生者也，其次刺其未盛者也，其次刺其已衰者也；下工刺其方袭者也，与其形之盛者也，与其病之与脉相逆者也。故曰：方其盛也，勿敢毁伤；刺其已衰，事必大昌。

或曰：九针之所主，皆外伤欤？抑亦有内伤欤？

经曰：一曰镵针，头大末锐，令无得深入。主病在皮肤无常者。二曰圆针，篦身圆末，主无伤肉分，主病在分肉间者。三曰鍉针，大其身，圆其末。主病在血脉，按脉取气，令邪出也。四曰锋针，篦其身，锋其末两三隅。主四时八风客于经络为癰[2]病者，令可以泄热出血而发癰病也。五曰铍针，末如

①邪：底本漫漶，据日本抄本订正。此下凡底本漫漶，版蚀缺字等均据此校订，不另出注。
②癰：原作"瘤"，据下文"发癰病"及《针灸甲乙经》卷三改。

剑锋。主寒与热争，两气相搏，合为痛脓。可以取大脓也。六曰圆利针，令尖如氂，且圆且锐，微大其末，反小其身。主虚邪客于经络，而为暴痹。令可深内以取之也。七曰毫针，尖如蚊虻喙，长一寸六分，静以徐往，微以久留。主邪客经络，而为寒热痛痹者也。八曰长针，锋利身薄。主深邪远痹，八风内舍于骨解腰脊骨膝间也。九曰大针，大如梃，尖微圆。主淫邪流溢于节解皮肤之间，以泻机关之水也。九针长短大小各有所施，不得其用，疾弗能移；病浅针深，内伤良肉；病深针浅，病气不泻；病小针大，气泻大甚；病大针小，气不泄泄。机按：今之针士，决痈用锋针、铍针，其他诸病，无分皮肤、肌肉、血脉、筋骨，皆用毫针，余者置而不用，甚有背于经旨矣。于此而知九针所主，多系外邪薄凑为病。用针施泻，深中病情，使今之人而有是病，针亦在所必用。若夫病邪大甚，元气已伤，决非针之所能济矣。假如痨瘵阴虚火动，法当滋阴降火，针能滋阴否乎？痿症肺热叶焦，法当清金补水，针能补水否乎？经曰：阴阳形气俱不足，勿取以针，而调以甘药是也。知此则病之可针不可针，亦可以类推矣。奈何世之专针科者，既不识脉，又不察形，但问何病，便针何穴。以致误针成痼疾者有矣。间有获效，亦偶中耳，因而夸其针之神妙，宁不为识者笑耶。

或曰：针灸当明经络，可晓以否？

曰：直行者，谓之经。经有十二，所以行血气，通阴阳，以荣于身者也。其始从中焦注手太阴、阳明，阳明注足阳明、太阴，太阴注手少阴、太阳，太阳注足太阳、少阴，少阴注手厥阴、少阳，少阳注足少阳、厥阴，厥阴复注手太阴也。此则荣气之行也，然卫气昼但行于阳，而不行于阴；夜但行于阴，而不行阳。不与荣同道，不与息数同应。

又曰：五脏之道，皆出于经隧，以行气血。气血不和，百病乃变化而生。是故守经隧焉。隧，潜道也。经脉行而不见，故谓之经隧。详见阳经外络内、阴经内络外条。旁出者，谓之络经之横支，交接别经者。十二经有十二络。如太阴属肺，络大肠；手阳明属大肠，络肺之类。兼阳跷络、阴跷络、脾之大络，为十五络也，皆从十二经之所始，转相灌溉，朝于寸口、人迎也。又曰孙络小络也。经脉为里，支而横者为络，络之别者为孙络。又曰：节之交三百六十五会者，络脉之渗灌诸节者也。节者，神气之所游行出入者也，非脾①肉筋骨也。

问曰：荣卫之气，亦有别乎？

曰：荣者，水谷之精气也，和调于五脏，洒陈于六腑，乃能入于脉也。故循脉上下，贯五脏，络六腑也。卫者，水谷之悍气也，其气慓疾滑利，不能入于脉也。故循皮肤之中，分肉之间，熏于肓膜，散于胸腹。逆其气则病，从其气则愈。不与风寒湿气合也。详见井荣俞经合注。

或曰：经脉与络脉异乎？

曰：经脉十二者，伏行分肉之间，深而不见。其虚实也，以气口知之。诸脉之浮而常见者，皆络脉也。诸络脉不能经大节之间，必行绝道而出入，复合于皮中，其会皆见于外。故诸刺络脉者，必刺其结。上甚血者，虽无结，急取之，以泻其邪而去其血，留之发为痹也。凡诊络脉，色青则寒且痛；赤则有热；鱼际络青，胃中寒；鱼际络赤，胃中热；其暴黑者，留久痹也；其有赤有黑有青者，寒热气也；青短者，少气也。凡刺寒热，皆多血络，必间日一取，大血尽而止。乃调其血实。

---

① 脾：《灵枢·九针十二原》作"皮"。

或曰：经病络病，治有异乎？

经曰：邪之客于形也，必先舍于皮毛；留而不去，入舍于孙络；留而不去，入舍于络脉络脉，血脉也，非十五络之络；留而不去，入舍于经脉；内连五脏，散于肠胃，阴阳俱感，五脏乃伤。此邪之从皮毛而入，极于五脏之次也。如此，则治其经焉。邪客于经，左盛则右病，右盛则左病。亦有移易者，左痛未已，而右脉先病，如此者，必巨刺之，左刺右，右刺左，必中其经，非络脉也。今邪客于皮毛，入舍于孙络，留而不去，闭塞不通，不得入于经，流溢于大络，即前血络，外不得出，内不得入故也。而生奇病也。病在血络谓奇邪。夫邪客大络者，左注右，右注左，上下左右，与经相干，而布于四末，其气无常处，不入于经俞，故曰缪刺。络病，其痛与经脉缪处也，亦宜左刺右，右刺左。虽与巨刺同，此刺络而彼刺经也。

或曰：十二经脉皆络三百六十五节，节有病，必被经脉，治之亦有法乎？

曰：五脏得六腑，相为表里；经络支节，各生虚实[1]；其病所居，随而调之。病在脉，调之血；病在血，调之络；病在气，调之卫；病在肉，调之分肉；病在筋，调之筋；病在骨，调之骨。焠针药熨，病不知所痛，两跷为上，身形有痛，九候无病，则缪刺之。缪刺者，刺络脉，左痛刺右，右痛刺左。病在于左，而右脉先病者，巨刺之。巨刺者，刺经脉也，左痛刺右，右痛刺左。必谨察其九候，针道毕矣。

或曰：经病亦有宜刺者乎？

经曰：肝病，实则两胁痛引少腹，善怒；虚则目䀮䀮无所见，耳无所闻，善恐，如人将捕之，取其经厥阴与少阳。非其络病，故取其经，取厥阴治肝气，少阳调气逆。气逆则头痛，耳聋不聪，颊肿，取血者。胁中气满，独异于常，乃气逆之诊，随其左右，有则刺之。心病，实则胸中痛，胁支满痛，膺

---

① 各生虚实：原脱，据《素问·调经论》补。

背肩甲间痛，两臂内痛，虚则胸腹大，胁与腰相引痛。取其经少阴、太阳、舌本下血，其变病，刺郄中血。或呕变也，郄在掌后，去腕半寸。脾病，实则身重善饥，肉痿，足不收，行善瘛，脚下痛。虚则腹满，肠鸣飧泄，食不化。取其经太阴、阳明、少阴血。肺病，实则喘咳逆气，肩背痛，汗出，尻阴股膝髀腨足皆痛，虚则少气不能报息，耳聋嗌干，取其经太阴、足太阳外、厥阴内血。太阳外，厥阴内，则少阴也。视少阴足脉，左右有血满异常者，刺之。肾病，实则腹大胫肿，喘咳身重，寝汗憎风，虚则胸中痛，大小腹痛，清厥，意不乐，取其经少阴、太阳血。注云：凡刺之道，虚补实泻，不虚不实，以经取之，是谓得道。经络有血，刺而去之，是谓守法，犹当揣形定气，先去血脉，而后乃调有余不足也。

或曰：六腑病形刺法何如？

经曰：大肠病者，肠中切痛而鸣，冬日重感于寒则泻，当脐痛，不能久立，与胃同候，取巨虚上廉。胃病者，腹胀，胃脘当心而痛，上支两胁，膈咽不通，食饮不下，取之三里。小肠病者，小腹痛，腰脊控睾而痛，时窘之后，当耳前热，若寒甚，若独肩上热甚，及手小指次指间热，若脉陷[1]者，此其候也，取之巨虚下廉。三焦病者，腹胀，小腹尤坚，不得小便，窘急，溢则水留为胀，取之委阳[2]。膀胱病者，小腹偏肿而痛，以手按之，即欲小便而不得，肩上热，若脉陷。及胫踝后足小指外廉皆热，取之委中。胆病者，善太息，口苦，呕宿汁，心中澹澹，恐人将捕之，嗌中介介然，数唾，在足少阳之本末，亦视其脉之陷下者。灸之，取阳陵泉。凡刺此者，必中气穴，无中肉节，中肉节，则皮肤痛，中筋，则筋缓，邪气不出，补泻反，则病益笃。

或曰：精气津液血脉，亦有别乎？

---

[1]脉陷：原倒作"陷脉"，据《灵枢·邪气脏腑病形》乙正。
[2]阳：原作"中"，据《灵枢·邪气脏腑病形》《针灸甲乙经》卷九改。

經曰：兩神相搏，合而成形，常先身生，是謂精。上焦開發，宣五穀味，熏膚，充身，澤毛，若霧露之溉，是謂氣。腠理發泄，汗出溱溱，是謂津。穀入氣滿，淖澤注于骨，骨屬屈伸，泄澤補益腦髓，皮膚潤澤，是謂液。中焦受氣，取汁變化而赤，是謂血。壅遏營氣，令無所避，是謂脈。精脫者，耳聾，氣脫者，目不明，津脫者，腠理開，汗大泄，液脫者，屬骨屈伸不利，色夭，腦髓消，脛痠，耳數鳴，血脫者，色白，夭然不澤，其脈空虛。

或曰病有在氣分者在血分者不知針家亦分氣與血否

曰氣分血分之病針家亦所當知病在氣分游行不定病在血分沉著不移以積塊言之腹中或上或下或有或無者是氣分也或在兩脅或在心下或在臍上下左右一定不移以漸而長者是血分也以病風言之或左足移於右足或右手移於左手移動不常者氣分也或常在左足或偏在右手著而不走者血分也凡病莫不皆然須知在氣分者上有病下取之下有病上取之在左取右在右取左在血分者隨其血之所在應病取之苟或血病瀉氣氣病瀉血是謂誅伐無過咎將誰歸

或曰三陰三陽氣血多少之刺可得聞乎

曰經曰手陽明大腸足陽明胃經多血多氣手少陽三焦足少陽膽手少陰心足少陰腎手太陰肺足太陰脾六經少血多氣手厥陰心包絡足厥陰肝手太陽小腸足太陽膀胱四經多血少氣故刺陽明出血氣刺太陽厥陰出血惡氣刺少陽太陰少陰出氣惡血故曰知藏府血氣之多少而用補瀉是也

经曰：两神相搏，合而成形，常先身生，是谓精。上焦开发，宣五谷味，熏肤，充身，泽毛，若雾露之溉，是谓气。腠理发泄，汗出溱溱，是谓津。谷入气满，淖泽注于骨，骨属屈伸，泄泽补益脑髓，皮肤润泽，是谓液。中焦受气，取汁变化而赤，是谓血。壅遏营气，令无所避，是谓脉。精脱者，耳聋，气脱者，目不明，津脱者，腠理开，汗大泄，液脱者，属骨屈伸不利，色夭，脑髓消，胫酸，耳数鸣，血脱者，色白，夭然不泽，其脉空虚。

或曰：病有在气分者，在血分者，不知针家亦分气与血否？

曰：气分血分之病，针家亦所当知，病在气分，游行不定；病在血分，沉着不移。以积块言之，腹中或上或下，或有或无者，是气分也。或在两胁，或在心下，或在脐上下左右，一定不移，以渐而长者，是血分也。以病风言之，或左足移于右足，或右手移于左手，移动不常者，气分也；或常在左足，或偏在右手，着而不走者，血分也。凡病莫不皆然，须知在气分者，上有病，下取之；下有病，上取之。在左取右，在右取左。在血分者，随其血之所在，应病取之，苟或血病泻气，气病泻血，是谓诛伐无过，咎将谁归。

或曰：三阴三阳，气血多少之刺，可得闻乎？

曰：经曰手阳明大肠、足阳明胃经，多血多气；手少阳三焦、足少阳胆、手少阴心、足少阴肾、手太阴肺、足太阴脾六经，少血多气；手厥阴心包络、足厥阴肝、手太阳小肠、足太阳膀胱四经，多血少气。故刺阳明，出血气，刺太阳、厥阴，出血恶气；刺少阳、太阴、少阴，出气恶血。故曰：知脏腑血气之多少，而用补泻是也。

①出：原脱，据《灵枢·决气》补。

經：外者筋骨為陰皮膚為陽故曰病在陰之陰者刺
之榮腧病在陽者刺陽之陽者刺脉絡

經病在陰之陽者刺陽之合病在陽之陰者刺陰之

又曰病有形而不痛者陽之類也無形而痛者其陰
陽有形而不痛者其陽完而陰傷之也急治其陰無攻其
陽無形而痛者其陰完而陽傷之也急治其陽無攻其
陰陰陽俱動乍有形乍無形加以煩心命曰陰勝其
陽此謂不表不裏其形不久

經曰風寒傷形憂恐忿怒傷氣氣傷臟乃病臟傷形乃
應此風傷筋脉筋脉乃應此形氣外內之相應也治此者
病九日三刺而已病一月十刺而已多少遠近以此衰之
久痺不去身者視其血絡盡出其血帝曰內外之病難易

或曰形氣病氣何以別之
經曰形氣不足病氣有餘是邪勝也急寫之形氣有餘病
氣不足急補之形氣不足病氣不足此陰陽俱不足
可刺之刺之則重不足老者絕滅壯者不復矣形氣有餘
病氣有餘此陰陽俱有餘也急寫其邪調其虛實故曰有
餘者寫之不足者補之此之謂也夫形氣者

經曰內有陰陽外亦有陰陽內者以五臟為陰六
或曰病有臟腑陰陽內外高下何別何治願詳言焉

或曰形氣病氣何以別之？

經曰：形气不足，病气有余，是邪胜也，急泻之；形气有余，病气不足，急补之；形气不足，病气不足，此阴阳俱不足也。不可刺之，刺之则重不足，老者绝灭，壮者不复矣。形气有余，病气有余，此阴阳俱有余也。急泻其邪，调其虚实。故曰：有余者泻之，不足者补之，此之谓也。夫形气者，气，谓口鼻中喘息也；形，谓皮肉筋骨血脉也。形胜者，为有余；消瘦者，为不足。其气者，审口鼻中气，劳役如故，为气有余也；若喘息气促气短，或不足以息者，为不足。故曰：形气也，乃人之身形中气血也。当补当泻，不在于此，只在病来潮之时，病气精神增添者，是病气有余，乃邪气胜也。急当泻之。病来潮作之时，精神困穷，语言无力及懒语者，为病气不足，乃真气不足也。急当补之。若病人形气不足，病来潮作之时，病气亦不足，此阴阳俱不足也。禁用针，宜补之以甘药，不已，脐下气海穴取之。

或曰：病有脏腑阴阳内外高下，何别何治？愿详言焉。

经曰：内有阴阳，外亦有阴阳。在内者，以五脏为阴，六腑为阳；在外者，筋骨为阴，皮肤为阳。故曰：病在阴之阴者，刺阴之荣腧；病在阳之阳者，刺阳之合；病在阳之阴者，刺阴之经；病在阴之阳者，刺脉络①。

又曰：病有形而不痛者，阳之类也；无形而痛者，阴之类也；无形而痛者，其阳完而阴伤之也。急治其阴，无攻其阳。有形而不痛者，其阴完而阳伤之也。急治其阳，无攻其阴。阴阳俱动，乍有形乍无形，加以烦心，命曰阴胜其阳，此谓不表不里，其形不久。

经曰：风寒伤形，忧恐忿怒伤气，气伤脏乃病，脏伤形乃应。风伤筋脉，筋脉乃应。此形气外内之相应也。治此者，病九日，三刺而已；病一月，十刺而已。多少远近，以此衰之，久痹不去身者，视其血络，尽出其血。帝曰：内外之病，难易

①脉络：《针灸甲乙经》卷六作"阳之络"。

之治何如？伯高曰：形先病而未入脏者，刺之半其日，脏先病而形乃应者，刺之倍其日。

经曰：刺诸热者，如以手探汤；刺寒清者，如人不欲行。阴有阳疾者，取之下陵三里，正往无殆，气下乃止，不下复始也。疾高而内者，取之阴之陵泉，疾高而外者，取之阳之陵泉。经曰：病在上者，阳也。病在下者，阴也。痛者，阴也。以手按之不得者，阴也，深刺之；痒者，阳也，浅刺之。病先起阴者，先治其阴，后治其阳；病先起阳者，先治其阳，后治其阴。病在上者，下取之；在下者，上取之；病在头者，取之足；在腰者，取之腘。病生于头者，头重；生于手者，臂重；生于足者，足重。治病者，先刺其病所从生者也。

经曰：病始手臂者，先取手阳明、太阴而汗出；病始头首者，先取项太阳而汗出；病始足胫者，先取足阳明而汗出。足太阴可汗出，足阳明可汗出。故取阴而汗出甚者，止之于阳；取阳而汗出甚者，止之于阴。

或曰：经言病有虚邪，有实邪，有贼邪，有微邪，有正邪。何谓也？

经曰：从后来者，为虚邪；从前来者，为实邪；从所不胜来者，为贼邪；从所胜来者，为微邪；自病者，为正邪。假令心病由中风得之，为虚邪，木在火后，生火为母也。饮食劳倦得之，为实邪，土在火前，为子也。中湿得之，为贼邪，水克火也。伤寒得之，为微邪，火胜金也，伤暑得之，为正邪，火自病也。

或曰：有正经自病，有五邪所伤，针治亦当别乎？

经曰：忧愁思虑则伤心；形寒饮冷则伤肺；恚怒气逆，上而不下，则伤肝；饮食劳倦则伤脾；久坐湿地，强力入水，则伤肾。此正经自病也。盖忧思喜怒，饮食动作之过而致然也；风喜伤肝，暑喜伤心，饮食劳倦喜伤脾劳倦亦自外至，寒喜伤肺，湿喜伤肾，此五邪所伤也。盖邪由外至，所谓外伤也。凡阴阳脏腑，经络之气，虚实相等，正也。偏实偏虚，失其正则为邪矣。由偏实也，故内邪得而生；由偏虚也，故外邪得而入。

机按：经言凡病皆当辨别邪正、内外、虚实，然后施针补泻，庶不致误。

或曰：经言虚者补之，实者泻之，不虚不实，以经取之。何谓也？

经曰：虚者补其母，母能令子实也；实者泻其子，子能令母虚也。假令肝病，虚则补厥阴之合曲泉，实则泻厥阴之荥行间；不虚不实，以经取之者，是正经自病。不中他邪，当自取其经。如井主心下满之类。正经自病，所谓忧愁思虑则伤心，强力入水则伤肾之类是也。不虚不实，是诸脏不相乘。故云自取其经。重解卷末

或曰：经言无实实，无虚虚，损不足，益有余，何谓也？

经曰：此谓病有虚实也。假令肝木实，肺金虚，金木当更相平，当知金平木；假令肺实而肝虚，微少气，用针不补其肝，而反重实其肺，所谓实其实，虚其虚，损不足，益有余也。

或曰：七情所伤之病，何以察识？亦可以刺否？

经曰：智者之养生也。必顺四时而适寒暑，和喜怒而安居处，节阴阳而调刚柔。如是则邪僻不生，长生久视。故心怵惕思虑则伤神，伤神则恐惧自失；脾忧愁而不解则伤意，意伤则悗乱；肝悲哀动中则伤魂，魂伤[1]则狂忘不精；肺喜乐

①伤：原无，据《灵枢·本神》补。

无极则伤魄，魄伤则狂；肾盛怒而不止则伤志，志伤则喜忘；恐惧而不解则伤精，精伤则骨酸痿厥。是故五脏主藏精者也，不可伤，伤则失守而阴虚，阴虚则无气，无气则死矣。故用针者，察观病人之态，以知精神魂魄之存亡得失之意，五者以伤，针不可以治之也。又曰：肝藏血，血舍魂，肝气虚则恐，实则怒；脾舍营，营舍意，脾气虚则四肢不用，五脏不安，实则腹胀，泾溲不利。心藏脉，脉舍神，心气虚则悲，实则笑不休；肺藏气，气舍魄，肺气虚则鼻塞不利，少气，实则喘喝，胸盈仰息；肾藏精，精舍志，肾气虚则厥，实则胀，五脏不安。必审五脏之病形，以知其气之虚实而谨调之也。又曰：肺心有邪，其气留于两肘；肝有邪，其气留于两腋，脾有邪，其气留于两髀，肾有邪，其气留于两腘。凡此八虚者，皆机关之宝，真气之所过，血络之所游，邪气恶血固不得住留，住留则伤筋络骨节，机关不得屈伸，故病挛也。

或曰：八正之候何如？

经曰：候此者，常以冬至之日，立于叶蛰之宫，其至也，天必应之以风雨者矣。风雨从南方来者，为虚风，贼伤人者也。从其所居之乡来，为实风，主生养万物，从其冲后来者，为虚风，主伤人杀害，故圣人谨候虚风而避之。邪弗能害，其以夜半至也，民皆卧而弗犯，故其岁民少病，以昼至也。民皆懈惰而中之，故民多病，虚邪入客于骨而不发于外，至其立春，阳气大发，腠理开，因立春之日，风从西方来者，民皆又中于虚风，此两邪相搏，经气结代者矣。故诸逢其风而遇其雨者，命曰遇岁露焉，而岁之和而少贼风，则民少病而少死，贼[1]风邪气，寒温不和，则民多病而死矣。

---

① 贼：此上《灵枢·岁露》有"岁多"二字。

經曰腹脹身熱脈大一逆也腹鳴而滿四肢清泄脈大二逆也衄而不止脈大三逆也咳且溲血脫形其脈小勁四逆也咳脫形身熱脈小以疾五逆也如是者不過十五日而死矣○腹大脹四末清脫形泄甚一逆也腹脹便血脈大時絕二逆也咳溲血脫形脈搏三逆也嘔血胸滿引背脈小而疾四逆也咳嘔腹脹飧泄脈絕五逆也如是者不及一時而死矣工不察此而刺之是謂逆治五奪者形肉已奪一也大奪血之後二也大汗出之後三也大泄之後四也新產及大血之後五也此皆不可瀉熱病脈靜汗已出脈盛躁一逆也病泄脈洪大二逆也痺著不移骨肉破身熱脈偏絕三逆也

或曰諸病逆順可得聞乎

頭毛皆逆上者必死
或曰經言痺病有眾痺有周痺何分別耶
經曰眾痺者此各在其處更發更止更居更起以左應右非能周也刺此者痛雖已止必刺其處勿令復起周痺者在于血脈之中隨脈以上隨脈以下不能左右各當其所痛從上下者先刺其下以遏之後刺其上以脫之痛從下上者先刺其上以遏之後刺其下以脫之此內不在藏而外未發於皮獨居分肉之間真氣不能周故曰周痺
問曰經言凡痺往來行無常處者在分肉間痛刺之以月死生為數何也

或曰：诸病逆顺，可得闻乎？

经曰：腹胀身热脉大，一逆也；腹鸣而满，四肢清，泄，脉大，二逆也；衄而不止，脉大，三逆也；咳且溲血，脱形，其脉小劲，四逆也；咳，脱形，身热，脉小以疾，五逆也；如是者，不过十五日而死矣。○腹大胀，四末清，脱形，泄甚，一逆也；腹胀便血，脉大时绝，二逆也；咳，溲血，脱形，脉搏，三逆也；呕血，胸满引背，脉小而疾，四逆也；咳，呕，腹胀，飧泄，脉绝，五逆也；如是者，不及一时而死矣。工不察此而刺之，是谓逆治。五夺者：形肉已夺，一也；大夺血之后，二也；大汗出之后，三也；大泄之后，四也；新产及大血之后，五也。此皆不可泻。热病脉静，汗已出，脉盛躁，一逆也；病泄，脉洪大，二逆也；痹着不移，骨肉破，身热，脉偏绝，三逆也；淫而夺形，身热，色夭然白，及后下血衃，笃重，四逆也；寒热夺形，脉坚搏，五逆也。小儿病，头毛皆逆上者，必死。

或曰：经言痹病有众痹，有周痹，何分别耶？

经曰：众痹者，此各在其处，更发更止，更居更起，以右应左，以左应右，非能周也。刺此者，痛虽已止，必刺其处，勿令复起。周痹者，在于血脉之中，随脉以上，随脉以下，不能左右，各当其所。痛从上下者，先刺其下以遏之，后刺其上以脱之，痛从下上者，先刺其上以遏之，后刺其下以脱之。此内不在脏，而外未发于皮，独居分肉之间，真气不能周，故曰周痹。

问曰：经言凡痹往来，行无常处者，在分肉间痛，刺之以月，死生为数，何也？

經曰：用鍼者，隨氣盛衰以爲痏數，鍼過其數，則曰脫氣；及日數，則氣不寫。左刺右，右刺左，不已，復刺之如其法。言所以約月死生爲數者，隨氣之盛衰也。月生一日一痏，二日二痏，漸多之，十五日十五痏，十六日十四痏，漸少之。如是刺之則無過數，無不及矣。

或曰：經言熱病有五十九刺，可得聞歟？

經曰：熱病三日，氣口靜，人迎躁者，取之諸陽，五十九刺，以寫其熱，而出其汗，實其陰以補其不足。所謂五十九刺者，兩手外、內側各三，凡十一痏；五指間各一，凡八痏。足亦如是。頭入髮一寸傍三分各三，凡六痏；更入髮三寸，邊五，凡十痏；耳前後、口下者各一，項中一，凡六痏；巓上一，囟會一，髮際一，廉泉，風池二，天柱二也。熱病七日八日，脈口動，喘而短一作弦者，急刺之，汗且自出，淺刺手大指間。熱病汗且出，及脈順可汗者，取之魚際、大淵、大都、太白，寫之則熱去，補之則汗出。汗出太甚，取之內踝上橫脈以止之。熱病七八日，脈微小，病溲血，口中乾，日半死；脈代者，一日死。熱病已得汗，脈尚躁，喘且復熱者死。熱病七八日，脈不躁，躁不散數，後三日中有汗；三日不汗，四日死。熱病，脈尚盛躁，不得汗者死；脈盛躁，得汗靜者生。熱病不知所痛，耳聾，不能自收，口乾，陽熱甚，陰頗有寒者，熱在髓，死不可治。又，熱病不可刺者有九：一曰汗不出，大顴發赤，噦者死；二曰泄而腹滿甚者死；三曰目不明，熱不已者死；四曰老人嬰兒，熱而腹滿者死；五曰汗不出，嘔下血者死；六曰舌本爛，熱不已者死；七曰欬而衄，汗不出，出不至足者死；八曰髓熱者死；九曰熱而痙者死，腰折瘈瘲口噤齘也。凡此九者，不可刺也。

经曰：用针者，随气盛衰以为痏数，针过其数，则曰脱气[1]；不及日数，则气不泻。左刺右，右刺左，不已，复刺之如其法。言所以约月，死生为数者，随气之盛衰也。月生一日一痏，二日二痏，渐多之，十五日十五痏，十六日十四痏，渐少之。如是刺之则无过数，无不及矣。

或曰：经言热病有五十九刺，可得闻软？

经曰：热病三日，气口静，人迎躁者，取之诸阳，五十九刺，以泻其热，而出其汗，实其阴以补其不足。所谓五十九刺者，两手外、内侧各三，凡十二痏[2]；五指间各一，凡八痏。足亦如是。头入发一寸傍三分各三，凡六痏；更入发三寸，边五，凡十痏；耳前后、口下者各一，项中一，凡六痏；巅上一，囟会一，发际一，廉泉一[3]，风池二，天柱二也。热病七日八日，脉口动，喘而短一作弦者，急刺之，汗且自出，浅刺手大指间。热病汗且出，及脉顺可汗者，取之鱼际、太渊、大都、太白，泻之则热去，补之则汗出。汗出太甚，取之内踝上横脉以止之。热病七八日，脉微小，病溲血，口中干，日半死；脉代者，一日死。热病已得汗，脉尚躁，喘且复热者死[4]，热病七八日，脉不躁，躁不散数，后三日中有汗；三日不汗，四日死。热病，脉尚盛躁，不得汗者死；脉盛躁，得汗静者生。热病不知所痛，耳聋，不能自收，口干，阳热甚，阴颇有寒者，热在髓，死不可治。又，热病不可刺者有九：一曰汗不出，大颧发赤，哕者死；二曰泄而腹满甚者死；三曰目不明，热不已者死；四曰老人婴儿，热而腹满者死；五曰汗不出，呕下血者死；六曰舌本烂，热不已者死；七曰咳而衄，汗不出，出不至足者死；八曰髓热者死；九曰热而痉者死，腰折瘈疭，口噤齘也。凡此九者，不可刺也。

---

①针过其数，则曰脱气：《素问·缪刺论》作"针过其日数，则脱气"。
②凡十二痏：原作"十一痏"，据《灵枢·热病》补、改。
③一：原无，据《灵枢·热病》补。
④喘且复热者死：《灵枢·热病》作"喘且复热，勿刺肤，喘甚者死"。

经曰：经脉满则络脉溢，络脉溢则缪刺之，以调其络脉，使复其形而不肿。缪刺者，不分隧穴而刺之。大法水溢于表，或腹胀，或四肢肿而气稍实，脉浮洪者，宜行此法。或病孤危，脉微弱者，今亦往往而缪刺之，祸不旋踵。盖不审经言，脉络满溢，宜缪刺之理也。

或曰：人有肥瘦白黑小长，刺法同乎否乎？

经曰：痈疽之生，脓血之成，积微之所生也。故圣人自治于未有形也，愚者遭其已成者。脓已成，十死一生，故圣人弗使已成。已有脓血，以小治小者其功小，以大治大者多害，故其已成脓血者，其惟砭石铍锋之所取也。所谓多害者，观逆顺也。其白眼青，黑眼小，一逆；内药而呕，二逆；腹痛渴甚，三逆；肩项不便，四逆；音嘶色脱，五逆。除此五者，顺矣。

或曰：痈疽何以治之？

经曰：此皆鼠瘘寒热之毒气，留于脉而不去也。鼠瘘之本，皆在于脏，其末上出于颈腋之间，浮于脉中，而未内着于肌肉，外为脓血者，易去也。去之从其本，引其末，可使衰去，而绝其寒热，审按其道以予之，徐往徐来以去之。其小如麦者，一刺知，三刺已。若反其目视之，其中有赤脉，上下贯瞳子，见一脉，一岁死；见二脉半，二岁半死；见三脉，三岁死；见赤脉不下贯瞳子，可治也。

或曰：寒热瘰疬在颈腋者，何气使然？

或曰：刺热病亦有异乎？

或曰：刺热病亦有异乎？

或曰：寒热瘰疬在颈腋者，何气使然？

经曰：此皆鼠瘘寒热之毒气，留于脉而不去也。鼠瘘之本，皆在于脏，其末上出于颈腋之间，浮于脉中，而未内着于肌肉，外为脓血者，易去也。去之从其本，引其末，可使衰去，而绝其寒热，审按其道以予之，徐往徐来以去之。其小如麦者，一刺知，三刺已。若反其目视之，其中有赤脉，上下贯瞳子，见一脉，一岁死；一脉半，一岁半死；见二脉，二岁死；见二脉半，二岁半死；见三脉，三岁死。见赤脉不下贯瞳子，可治也。

或曰：痈疽何以治之？

经曰：痈疽之生，脓血之成，积微之所生也。故圣人自治于未有形也，愚者遭其已成者。脓已成，十死一生，故圣人弗使已成。已有脓血，以小治小者其功小，以大治大者多害，故其已成脓血者，其惟砭石铍锋之所取也。所谓多害者，观逆顺也。其白眼青，黑眼小，一逆；内药而呕，二逆；腹痛渴甚，三逆；肩项不便，四逆；音嘶色脱，五逆。除此五者，顺矣。

或曰：水肿之病，宜刺乎？

经曰：经脉满则络脉溢，络脉溢则缪刺之，以调其络脉，使复其形而不肿。缪刺者，不分隧穴而刺之。大法水溢于表，或腹胀，或四肢肿而气稍实，脉浮洪者，宜行此法。或病孤危，脉微弱者，今亦往往而缪刺之，祸不旋踵。盖不审经言，脉络满溢，宜缪刺之理也。

或曰：人有肥瘦白黑小长，刺法同乎否乎？

经曰：年质[1]壮大者，血气充盈，肤革坚固，因加以邪，刺此者，深而留之。婴儿者，其肉脆，血少气弱，刺此者，以毫针浅刺而疾发针，日再可也。肥人者，广肩腋，项肉薄，皮厚黑色，唇临临然，其血黑以浊，其气涩以迟，刺此者，深而留之，多益其数也。瘦人者，皮薄色少，肉廉廉然，薄唇轻言，血清气滑，易脱于气，易损于血，刺此者，浅而疾之。壮士真骨者，坚肉缓节，监监然。此人重则气涩血浊，刺此者，深而留之，多益其数；劲则气滑血清，刺此者，浅而疾之。常人者，视其黑白，各为调之。其端正敦厚者，血气调和，刺此者，无失常数也。

或曰：匹夫大人，刺法同乎？

经曰：气滑则出疾，气涩则出迟，气悍则针小而入浅，气浊则针大而入深。深则欲留，浅则欲疾。以此观之，刺布衣者，深以留；刺大人者，微以徐之。此皆因气慓悍滑利也。又曰：春气在毛，夏气在皮肤，秋气在分肉，冬气在筋骨，凡刺病者，各以其时为齐。故刺肥人以秋冬之齐，刺瘦人以春夏之齐。

经曰：营之生病也。寒热少气，血上下行；卫之生病也，气痛时来时去，怫气贲响，风寒客于肠胃之中。寒痹之为病也，留而不去，时痛而皮不仁。刺营者出血，刺卫者出气，刺寒痹者内热，刺布衣者以火焠之，刺大人以药熨之。以熨寒痹所刺之处，令热入至于病所，起步内无见风。每刺必熨，如此病已。所谓内热也。

或曰：三虚三实者，何谓也？

经曰：三虚者，乘年之衰，逢月之虚，失时之和，因为贼风所

---

①质：原作"气"，据《灵枢·逆顺肥瘦》改。

伤，是谓三虚。故论不知三虚，反工为粗。三实者，逢年之盛，遇月之满，得时之和，虽有贼风邪气，不能危之也。

或曰：人身有四海，何也？

经曰：胃者，水谷之海，其输上在气街，下至三里；冲脉者，为十二经之海。其输上在于大杼，下出于巨虚之上下廉；膻中者，为气之海，其输上在于柱骨上[①]下，前在于人迎；脑为髓之海，其输上在于其盖，下在风府。气海有余者，气满胸中，悗息面赤；不足，则气少不足以言。血海有余，则常想其身大，怫然不知其所病；不足，常想其身小，狭然不知其所病。水谷之海有余，则腹满；不足，则饥不受谷食。髓海有余，则轻劲多力，自过其度；不足，则脑转耳鸣，胫酸眩冒，目无所见，懈怠安卧。治此者，审守其输而调其虚实，无犯其害。顺者得复，逆者必败。

或曰：诸家言某穴主某病，其说亦可从乎？

曰：治病无定穴也。邪客于人，与正周流上下，或在气分，或在血分，无有定止。故喻用针正如用兵，彼动则此应，或出以奇，或守以正，无有定制。医者不究病因，不察传变，惟守某穴主某病之说，执中无权，按谱施治，譬之狂潦泛溢，欲塞下流而获安者，亦偶然耳。夫病变无穷，灸刺之法亦无穷：或在上，下取之；或在下，上取之；或正取之，或直取之。审经与络，分血与气，病随经所在，穴随经而取。庶得随机应变之理，岂可执以某穴主某病哉？或曰：此固然矣，但学者望洋无下手处。曰：譬犹匠者，教人以规矩，取方圆也。规矩之法在师，方圆之法则在子弟。夫圣人之于针，非经络孔

①上：原无，据《灵枢·海论》补。

穴，无以教后学；后学非经络孔穴，无以传之师。苟不知通变，徒执孔穴，所谓按图索骥，安能尽其法哉？故曰：粗守形，上守神；粗守关，上守机；机之动，不离其空中，此之谓也。

或曰：八穴治病，多有效者，何如？

曰：人身正经十二，奇经有八，大络十五，小络三百余，皆所以行气血也。圣人取穴，三百六十有六，按岁之三百六十六日也。后人以为未尽，更取奇穴，是犹置闰月也。故经络不可不知，孔穴不可不认。不知经络，无以知血气往来；不知孔穴，无以知邪气所在。知而用，用而的，病乃可安。今之用八穴者，络穴六，经穴二，余络余经，置而不用，速求巧捷，遂悖圣经。又有六十六穴，拘于日时开阖，用之犹未周备，而况拘于八穴者乎！盖八穴，病在气分，则有可劫之功；若在血分，徒损元气，病何由安？正是血病而泻气也。邪在血分，则直求病之所在，而取之可也。今人泥而不用，良可笑耶。

或曰：膻中、鸠尾、中庭，人亦有针之者，宁无禁乎。

曰：心为一身之主，至贵不可犯。膻中、鸠尾、巨阙，心之宫城也。心主虚怯，不能主事，往往为邪所乘，或为痰饮所迷，或为瘀血所积，以致痞满疼痛者有之；或神不内守，发为癫狂者有之。用针之士，多于膻中、鸠尾、中庭针之，亦犹伊尹之于太甲，周公之于孺子，事有差误，则将倾覆社稷，荼毒生灵，其害有不可胜言者矣。夫针三穴亦然，犯真心，死不可救，必须自揣己才，果有如伊、周之能，可以扶危持颠，方能保心于无危也。

或曰：针三阴交，主何病也？

曰：足之三阴，从足走腹，太阴脾经循内踝上直行，厥阴循内踝前交入太阴之后，少阴肾经循内踝后交出太阴之前，故谓之三阴交。脾主中，肾、肝主下，中下焦气，一穴可以尽之。故非危疾急证，与三阴俱有干者，不可轻刺。脾肾气常不足，肝虽有余，亦是宿血之脏，误刺则脱人元气，不可不慎。

或曰：伤寒刺期门穴者，何如？

曰：十二经始于手太阴之云门，以次而传，终于足厥阴之期门。期门者，肝之募也。伤寒过经不解，刺之，使其不再传也。妇人经脉不调，热入血室，刺之，以其肝藏血也。胸满腹胀，胁下肥气，凡是木郁诸疾，莫不刺之，以其肝主病也。经云：穴直乳下两肋端；又曰：在不容傍一寸五分。古人说得甚明，今人不解用也。

或曰：刺胸腹者，必避五脏，何谓也？

经曰：中心，一日死；中肝，五日死；中脾，十日死；中肾，六日死；中肺，三日死；中胆，日半死；中膈者，皆为伤中，其病虽愈，不过一岁必死。刺胸腹者，必以布憿着之，乃从单布上刺。刺之不愈，复刺。刺跗上，中大脉，血出不止，死；刺面，中溜脉，为盲；刺头，中脑户，入脑立死；刺舌下中脉太过，血出不止，为瘖；刺足下布络中脉，血不出，为肿；中大脉，令人仆脱色；刺气街中脉，血不出，为肿①；刺脊间，中髓为伛②；刺乳上，中乳房，为肿③；刺缺盆中内陷，气泄④；刺手鱼腹内中陷，为肿。无刺大醉，无刺大怒，无刺大劳，无刺大渴，无刺大惊，无刺大饥

①肿：此下《素问·刺禁论》有"鼠仆"二字。

②伛：原作"偃"，据《素问·刺禁论》改。

③肿：此下《素问·刺禁论》有"根蚀"二字。

④气泄：此下《素问·刺禁论》有"令人喘咳逆"五字。

人，无刺新饱人，刺阴股中大脉，血出不止死，刺客主人内陷中脉，为聋；刺膝膑出液，为跛；刺臂太阴脉，出血①立死；刺足少阴脉，重虚出血，为舌难言；刺膺中陷，中肺，为喘逆；刺肘中内陷，为不屈伸；刺阴股下三寸内陷，为遗溺；刺腋下胁间内陷，令人咳；刺少腹，中膀胱，溺出，令少腹满；刺腨肠内陷，为肿；刺眶上陷骨中脉，为盲②，刺关节中液出，不得屈伸。又曰：毋刺浑浑之脉，熇熇之热，漉漉之汗，如大风大雨，严寒盛暑，卑湿烦躁，便黑吐血，暴然失听，失明、失意、失神失、失便溺，及七情五伤，皆不可刺。乘车马远来，亦候血气定，然后刺之。机按：今医但问某病，便针某穴，求其如经所言，不犯针禁，不夭人寿者，几何人哉？

问曰：针刺失宜，亦能杀人否乎？

经曰：人之所受气者，谷也；谷之所注者，胃也；胃者，水谷气血之海也。海之所行云气者，天下也；胃之所出气血者，经隧也；经隧者，五脏六腑之大络也。迎而夺之而已矣。迎之五里，中道而止，五至而已，五往而脏之气尽矣。故五五二十五而竭其输矣。气之息道，一呼一吸为一至，故此云五里者，五至而已，过其数，脏气尽；更过其数，极其输矣。五往者，五至已往，则六至七至也。所谓夺其天气者也，非能绝其命而倾其寿乎。又曰：窥③门而刺之者，死于家中；入门而刺之，死于堂上。机按：胃经固多气血，若泻之太过，则夭寿矣。夫以多气多血之经，尚戒泻之太过，余经可轻泻乎。

或曰：针灸宜避天忌日，何也？

经曰：左足应立春，其日戊子、己丑；左胁应春分，其日己卯；左手应立夏，其日戊辰、己巳；膺喉首头应夏至，其日丙午；

---

①血：此下《素问·刺禁论》有"多"字。
②为盲：此上《素问·刺禁论》有"为漏"二字。
③窥：原作"闚"，乃"窥"之异体"闚"之形误，据《灵枢·玉版》改。

口手應立秋其日戊申巳未右脇應秋分其日辛酉右足應立冬其日戊戌巳亥腰尻下竅應冬至其日壬子六府膈下三藏應四季中州共日戊巳大禁太乙所在日即前所云凡此九者善候八正所在之處所主左右上下身有癰腫欲治之无以其所值之日潰治之是謂天忌日也又曰春三月人氣在左无刺左足之陽夏三月人氣在右无刺右足之陽秋三月人氣在右无刺右足之陰冬三月人氣在

无刺左足之陰
或曰刺榮无傷衛刺衛无傷榮何謂也
曰榮為陰行於脉中衛為陽行於脉外各有淺深故針陽必卧針之以陽氣輕浮過之恐傷於榮也刺陰者先以左手按所刺之穴良久令氣散乃內針不然則傷衛氣也

咸曰刺骨者无傷筋刺筋者无傷肉刺肉者无傷膜刺
脉者无傷皮何謂也
曰此謂刺淺不至所當刺之處也如病在骨當刺至骨但針至筋而去則傷筋矣
或曰刺皮无傷肉刺肉无傷筋刺筋无傷骨何謂也
曰此戒過分太深也如病在皮中針至皮中而止无令深入傷肉也

或曰春夏刺淺秋冬刺深何謂也
經曰春氣在毛夏氣在皮秋氣在分肉冬氣在筋骨淺深之應也是知春夏之氣浮而上人之氣亦然故刺之當淺欲其无太過也秋冬陽氣沉而下人之氣亦然故刺之當深欲其无不及也經曰必先歲氣无伐天和此之謂也

右手应立秋，其日戊申、己未；右胁应秋分，其日辛酉；右足应立冬，其日戊戌、己亥；腰尻下窍应冬至，其日壬子；六腑膈下三脏应四季中州，其日戊巳，大禁太乙所在日。即前所云凡此九者，善候八正所在之处，所主左右上下。身有痛肿欲治之，无以其所值之日溃治之，是谓天忌日也。又曰：春三月，人气在左，无刺左足之阳；夏三月，人气在右，无刺右足之阳；秋三月，人气在右，无刺右足之阴；冬三月，人气在左，无刺左足之阴。

或曰：刺荣无伤卫，刺卫无伤荣，何谓也？

曰：荣为阴，行于脉中，卫为阳，行于脉外，各有浅深，故针阳必卧针之，以阳气轻浮，过之恐伤于荣也。刺阴者，先以左手按所刺之穴良久，令气散，乃内针，不然，则伤卫气也。

或曰：刺骨者，无伤筋，刺筋者，无伤肉，刺肉者，无伤脉，刺脉者，无伤皮，何谓也？

曰：此谓刺浅，不至所当刺之处也。如病在骨，当刺至骨，但针至筋而去，则伤筋矣。

或曰：刺皮无伤肉，刺肉无伤筋，刺筋无伤骨，何谓也？

曰：此戒过分太深也。如病在皮中，针至皮中而止，无令深入伤肉也。

或曰：春夏刺浅，秋冬刺深，何谓也？

经曰：春气在毛，夏气在皮，秋气在分肉，冬气在筋骨，浅深之应也。是知春夏之气，浮而上，人之气亦然，故刺之当浅，欲其无太过也。秋冬阳气沉而下，人之气亦然，故刺之当深，欲其无不及也。经曰：必先岁气，无伐天和，此之谓也。

经曰凡将用针必先诊脉视气之剧易乃可以治也五藏之气已绝于内（言脉口气内绝不至）用针者反实其外之病处与阳经之合有留针以致其阳气阳气至则内重竭重竭必死其死也无气以动故静五藏之气已绝于外（言脉口气外绝不至）

用针者反实其内取其四末之输有留针以致其阴气阴气至则阳气反入入则逆逆则死其死也阴气有余故躁（诊脉按此言工妄行针刺不免于绝气危生）故曰上工平气中工乱脉下工绝气危生经曰持其脉口人迎以知阴阳有余不足平与不平也不病者脉口人迎应四时也上下相应而俱往来也六经之脉不结动也是谓平人少气者脉口人迎俱少而不称尺寸也如是者则阴阳俱不足补阳而阴竭泻阴则阳脱如此亦弗灸可将以甘药不已者因而泻之则五藏气坏矣又曰寸口主中人迎主外两者相应俱往俱来若引绳大小齐等春夏人迎微大秋冬寸口微大如是者命曰平人人迎迎大一倍于寸口病在足少阳一倍而躁在手少阳人迎

或曰：春夏各致一阴，秋冬各致一阳，何谓也？

《难经》曰：致，取也。春夏气温，必致一阴者，春夏养阳之义也。初下针则沉之至肾肝之部，候其得气，乃引针而提之至于心肺之分，所谓致一阴也。秋冬气寒，必致一阳者，秋冬养阴之义也。初内针浅而浮之当心肺之部，候其得气，推针纳之达肾肝之分，所谓致一阳也。此则古人特推其理，有如此耳，凡用针补泻，自有所宜，初不必以是相拘也。

或曰：针家亦诊脉否？

经曰：凡将用针，必先诊脉，视气之剧易，乃可以治也。五脏之气，已绝于内，言脉口气内绝不至用针者，反实其外之病处，与阳经之合，有留针以致其阳气，阳气至，则内重竭，重竭必死。其死也，无气以动，故静。五脏之气，已绝于外，言脉口气外绝不至用针者，反实其内，取其四末之输，有留针以致其阴气，阴气至，则阳气反入，入则逆，逆则死。其死也，阴气有余，故躁。故曰：上工平气，中工乱脉，下工绝气危生。机按：此言工不诊脉，妄行针刺，故不免于绝气危生。

经曰①：持其脉口、人迎，以知阴阳有余不足，平与不平也。不病者，脉口、人迎应四时也，上下相应而俱往来也。六经之脉不结，动也，是谓平人。少气者，脉口、人迎俱少而不称尺寸也。如是者，则阴阳俱不足，补阳而阴竭，泻阴则阳脱。如此亦弗灸，可将以甘药。不已者，因而泻之，则五脏气坏矣。又曰：寸口主中，人迎主外，两者相应，俱往俱来若引绳，大小齐等。春夏人迎微大，秋冬寸口微大，如是者，命曰平人。人迎大一倍于寸口，病在足少阳；一倍而躁，在手少阳；人迎

① 曰：原无，据体例补。

二倍，病在足太阳；二倍而躁，在手太阳；人迎三倍，病在足阳明；三倍而躁，在手阳明。盛则为热，虚则为寒，紧则为痛痹，代则乍甚乍间。盛则泻之，虚则补之，紧痛则取之分肉，代则取血络，见饮药陷下则灸之。不盛不虚，以经取之，名曰经刺。人迎四倍者，且大且数，名曰溢阳，溢阳为外格，死不治。必审按其本末，察其寒温，以验其脏腑之病。寸口大于人迎一倍，病在足厥阴；一倍而躁，在手心主；寸口二倍，病在足少阴；二倍而躁，在手少阴；寸口三倍，病在足太阴；三倍而躁，在手太阴。盛则胀满，寒中，食不化；虚则热中，出糜，少气，溺色变；紧则痛痹，代则乍痛乍止。盛则泻之，虚则补之；紧则先刺而移灸之，代则取血络而后调之，陷下则徒灸之。陷下者，血结于中，中有着血，血寒，故宜灸之。不盛不虚，以经取之。寸口四倍者，名曰内关①，内关者，且大且数，死不治。必审察其本末之寒温，以验脏腑之病也。人迎与太阴脉口俱四倍以上，命曰关格。关格者，与之短期。人迎一盛，泻足阳明，补足厥阴，二泻一补，日一取之；人迎二盛，泻足太阳，补足太阴，二泻一补，二日一取之；人迎三盛，泻足阳明，补足太阴，二泻一补，日二取之。脉口一盛，泻足厥阴，补足少阳，二补一泻，日一取之；脉口二盛，泻足少阴，补足太阳，二补一泻，二日一取之；脉口三盛，泻足太阴，补足阳明，二补一泻，日二取之。所以日二取之，太阴主胃，富于谷气，故可日二取之也。以上补泻，皆必切而验之，疏取之上，气和乃止。人迎与脉口俱盛三倍以上，命曰阴阳俱溢。如是者，不开则血脉闭塞，气无所行，流淫于中，五脏内伤。如此者，因而灸之。则变易而为他病矣。机按：此节全凭察脉盛衰，以知病在何经，乃可随病以施针刺也。苟不诊视，则经脉之虚实，补泻之多寡，病症之死生，懵然皆无所知矣。于此而妄施针灸，宁免粗工之诮哉？故集见于此，俾后之针士，必先以诊视为务也。

经曰：脉之诸急者，多寒；缓者，多热；大者，多气；少者、小者，血

气皆少；滑者，阳气盛，微有热；涩者，少血多气，微有寒。刺急者，深纳而久留之；缓者，浅内而疾发针，以去其热；大者，微泻其气，无出其血；滑者，疾发针而浅内之，以泻阳气而去其热；涩者，必中其脉，顺其逆，顺而久留之，必先按而循之，已发针，疾按其痏；小者，阴阳形气俱不足，勿取以针，而调以甘药也。

经曰：凡刺之属，一刺则阳邪出，再刺则阴邪出，三刺则谷气至而止。所谓谷气至者，已补而实，已泻而虚，故以知谷气至也。邪气独出者，阴与阳未能调，痛虽不随针[1]，病必衰去矣。阴盛而阳虚，先补其阳，后泻其阴而和之；阴虚而阳盛，先补其阴，后泻其阳而和之。三脉动于足大指之间。三脉盛、虚、和也必审其实、虚。虚而泻之，是谓重虚，重虚病益甚。凡刺此者，以指按之，动脉而实且疾者，疾泻之；虚而徐者，则补之。邪气来也，紧而疾；谷气来也，徐而和。脉实者，深刺之，以泻其气；脉虚者，浅刺之，使精气无得出，以养其脉，独出其邪气。久病者，邪气深入，深内而久留之，间日而复刺之，必先调其左右，去其血脉，刺道毕矣。机按：此节不惟详于刺法，而亦详于诊法，但诊则以指行间动脉也。脉实而疾，则深刺以泻；脉虚而徐，则浅刺以补。邪气脉来，紧而疾；谷气脉来，徐而和。学者于此而察识之，则临病施针，庶免妄治之失矣。

经曰：必先明知十二经络之本末，皮肤之寒热，脉之盛衰滑涩。其脉滑而盛者，病日进；虚而细者，久以持；大而涩者，为痛痹。寸口与人迎，脉小大等及浮沉等者，病难已。大便赤瓣，飧泄，脉小，手足寒，难已；手足温而易已。审其尺之缓急大小滑涩，肉之坚脆，而病形定矣。机按：今之针士，多不诊脉，未免有误刺害

①针：此下《太素·九针》有"减"字，义长。

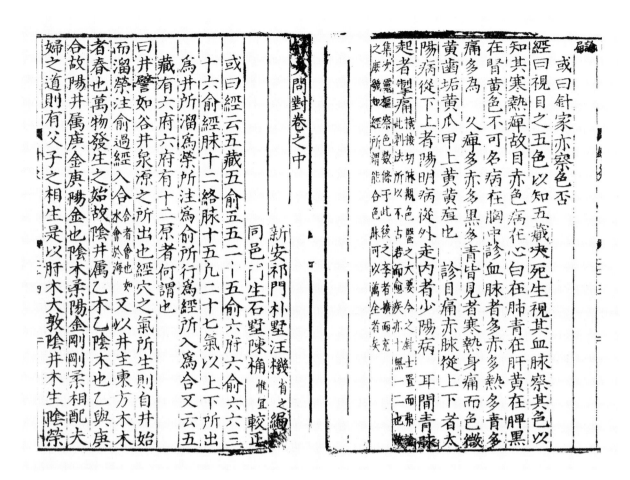

论焉。

或曰：针家亦察色否？

经曰：视目之五色，以知五脏，决死生。视其血脉，察其色，以知其寒热痛。故目赤色，病在心，白在肺，青在肝，黄在脾，黑在肾，黄色不可名，病在胸中。诊血脉者，多赤多热，多青多痛，多黑[1]为久痹，多赤多黑多青皆见者，寒热身痛。而色微黄，齿垢黄，爪甲上黄，黄疸也。诊目痛，赤脉从上下者，太阳病；从下上者，阳明病；从外走内者，少阳病。耳间青脉起者，掣痛。机按：切脉观色，医之大要，今之针士，置而弗论，此刺法所以不古。若而，愈疾亦十无一二也。故集次《灵枢》察色数条于此，后之学者，扩而充之，庶几如经所谓能合色脉，可以万全者矣。

或曰：经云：五脏五俞，五五二十五俞；六腑六俞，六六三十六俞。经脉十二，络脉十五，凡二十七气以上下。所出为井，所溜为荥，所注为俞，所行为经，所入为合。又云：五脏有六腑，六腑有十二原者，何谓也？

曰：井，譬如谷。井，泉源之所出也。经穴之气所生，则自井始，而溜荥、注俞、过经、入合。合者，会也，如水会于海。又以井主东方木，木者，春也，万物发生之始。故阴井属乙木，乙，阴木也。乙与庚合，故阳井属庚金，庚，阳金也。阴木柔，阳金刚，刚柔相配，夫妇之道，则有父子之相生。是以肝木大敦阴井，木生阴荥

---

[1]黑：原脱，据《灵枢·诊疾诊尺》补。

行间火，火生阴俞太冲土，土生阴经中封金，金生阴合曲泉水。心之少冲井木，少府荥火，神门俞土，灵道经金，少海合水。脾之隐白井木，大都荥火，太白俞土，商丘经金，阴陵泉合水。肺之少商井木，鱼际荥火，太渊俞土，经渠经金，尺泽合水。肾之涌泉井木，然谷荥火，太溪俞[1]土，复溜经金，阴谷合水。心包之中冲井木，劳宫荥火，大陵俞土，间使经金，曲泽合水。此阴经之穴，以次而相生也。胆之窍阴阳井，金生阳荥侠溪水，水生阳俞临泣木，木生阳经阳辅火，火生阳合阳陵泉土。小肠少泽井金，前谷荥水，后溪俞木，阳谷经土[2]，小海合火。胃之厉兑井金，内庭荥水，陷谷俞木，解溪经火，三里合土。大肠之商阳井金，二间荥水，三间俞木，阳溪经火，曲池合土。膀胱之至阴井金，通谷荥水，束骨俞木，昆仑经火，委中合土。三焦之关冲井金，液门荥水，中渚俞木，支沟经火，天井合土。此阳经之穴，以次而相生也。六腑又有原者，经曰：以三焦行于诸阳。故又置一俞，而名曰原。五脏则以俞为原，肺俞太渊，心俞大陵，肝俞太冲，脾俞太白，肾俞太溪是也。膀胱俞束骨，过于京骨为原；胆俞临泣，过于丘墟为原；胃俞陷谷，过于冲阳为原；三焦俞中渚，过于阳池为原；小肠俞后溪，过于腕骨为原；大肠俞三间，过于合谷为原。盖五脏阴经，止以俞为原；六腑阳经，既有俞，仍别有原也。脏之俞，腑之原，皆三焦之所行，气之所留止也，主治五脏六腑之有病也。名之曰原，以脐下肾间动气，人之生命，十二经之根本。三焦则为原气之别使，主通行上中下之三气，经历于脏腑也。故

①俞：原作"胃"，据经穴五行配属体例改。
②阳谷经土：此四字原无，据经穴五行配属规律及《经络考略》补。

曰：下焦禀真元之气，即原气也。

经曰：五脏有六腑，六腑有十二原，十二原出于四关。言井、荥、俞、经、合，手不过肘，足不过膝。四关主治五脏，五脏有疾，当取之十二原。十二原者，五脏之所以禀三百六十五节气味也。节之交，三百六十五会者，络脉之渗灌诸节者也。五脏有疾，应出十二原，明知其原，睹其应，而知五脏之害矣。

或曰：五脏募皆在阴，俞皆在阳，何谓也？

《难经》曰：阴病行阳，阳病行阴，故募在阴，俞在阳。募与俞，五脏孔穴之总名也。在腹为阴，谓之募，言经气聚于此也；在腑为阳，谓之俞，言经气由此而输于彼也。募在腹者，肺募中府，心募巨阙，脾募章门，肝募期门，肾募京门。俞在背者，肺俞在背第三椎下，心俞在第五椎下，肝俞在第九椎下，脾俞在十一椎下，肾俞在十四椎下，皆侠脊两傍各一寸五分。阴病行阳，阳病行阴者，阴阳经络，气相交贯，脏腑腹背，气相通应，所以阴病有时而行阳，阳病有时而行阴也。针法曰：从阳引阴，从阴引阳。

或曰：六腑各有俞背俞，风寒湿气中其俞，而饮食应之，循俞而入，各舍其腑也。针治奈何？

经曰：五脏有俞井荥俞经合之俞，六腑有合六腑合穴，各有所发，各随其过经脉所经过处则病瘳矣。

或曰：《灵枢》《难经》以大陵为心之原，而又别以兑骨为少阴之原。诸家针灸书，并以大陵为手厥阴心主之俞，以神门在掌后兑骨之端者，为心经所注之俞，似此不同者。何也？

《灵枢》七十一篇曰：少阴无俞，心不病乎？岐伯曰：其外经病而脏不病，故独取①其经于掌后兑骨之端也。其余脉②出入曲折，行之疾徐，皆如手少阴心主之脉行也。又第二篇曰：心出于中冲，溜于劳宫，注于大陵，行于行间③，入于曲泽，手少阴也。按：中冲以下，并手心主经俞，《灵枢》直指为手少阴，而手少阴经俞，不别载也。《素问·缪刺篇》曰：刺手心主少阴兑骨之端，各一痏。又《气穴篇》曰：脏俞五十穴王注。五脏俞惟有心包络井俞之穴，而亦无心经井俞穴。又《七十九难》曰：假令心病，泻手心主俞，补手心主井。详此前后各经文义，则知手少阴与手心主同治也。

或曰：井、荥、俞、经、合，主何病也？

曰：《六十八难》注云：心下满，肝木病也。足厥阴之支，从肝贯膈，上注肺，故井主心下满也；荥主身热，心火病也；俞主体重节痛，脾土病也。经主喘咳寒热，肺金病也。合主逆气而泄，肾水病也。此举五脏之病各一端为例，余病可以类推而互举也。不言六腑者，举脏足以该之。

或曰：诸经之井，皆在手指足指梢，肌肉浅薄之处，不足使为补泻也。刺之奈何？

经曰：设当刺井者，只泻其荥，以井为木，荥为火。火者，木之子也。此专为泻井者言也。若当补井，则必补其合。故经言：补者不可以为泻，泻者不可以为补，各有攸当也。补泻反，则病危，可不谨哉！

或曰：经以井荥俞经，各系于四时，何谓也？

经曰：春刺井者，邪在肝；夏刺荥者，邪在心；季夏刺俞者，邪在脾；秋刺经者，邪在肺；冬刺合者，邪在肾也。

①取：原无，据《灵枢·邪客》补。
②脉：原无，据《灵枢·邪客》补。
③行间：《灵枢·本输》作"间使"。本书误。

或曰：南唐何若愚谓三焦是阳气之父，心包络是阴气之母，二经尊重，不系五行所摄，主受纳十经血气养育，故只言十经。阴阳二脉，逐日各注井、荥、俞、经、合，各五时辰毕。每日遇阳干合处，注于三焦；遇阴干合处，注于包络。此二经亦各注井、荥、俞、经、合五穴也。阳干注腑，阴干注脏，如甲日甲戌时，胆气初出为井，然甲与己合；己巳时，脾出血为井。又如乙日乙酉时，肝出血为井，然乙与庚合；庚辰时，大肠出血为井。阴阳并行，流注无休。阳日，气先脉外，血后脉内；阴日，血先脉外，气后脉内，交贯而行。甲戌时，至甲申为阳干合处；己巳时，至己卯为阴干合处。余经日辰皆依此推。阳日阳时，则阳经穴开，病在阳经，宜俟阳经穴开针之。阴经亦然。假如胆属足少阳阳木，故甲日甲戌时，胆引气出窍阴井木；丙子时，流于小肠前谷荥火；戊寅时，注于胃陷谷俞土，并过本原丘墟，庚辰时，经于大肠阳溪经金；壬午时，入于膀胱委中合水。此五腑井、荥、俞、经、合穴开时也。至申申时，气纳三焦之关冲井、液门荥、中渚俞、阳池原、支沟经、天井合，穴亦开焉。

肝属足厥阴乙木，故乙日乙酉时，肝引血出大敦井木；丁亥时，流于心之少府荥火；己丑时，注于脾之太白俞土；辛卯时，经于肺之经渠经金；癸巳时，入于肾之阴谷合水。此五脏井、荥、俞、经、合穴开时也。至乙未时，血纳包络之中冲井、劳宫荥、大陵俞、间使经、曲泽合，穴亦开焉。小肠属手太阳阳火，故丙日丙申时，小肠引气出少泽井火；戊戌时，流于胃内庭荥土；庚子时，注于大肠三间俞金，过本原腕骨，

於膀胱通谷〈滎水〉甲申時註于膽臨泣俞丙戌時經於小
腸陽谷〈經〉戊子時入於胃三里〈合土〉庚寅時氣納三焦
肺屬手太陰陰金故辛日辛卯時肺引血行少商〈井〉癸巳時
流於腎然谷〈滎水〉乙未時注於肝太衝〈俞〉丁酉時經
於心靈道〈經火〉己亥時入於脾陰陵泉〈合土〉辛丑時血納包
絡膀胱屬足太陽陽水故壬日壬寅時膀胱引氣出
至陰〈井水〉甲辰時流於膽俠谿〈滎木〉丙午時注於小腸後谿
俞並過本原京骨戊申時經於胃俠谿〈經土〉庚戌時入
大腸曲池〈合金〉壬子時氣納三焦腎屬足少陰陰水故
癸日癸亥時腎引血出湧泉〈井水〉乙丑時流於肝
行間〈滎木〉丁卯時注於心神門〈俞火〉己巳時經於脾商丘
入于肺尺澤〈合金〉癸亥時血納包絡
三焦屬手少陽壬

壬寅時經膀胱崑崙〈水經〉甲辰時入膽腕骨合木丙午時氣
納三焦心屬手少陰陰火故丁日丁未時心引血行
少衝〈井火〉乙酉時流於脾大都〈滎土〉辛亥時注於肺太淵〈俞金〉
癸丑時經於腎復溜〈水經〉乙卯時入於肝曲泉合木丁巳時
血納包絡胃屬足陽明陽土故戊日戊午時胃引氣
出厲兌〈井土〉庚辰時流於大腸二間〈滎金〉壬戌時注於膀胱
束骨〈俞水〉並過本原衝陽甲子時經於膽陽輔〈經木〉丙寅時
入於小腸少海〈合火〉戊辰時氣納三焦脾屬足太陰陰土
故己日己巳時脾引血行隱白〈井土〉辛未時流於肺魚際〈滎金〉
癸酉時注於腎太谿〈俞水〉乙亥時經於肝中封〈經木〉丁
丑時入於心少海〈合火〉己卯時血納包絡
明陽金故庚日庚辰時大腸引血出商陽〈井〉

壬寅时，经膀胱昆仑〈经水〉；甲辰时，入胆腕骨合木；丙午时，气纳三焦。心属手少阴阴火，故丁日丁未时，心引血行少冲〈井火〉；乙酉时，流于脾大都〈荥土〉；辛亥时，注于肺太渊〈俞金〉；癸丑时，经于肾复溜〈经水〉；乙卯时，入于肝曲泉合木；丁巳时，血纳包络。胃属足阳明阳土，故戊日戊午时，胃引气出厉兑①〈井土〉；庚辰时，流于大肠二间〈荥金〉；壬戌时，注于膀胱束骨〈俞水〉，并过本原冲阳；甲子时，经于胆阳辅〈经木〉；丙寅时，入于小肠少海〈合火〉；戊辰时，气纳三焦。脾属足太阴阴土，故己日己巳时，脾引血行隐白〈井土〉；辛未时，流于肺鱼际〈荥金〉；癸酉时，注于肾太溪〈俞水〉；乙亥时，经于肝中封〈经木〉；丁丑时，入于心少海〈合火〉；己卯时，血纳包络。大肠属手阳明阳金，故庚日庚辰时，大肠引血出商阳〈井金〉；壬午时，流于膀胱通谷〈荥水〉；甲申时，注于胆临泣〈俞木〉；丙戌时，经于小肠阳谷〈经火〉；戊子时，入于胃三里〈合土〉；庚寅时，气纳三焦。肺属手太阴阴金，故辛日辛卯时，肺引血行少商〈井金〉；癸巳时，流于肾然谷〈荥水〉；乙未时，注于肝太冲〈俞木〉；丁酉时，经于心灵道〈经火〉；己亥时，入于脾阴陵泉〈合土〉；辛丑时，血纳包络。膀胱属足太阳阳水，故壬日壬寅时，膀胱引气出至阴〈井水〉；甲辰时，流于胆侠溪〈荥木〉；丙午时，注于小肠后溪〈俞火〉，并过本原京骨②；戊申时，经于胃侠溪〈经土〉；庚戌时，入于大肠曲池〈合金〉；壬子时，气纳三焦。肾属足少阴阴水，故癸日癸亥时，肾引血出涌泉〈井水〉；乙丑时，流于肝行间〈荥木〉；丁卯时，注于心神门〈俞火〉；己巳时，经于脾商丘〈经土〉；辛未时，入于肺尺泽〈合金〉；癸亥时，血纳包络。三焦属手少阳，壬

---

①出厉兑：原倒作"厉出兑"，据《针灸甲乙经》卷三第三十三乙正。
②京骨：原作"原谷"，据《子午流注针经》卷下改。

子时，三焦出关冲_{井金}；甲寅时，流于液门_{荥水}；丙辰时，注于中渚_{俞木}，并过本原阳池；戊午时，经于支沟_{经火}；庚申时，入于天井_{合土}。心主包络属手厥阴，癸丑时，包络出中冲_{井木}；乙卯时，流于劳宫_{荥火}；丁巳时，注于太溪_{俞土}；己未时，经于间使_{经金}；辛酉时，入于曲泽_{合水}。何公此法刊布，古今名曰子午流注。盖谓左转从子，能外行诸阳；右转从午，能内行诸阴，于经亦有据乎？

曰：此皆臆说，《素》《难》不载。不惟悖其经旨，而所说亦自相矛盾者多矣。彼谓阳日阳时，阳经穴开，故甲子日甲戌时，甲胆窍阴井开，此固然也。丙子时，属于乙丑日辰，乃阴日阳时也，而谓丙小肠前谷荥穴开，其与阳日阳时之说合乎？否乎？经曰：邪气者，常随四时之气血而入客也。因其阴气，则入阴经；因其阳气，则入阳脉，不可为度。然必从其经气，辟除其邪，则乱气不生。四时之气所在，如春气在经脉，夏气在孙络，秋气在皮肤，冬气在骨髓之类。故曰：春刺井，夏刺荥，季夏刺俞，秋刺经，冬刺合，亦因四时之气所在而刺之也。又曰：谨候其时，病可与期。盖言谨候其气之所在之时而刺之，是谓逢时。如病在三阳，必候其气在于阳分而刺之；病在三阴，必候其气在于阴分而刺之。故古人刺法，惟以气之所在之处，穴俞为开；气之不在之处，穴俞为阖。并无所谓阳日阳时阳穴开，阴日阴时阴穴开之说。又尝考之经曰：补泻以时。与气开阖相合者，气当时刻，谓之开；已过未至，谓之阖。盖邪来朝应之时，如波陇起，察其在何穴分，即于此时而刺之，谓之开。若依何公某穴某时某穴开，宜刺某穴；或遇邪至所定时穴刺之固宜，或邪已过未至，亦依其所定时穴刺之，宁不反增其病耶？经曰：刺不知四时之经病之所在，反之则生乱气，此之谓也。经曰：阴井木，阳井金；阴荥火，阳荥水；阴经土，阳经木；阴俞金，阳俞火；阴合水，阳合土。今何公尽变其法，皆以十干配之十经，取干旺日时而注井、荥、俞、经、合。故甲日甲时取属甲胆，而甲胆阳井之金，亦依日干而变为木；小肠前谷荥水，亦依日干而变为火。然三焦、包络，又依《难经》而无所变，颠倒错乱如此，与经合乎？否乎？周身十二经，各有井、荥、俞、经、合，其所主病，亦各不同。假如病在肝，宜针肝之荥穴行间，乃曰乙日肝之荥穴不属行间，而属心之荥穴少府，舍肝之荥而针心之荥，是谓乱经！病可去乎？不可去乎？又谓：阳日气先血后，阴日气后血先，此亦不通之论。就以彼之所言，证之彼云：甲与己合，己日己巳时，脾引血出，甲戌时，胆引气行，固合阴日血先气后说矣；然甲日己巳时居前，而脾亦可引血先出；甲戌时居后，而胆亦可引气后行。如此则阳日血亦可先，气亦可后矣。何其言之不审耶！机按：经曰：荣者，水谷之精气，其始从中焦，注手太阴、阳明，以次相传，至足厥阴，复还注手太阴，入于脉，与息数呼吸应，此经脉行度终始也。荣气一周于身，外至身体四肢，内至五脏六腑，无不周遍，故其五十周无阴阳昼夜之殊，与卫气之行不同。卫者，水谷之悍气，出于上焦，行于脉外，温分肉，充皮肤，司开阖，不与脉同行，不与息数同应，昼但周阳于身体四肢之外，不能入五脏六腑之内；夜但周阴于五脏六腑之内，不饒出身體四肢之外，故必五十周，至平旦方與榮大會于肺手太陰也。榮衛之行，各有常度如此。而謂陽日氣先血後，陰日氣後血先，不自知其亂經旨也大矣！豈可爲法于天下，可傳於後世哉！《難經》言，榮氣之行，常與衛氣相隨上下，由息而動。巢元方謂氣行則血行，氣住則血住，似皆未達榮衛異行之旨也。

或曰：《指微賦》言養子時刻注穴者，謂逐時干旺氣，注臟府井榮俞經合五穴，晝夜十二時，血行過六十俞穴也。假令甲日甲戌時，膽出竅陰爲井木氣，流至小腸爲榮火氣，過前谷穴注至胃爲俞土氣，過陷谷穴並過本原丘墟穴，行至大腸爲經金氣，過陽谿穴，入于膀胱爲合水氣，入委中穴而終。是甲戌時，木火土金水相生，五度一時辰，流注五穴畢也，與《七韻》中所說亦相通否？

曰：榮衛晝夜各五十度周于身，皆有常度，無太過，無不及，此平人也。爲邪所中，則或速或遲，莫得而循其常度矣。今何公于《七韻》中謂井榮俞經合五穴，每一穴占一時，如甲日甲戌時，膽出竅陰，丙子時流於小腸前谷，戊寅時流於胃合谷，並過本原丘墟，庚辰時行於大腸陽谿，壬午時入于膀胱委中，再遇甲申時注於三焦，六穴帶本原，共十二穴，是一日一夜，氣但周于此數穴也。且五藏五府十經井榮俞經合，每一穴占一時，獨三焦六穴占一時，包絡五穴占一時，而《賦》乃言：甲戌一時，木火土金水相生；五度一時，流注五穴畢。與《韻》中所語大不相合。《賦》與《韻》出于一人，何其言之牴牾若是？不知不善于措辭耶！不知《賦》《韻》兩不相

不能出身体四肢之外，故必五十周，至平旦方与荣大会于肺手太阴也。荣卫之行，各有常度如此。而谓阳日气先血后，阴日气后血先，不自知其乱经旨也大矣！岂可为法于天下，可传于后世哉！《难经》言，荣气之行，常与卫气相随上下，由息而动。巢气气行则血行，气住则血住，似皆未达荣卫异行之旨也。

　　或曰：《指微赋》言养子时刻注穴者，谓逐时干旺气，注脏腑井荥之法也。每一时辰相生养子五度，各注井、荥、俞、经、合五穴，昼夜十二时，血行过六十俞穴也。假令甲日甲戌时，胆统气出窍阴穴为井木气①，流至小肠为荥火气，过前谷穴注至胃为俞土气，过陷谷穴并过本原丘墟穴，行至大肠为经金气，过阳溪穴，入于膀胱为合水气，入委中穴而终。是甲戌时，木火土金水相生，五度一时辰，流注五穴毕也，与《七韵》中所说亦相通否？

　　曰：荣卫昼夜各五十度周于身，皆有常度，无太过，无不及，此平人也。为邪所中，则或速或迟，莫得而循其常度矣。今何公于《七韵》中谓井、荥、俞、经、合五穴，每一穴占一时，如甲日甲戌时，胆出窍阴，丙子时流于小肠前谷，戊寅时流于胃陷谷②，并过本原丘墟，庚辰时行于大肠阳溪，壬午时入于膀胱委中，再遇甲申时注于三焦，六穴带本原，共十二穴，是一日一夜，气但周于此数穴也。且五脏五腑十经，井荥俞经合，每一穴占一时，独三焦六穴占一时，包络五穴占一时，而《赋》乃言：甲戌一时，木火土金水相生；五度一时，流注五穴毕。与《韵》中所语大不相合。《赋》与《韵》出于一人，何其言之牴牾若是？不知不善于措辞耶！不知《赋》《韵》，两不相

---

①气：原无，据体倒补。
②陷谷：原作"合谷"，据上文"过前谷穴注至胃为俞，过陷谷穴……"改。

通耶賦註又言晝夜十二時血氣行過六十俞穴考其針刺定時晝夜周環六十首圖乃知一時辰相生養子五度之說矣假如甲日甲戌時甲陽木也故膽始竅陰木木生前谷火火生陷谷土過丘墟原土生陽溪金金生委中水再遇甲申時注于三焦關衝液門中渚陽池支溝天井六穴不特甲戌時為然一日之中凡遇甲時皆如甲戌時所注之穴也又如乙日乙酉時乙陰木也故肝始大敦木木生少府火火生太白土土生經渠金金生陰陵水再遇乙未時注于包絡中衝勞宮大陵間使曲澤五穴不特乙日乙酉時為然一日之中凡遇乙時皆如乙酉時所注之穴也所注皆在本日本時本經注于井穴巳後時辰不注井穴巳前時辰如癸日癸亥時主腎注于井次至甲子時膽經所注一如甲日甲戌時所注之穴也次至乙丑時肝經所注一如乙日乙酉時所注之穴也次至丙寅時小腸所注一如丙日丙申時所注之穴也舉此為例余可類推此所謂晝夜十二時氣血行過六十俞穴也但與七韻所說不合莫若刪去七韻只存此說庶免後人心蓄兩疑猶豫而不決也雖然二說俱與素難不合無用其法猶辨論之不置者將使讀者不待思索一覽即解其意矣

問曰保命全形論所言刺法古聖傳心之要典也今之針士畧無一言以及之何耶

曰古語微奧必須沉潛玩味乃能深契今人喜簡厭繁但求熟於歌賦其于聖經視為虚文孰肯留心于此哉今吾子有志於此可謂知本者矣敢詳述之于左岐伯曰凡刺

通耶！《赋》注又言，昼夜十二时，血气行过六十俞穴，考其针刺定时昼夜周环六十首图，乃知一时辰相生养子五度之说矣。假如甲日甲戌时，甲，阳木也，故胆始窍阴木，木[1]生前谷火，火生陷谷土，过丘墟原，土生阳溪金，金生委中水，再遇甲申时，注于三焦关冲、液门、中渚、阳池、支沟、天井六穴。不特甲戌时为然，一日之中，凡遇甲时，皆如甲戌时所注之穴也。又如乙日乙酉时，乙，阴木也。故肝始大敦木，木生少府火，火生太白土，土生经渠金，金生阴陵水；再遇乙未时，注于包络中冲、劳宫、大陵、间使、曲泽五穴。不特乙日乙酉时为然，一日之中，凡遇乙时，皆如乙酉时所注之穴也。所注皆在本日本时本经，注于井穴，巳后时辰，不注井穴，巳前时辰，如癸日癸亥时，主肾注于井，次至甲子时，胆经所注，一如甲日甲戌时所注之穴也；次至乙丑时，肝经所注，一如乙日乙酉时所注之穴也；次至丙寅时，小肠所注，一如丙日丙申时所注之穴也。举此为例，余可类推。此所谓昼夜十二时，气血行过六十俞穴也。但与《七韵》所说不合，莫若删去《七韵》，只存此说，庶免后人心蓄两疑，犹豫而不决也。虽然，二说俱与《素》《难》不合，无用其法，犹辨论之不置者，将使读者不待思索，一览即解其意矣。

问曰：《宝[2]命全形论》所言刺法，古圣传心之要典也，今之针士略，无一言以及之，何耶？

曰：古语微奥，必须沉潜玩味，乃能深契。今人喜简厌繁，但求熟于歌赋，其于圣经，视为虚文，孰肯留心于此哉！今吾子有志于此，可谓知本者矣。敢详述之于下。岐伯曰：凡刺

---

①木：原无，据体例补。
②宝：原作"保"，据《素问》改。

之真，必先治神。专其精神，不妄动乱，刺之真要，其在兹乎。五脏已定，九候^①已备，后乃存针。先定五脏之脉，备循九候之诊，而有太过不及者，然后乃存意于用针之法。众脉不见，众凶弗闻，内外相得，无以形先。众脉，谓七诊之脉；众凶，谓五脏相乘。外内相得，言形气相得也。无以形先，言不以己形之盛衰寒温，料病人之形气，使同于己。可玩往来，乃施于人。玩，谓玩弄，言精熟也。经曰：谨熟阴阳，无与众谋。此其类也。人有虚实，五虚勿近，五实勿远，至其当发，间不容瞚。人之虚实，非其远近而有之，盖由气血一时之盈缩耳。然其未发，则如云垂而视之可久；至其发也，则如电灭而指所不及。迟速之殊，有如此矣。○瞚，音舜，《太素》作眴。手动若务，针耀而匀。手动用针，心如专务于一事；针耀而匀，谓针形圆净，上下匀平也。静意视义，观适之变，是谓冥冥，莫知其形。冥冥，言血气变化之不可见也。故静意视息，以义斟酌，观所调适经脉之变易耳。虽且针下用意精微，而测量之，犹不知形容，谁为其象也。○新校正云：观其冥冥者，形容荣卫之不形于外，而工独知之。以日之寒温，月之虚盛，四时气之浮沉，参伍相合而调之。工常先见之，然而不形于外，故曰观其冥冥。见其乌乌，见其稷稷，从见其飞，不知其谁。乌乌，叹其气至；稷稷，嗟其已应。言所针之得失，如从空中见飞鸟之往来，岂复知其所使之元主耶。是但见经脉盈虚而为信，亦不知其谁之所召遣耳。伏如横弩，起如发机。血气之未应，针则伏如横弩之安静；其应针也，则起如机发之迅疾。帝曰：何如而虚？何如而实？言血气既伏如横弩，起如发机，然其虚实，岂留呼而可为准定耶。虚实之形，何如而约之。岐伯曰：刺虚者，须其实；刺实者，须其虚。刺虚须其实者，阳气隆，至针下热，乃去针也；刺实须其虚者，留针，阴气隆，至针下寒，乃去针也。言要必气至为约，不必守息数而为定法。经气已至，慎守勿失。勿变更也，无变法而失经气也。深浅在志，远近若一，如临深渊，手如握虎，神无营于众物。深浅在志，知病之内外也；远近如一，深浅其候等也；如临深渊，不敢堕也；手如握虎，欲其壮也；神无营于众物，静志观病人，无左右视也。

问曰：《灵枢》第一篇，针之大经大法，不可不读也。其中义有不可晓者，奈何？

曰：此上古之书，传写已久，其中多有缺误，但当通其所可

①候：原作"法"，据《素问·宝命全形论》改。

通，缺其所可疑也。岐伯曰：小针之要，易陈而难入。易陈者，易言也；难入者，难着于人也。粗守形守刺法也，上守神，守人之血气有余不足，可补泻也。神乎神，客在门。神、客者，正邪共会也；神，正气；客，邪气。在门者，邪循正气之所出入也。未睹其疾，恶知其原。先知邪正，何经之疾，然后乃知所取之处也。刺之微，在速迟，徐疾之意也。粗守关守四肢而不知血气邪正之往来也，上守机知守气也，机之动，不离其空。知气之虚实，用针之疾徐也。空中之机，清静而微。针以得气，密意守气勿失也。其来不可逢气盛不可补也，其往不可追气虚不可泻也；知机之道者，不可挂以发言气易失也。不知机道，叩之不发。言不知补泻之意，血气已尽，邪气不下也。知其往来知气之逆顺盛虚也，要与之期知气之可取之时也。粗之暗者冥冥不知气之微密也，妙哉！工独有之尽知针意也。往者为逆，言气之虚小，小者，逆也。来者为顺，言形气之平，平者，顺也。明知逆顺，正行无问言知所取之处也，迎而夺之泻也，乌得无虚；追而济之补也，恶得无实。迎之随之，以意和之。虚则实之言气口虚而当补也，满则泻之。言气口盛而当泻也。○《针解》曰：气虚则实之者，针下热也；气实乃热也。满而泻之者，针下寒也，气虚亦寒也。宛陈则除之去血脉也，邪胜则虚之。言诸经有盛者，皆泻其邪也。○《针解》曰：出针勿按，穴俞且开，故得经虚，邪气发泄也。徐而疾则实，言徐内而疾出也。○《针解》曰：徐出，谓得经气已久，乃出之；疾按，谓针出穴已；疾速按之，则真气不泄，经脉气全，故实。疾而徐则虚，言疾内而徐出也。○《针解》曰：疾出，谓针入穴已至于经脉，则疾出之；徐按，谓针出穴已，徐缓按之，则邪气得泄，精气复间，故虚。言实与虚，若有若无。言实者，有气；虚者，无气也。○《针解》曰：言实与虚者，寒温气多少也。寒温，谓经脉阴阳之气；若无若有者，疾不可知也。言其冥昧，不可即而知也。不可即知，故若无。慧然神悟，故若有也。察后与先，若亡若存。言气之虚实，补泻之先后也。察其气之已下与常存也。为虚与实，《针解》曰：为虚与实者，工勿失其法。若得若失，言补则秘然若有得，泻则怳然若有失也。○《针解》曰：若得失者，离其法也。妄为补泻，离乱大经。误补实者，转令若得；误泻虚者，转令若失也。○《难经》曰：实之与虚者，牢濡之意。气来实牢者为得，濡虚者为失；气来实牢濡虚，以随济迎夺，而为得失也。言实与虚，若有若无者，谓实者有气，虚者无气也。言虚与实，若得若失，谓补者秘然。若有得也；泻者怳然，若有失也。得失有无，义实相同，故交举而互言之。虚实之要，九针最妙。《针解》曰：为其各有所宜也。热在头身，宜镵针；肉分气满，宜员针；脉气虚少，宜鍉针；泻热出血，发泄痼病，宜锋针；破痈肿，出脓血，宜铍针，调阴阳，去暴痹，宜圆利针[1]；刺治经络中痛痹，宜毫针；痹深居骨解、腰脊、节膝之间者，宜长针；虚风舍于骨解、皮肤之间者，宜大针，此谓各有所宜也。补泻之时，与气开阖相合也。气当时刻谓之开，已过未至谓之阖。以针为之，九针各不同形，长短锋颖不等，或补或泻，宜随其疗而用之也。○机按：此节示人当知圆机活法，不可守经无权，与夫邪正之所当别，虚实之所当知，补泻之所当审，皆针家之要务，学者不可不熟读也。

泻曰：必持纳之，放而出之，排阳得[2]针，邪气得泻。按而引针，是谓内温，血不得散，气不得出也。补曰：随之，随之意，若妄之，若行若按，如蚊虻止；如留如还，去如弦绝；令左属右，其气故止。外门已闭，中气乃实，必无留血，急取诛之。持针之道，坚者为宝，正指直刺，无针左右，神在秋毫。属意病者，审视血脉者，刺之无殆。方刺之时，必在悬阳，及与两卫；神属勿去，知病存亡。血脉者，在输横居，视之独澄，切之独坚。机按：此节文义不相蒙，恐有脱误，且《针解篇》亦置之不释，可见非错简则衍文。

问曰：《灵枢》首篇，多有脱误，既闻命矣，其中云悬阳、两卫，亦有义乎？否乎？

曰：此节文义亦不甚莹，今姑随文释义，以俟明哲正焉。悬者，悬远也。谓皮肤浮浅之气，为天之阳与地之阴相悬隔也，故曰悬阳。卫者，气也，行于阳，为卫之阳；行于阴，为卫之阴，故曰两卫。总而言之，悬阳、两卫，同一气也。分而言之，皮肤者为悬阳，肌肉者为卫之阳，筋骨者为卫之阴。经曰：内有阴阳，外亦有阴阳。在内者，五脏为阴，六腑为阳；在外者，筋骨为阴，皮肤为阳。故曰：病在阴之阴者，刺阴之荥俞；病在阳之阳者，刺阳之合；病在阳之阴者，刺阴之经；病在阴

①圆利针：原作"员针"，据《灵枢·九针十二原》补"利"字。
②得：原作"出"，据《灵枢·九针十二原》改。

之阳者，刺络脉是也。神属勿去者，正气犹相附属也。经曰：身居静处，占神往来。又曰：入脏者死，以神去也。存亡者，死生也。血脉在腧横居者，言邪入血脉，注于穴腧，则横逆也。经曰血气扬溢是也。澄者，静而明也。经曰：沉而留止。又曰：病深专者，刺大藏是也。坚者，强而急也。经曰：察其脉之缓急，肉之坚脆，而病形定矣是也。盖谓工之用针，当知气之邪正，病之生死也。初则浅之，以候皮肤之气；次则深之，以候肌肉之气；又次则深之，以候筋骨之气。若邪虽内舍，而神犹附属者，则病尚可以生也。或邪入血脉，注于经腧而横逆者，则神将去矣。邪之横逆，审而视之，则渊澄而可见；切而按之，则劲急而可辨。用针之际，岂可不谨候乎？

针灸问对卷之上终

针灸问对卷之中[①]

问曰：迎而夺之，恶得无虚？随而济之，恶得无实？然古今所论迎随之义，及所用迎随之法，各各不同，愿发明之。

曰：《素》《难》所论，刺法之正也。今医所传，无稽之言也，不求诸古而师诸今。所谓下乔木，入幽谷，岂能升堂而入室哉？兹以古法释之于前，以今法辨之于后，则古是今非，判然如黑白矣。岐伯曰：迎而夺之，恶得无虚，言邪之将发也，先迎而亟夺之，无令邪布。故曰：卒然逢之，早遏其路。又曰：方其来也，必按而止之。此皆迎而夺之，不使其传经而走络也。仲景曰：太阳病，头痛七日已上自愈者，以行其经尽故也。若欲作再经者，针足阳明，使经不传则愈。《刺疟论》曰：疟方欲热，刺跗上动脉，开其孔，出其血，立寒；疟方欲寒，刺手阳明、太阴，足阳明、太阴，随井俞而刺之，出其血此皆迎而夺

---

① 中：原作"下"，据卷次排列顺序改。

之之验也。夫如是者，譬如贼将临境，则先夺其便道，断其来路，则贼失其所利，恶得不虚？而流毒移害，于此而可免矣。随而济之，恶得无实？言邪之已过也。随后以济助之，无令气忤。故曰：视不足者，视其虚络，按而致之、刺之。而刺之无出其血，无泄其气，以通其经，神气乃平，谓但通经脉，使其和利，抑按虚络，令其气致。又曰：太阴疟病至，则善呕，呕已乃衰，即取之。言其衰即取之也。此皆随而济之，因其邪过经虚，而气或滞郁也。经曰：刺微者，按摩勿释，着针勿斥，移气于不足，神气乃得。按摩其病处，手不释散，着针于病处，亦不推之，使其人神气内朝于针，移其人神气令自充足，则微病自去，神气复常。岐伯曰：补必用员。员者，行也；行者，移也。谓行未行之气，移未复之脉，此皆随而济之之证也。所以然者，譬如人弱难步，则随助之以力，济之以舟，则彼得有所资，恶得不实？其经虚、气郁，于此而可免矣。迎夺随济，其义如此。他章又曰：追而济之。注云：追，补也。或云：追、随，同一意。《灵枢》曰：补曰随之，随之意，若妄之，若行若按[①]，如蚊虻止。此又似徐缓之意。后人训：随有随即之意，谓邪去经虚，随即用补以助之。○愚谓：补法兼此数义，故其所释，各有不同。《难经》曰：迎而夺之者，泻其子也；随而济之者，补其母也。假令心病，火也。土为火之子，手心主之俞，大陵也。实则泻之，是迎而夺之也。木者，火之母，手心主之井，中冲也。虚则补之，是随而济之也。迎者，迎于前；随者，随其后。此假心为例，余可类推。补泻云手心主，所谓少阴无俞，手少阴与手厥阴同治也。调气之方，必在阴阳者，内为阴，外为阳，里为阴，表为阳，察其病之在阴在阳而调之也。如阴虚阳实，则补阴泻阳；阳虚阴实，则补阳泻阴。或阳并于阴，阴并于阳，或阴阳俱虚俱实，皆随其所见而调之。一说男外

---

① 若妄之，若行若按：原作"若忘之，若若留若按"，据《灵枢·九针十二原》改。

徵從陽引陽裹陰。調陰陽之氣者，如從陽引陰，從陰引陽，陽病治陰，陰病治陽之類也。機按：素難所論，迎隨不同者，素問通各經受病言，難經主一經受病言。病合於素問者，宜依素問各經補瀉之法治之；病合於難經者，宜從難經子母迎隨之法治之。各適其宜，庶合經意。○又按玄珠經曰：五運之中，必折其鬱氣，先取化源。其法：太陽司天，取九月，瀉水之源；陽明司天，取六月，瀉金之源；少陰司天，取三月，瀉火之源；太陰司天，取五月，瀉土之源；厥陰司天，取年前十二月，瀉木之源。乃用針迎而取之之法也。詳此迎取之法。乃治氣運勝實淫鬱，故用此法以治之，與素難之法不同也。

賦曰：足之三陽，從頭下走至足；足之三陰，從足上走入腹；手之三陽，從手上走至頭；手之三陰，從腹下走至手。撚針逆其經爲迎，順其經爲隨。假如足之三陽，從頭下走至足，撚針以大指向後，食指向前，爲逆其經而上，故曰迎；以大指向前，食指向後，爲順其經而下，故曰隨。三陰亦准此法。

機按：經曰：迎者，迎其氣之方來而未盛也，瀉之以遏其衝。何嘗以逆其經爲迎？隨者，隨其氣之方往而將虛也，補之以助其行。何嘗以順其經爲隨？所言若是，其誕妄可知矣。豈可示法於人哉！

賦曰：迎者，迎於前；隨者，隨於後。迎接猶提也，隨送猶按也。針在孔穴之內。如舟在急流之中，拽上曰逆，撑下曰順。拽上猶提也，撑下猶按也。故曰：迎而奪之有分寸，隨而濟之有淺深。又曰：動退空歇，迎奪右而瀉涼；推內進

女内，表阳里阴。调阴阳之气者，如从阳引阴，从阴引阳，阳病治阴，阴病治阳之类也。机按：《素》《难》所论，迎随不同者，《素问》通各经受病言，《难经》主一经受病言。病合于《素问》者，宜依《素问》各经补泻之法治之；病合于《难经》者，宜从《难经》子母迎随之法治之。各适其宜，庶合经意。○又按：《玄珠经》曰：五运之中，必折其郁气，先取化源。其法：太阳司天，取九月，泻水之源；阳明司天，取六月，泻金之源；少阴司天，取三月，泻火之源；太阴司天，取五月，泻土之源；厥阴司天，取年前十二月，泻木之源。乃用针迎而取之之法也。详此迎取之法。乃治气运胜实淫郁，故用此法以治之，与《素》《难》之法不同也。

《赋》曰：足之三阳，从头下走至足；足之三阴，从足上走入腹；手之三阳，从手上走至头；手之三阴，从腹下走至手。捻针逆其经为迎，顺其经为随。假如足之三阳，从头下走至足，捻针以大指向后，食指向前，为逆其经而上，故曰迎；以大指向前，食指向后，为顺其经而下，故曰随。三阴亦准此法。

机按：经曰：迎者，迎其气之方来而未盛也，泻之以遏其冲。何尝以逆其经为迎？随者，随其气之方往而将虚也，补之以助其行。何尝以顺其经为随？所言若是，其诞妄可知矣。岂可示法于人哉！

《赋》曰：迎者，迎于前；随者，随于后。迎接犹提也，随送犹按也。针在孔穴之内。如舟在急流之中，拽上曰逆，撑下曰顺。拽上犹提也，撑下犹按也。故曰：迎而夺之有分寸，随而济之有浅深。又曰：动退空歇，迎夺右而泻凉；推内进

搓，随济左而补暖。动退空三字，明言提而出也。推内进三字，明言按而入也。迎随即提按也。

机按：经言提针为泻，按针为补，是知提按只可以言补泻，不可以释迎随之义。

《赋》曰：吸而捻针，左转为泻为迎；呼而捻针，右转为补为随。

机按：经曰：吸则内针，无令气忤；静以久留，无令邪布。吸则转针，以得气为故；候呼引针，呼尽乃去，大气皆出，故命曰泻。呼尽内针，静以久留，以气至为故。如待所贵，不知日暮，其气已至，适而自护，候吸引针，气不得出，各在其处，推阖其门，令神气存，大气留止，故命曰补。呼谓气出，吸谓气入，转谓转动；扪循谓手摸，欲气舒缓；切谓指按。使经脉宣散；推按谓排壅其皮，以闭穴。弹怒使脉气膖满爪下，置针准定，审视气已平调，则慎守勿更改，使疾更生也。即此观之，则呼吸亦可以言补泻，不可以释迎随。且古人用针，但日转日动而已，并无所谓左转为泻，右转为补。可见《赋》中所说，率多无稽之谈。学者师之，宁免谬妄。

或曰：针灸书有针法歌括，又有宏纲陈氏针法，今详述之，以求质正，庶使知有所适从也。

歌曰：先说平针法，含针口内温，按揉令气散，掐穴故教深。持针安穴上，令他嗽一声，随嗽归天部，停针再至人。次提针向病，针退天地人。掐穴着力重些，最好令嗽一声，左右用针转入孔穴，则针易入不差，病人亦不知痛。补必随经刺，令他吹气频；随吹随左转，逐归天地人。待气停针久，三弹更熨温。出针口吸气，急急闭其门。泻欲迎经取，吸则内其针，吸时须右转，依次进天人。转针仍复吸，依法要停针；出针吹出气，摇动大其门。凡出针不可猛出，猛出必见血也，必须作两三次徐徐转而出之。有晕针者，夺命穴救之。穴在手膊上侧筋骨陷中，从肩至肘，正在当中即是，

蝦蟆兒○宏綱陳氏謂取穴既正用左手大指揥穴右
手置鍼穴上令嗽一聲隨嗽內鍼至分寸候鍼數穴畢
停少時用右手大指及食指持鍼細細動搖進退搓然
如手顫之狀謂之催氣約行五六次覺鍼下沉緊却用
寫法令患人呼氣一口隨呼轉鍼如鍼左邊以右手大
指食指持鍼大指推前食指向後輕提鍼頭左轉若鍼
數穴俱依此法轉畢仍用右手大指食指持鍼却用食
指連搓三下謂之飛却輕提住鍼頭左轉略退半分許
謂之三飛一退依此行至五六次覺鍼下沉緊是氣至
極矣再輕提住鍼頭左轉一二次如鍼右邊以左手大
指食指持鍼大指向前食指向後依前法輕提鍼頭右
轉是鍼右邊寫法欲出鍼時令欬一聲隨欬出鍼此謂
之寫

補則依前法催氣畢覺鍼下氣至却行補法令
患人吸氣一口隨吸轉鍼如鍼左邊
以我之右手大指食指持鍼以大指向後食指向前仍
捻鍼深入一二分使真氣深入肌肉之分如針右邊捻
針頭轉向左邊以我之左手大指食指持針食指向前
大指向後仍捻針深入一二分若針數穴俱依此法行
畢停少時却用手指於針頭上輕彈三下如此三次仍
用我之左手大指食指持針以大指連搓三下謂之飛
將針深進一二分輕提針頭轉向左邊謂之一進三飛
依此法行五六次竟針下沉緊或針下氣熱是氣至足
矣令病人吸氣一口隨吸出針急以手按其穴此謂之
補

虾蟆儿[1]上边也。○宏纲陈氏谓，取穴既正，用左手大指掐穴，右手置针穴上，令嗽一声，随嗽内针至分寸，候针数穴毕，停少时，用右手大指及食指，持针细细动摇，进退搓捻，如手颤之状，谓之催气。约行五六次，觉针下沉紧，却用泻法：令患人呼气一口，随呼转针，如针左边，以右手大指、食指持针，大指推前，食指向后，轻提针头左转。若针数穴，俱依此法。转毕，仍用右手大指、食指持针，却用食指连搓三下，谓之飞。却轻提住针头左转，略退半分许，谓之三飞一退。依此行至五六次，觉针下沉紧，是气至极矣，再轻提住针头，左转一二次，如针右边；以左手大指、食指持针，大指向前，食指向后，依前法轻提针头右转，是针右边泻法。欲出针时，令咳一声，随咳出针，此谓之泻。补则依前法催气毕，觉针下气至，却行补法：令患人吸气一口，随吸转针，如针左边，捻针头转向右边，以我之右手大指、食指持针，以大指向后，食指向前，仍捻针深入一二分，使真气深入肌肉之分。如针右边，捻针头转向左边，以我之左手大指、食指持针，食指向前，大指向后，仍捻针深入一二分。若针数穴，俱依此法。行毕停少时，却用手指于针头上轻弹三下。如此三次。仍用我之左手大指、食指持针，以大指连搓三下，谓之飞；将针深进一二分，轻提针头转向左边，谓之一进三飞。依此法行五六次，觉针下沉紧，或针下气热，是气至足矣。令病人吸气一口，随吸出针，急以手按其穴，此谓之补。

①虾蟆儿：肱二头肌的民间俗称，上臂攒劲时此处隆起如蛤蟆，故称。

机按：以上二法，大同小异。但陈氏以搓为飞，他家以进为飞，无从可考，莫知谁是。其余有可议者，详辨于后，兹不复赘。

或曰：捻针之法，有左有右，有内有外，男子左泻右补，女人右泻左补，何谓也？

曰：以食指头横纹至指梢为则，捻针以大指、食指相合，大指从食指横纹捻上，进至指梢，为左为外；从指梢捻下，退至横纹，为右为内。内针之时，须一左一右，捻入穴俞。经曰：知为针者，信其左；不知为针者，信其右。谓当刺时，先以左手压按、弹怒、爪切，使气来如动脉应指，然后以右手持针刺之，待气至针动，因推针而内之，是谓补；动针而伸之，是谓泻。古人补泻心法，不出乎此，何尝有所谓男子左泻右补，女人左补右泻也哉？是知补泻转针，左右皆可，但当识其内则补，伸则泻耳；后人好奇，广立诸法，徒劳无益。

或曰：今针家有十四法，又有青龙摆尾，白虎摇头，苍龟探穴，赤凤迎源，龙虎交战，龙虎升腾，子午捣臼，烧山火，透天凉，阳中隐阴，阴中隐阳，抽添法，调气，进气，纳气，留气，种种诸法，亦可师欤？否欤？

曰：此法多出《金针赋》。观其自序可谓得之难，宝之至。考其针法，合理者少，悖理者多，错杂紊乱，繁冗重复。今敢条陈，以俟明哲。

三才法 补者呼气，初针刺至皮内，号曰天才；少停进针，刺至肉内，号曰人才；又停进针，刺至筋骨之间，号曰地才。得气补之，再停良久，退针人部，待气沉紧，倒针朝病，进退往来，飞经走气，尽在其中。泻者吸气，针至天部，少停，直至地部，得气泻之，再停良久，退针人部，待气沉紧，倒针朝病，施法同前。少停者，三息也；再停者，五息也。

经曰：徐而疾则实，疾而徐则虚者，谓徐出针而疾按之，则真气不泄而实也；疾出针而徐按之，则邪气得出而虚也。《赋》言：内针作三次进，出针作三次退，与经文徐而疾、疾而徐之意大不相合。且针出内而分三才，肉厚穴分用之无碍，肉薄去处，法将何施？故针者惟当察其肉之厚薄，而酌其宜，庶几无害。经曰：刺有浅深，各正其理，此之谓也。他篇又云：补法三次进，一次退。假如此穴五[1]，先针入二分，候得气，再入二分，候得气，更入一分，撞五分止，然后急出其针，便以左手大指按其针孔，勿令出血。泻法一次进，三次退，假如此穴合针五分，便针入五分，候得气，便退针二分，少停，又退二分，少停，候得气，则起针，慢出，不闭针孔，令其气出，与此补作三次进，二次退；泻作二次进，三次退，前后所言，亦自相矛盾矣。经曰：义无斜下者，欲端以正也。谓指直刺，针无左右也。惟针阳分，或卧针取之，《赋》言倒针朝病，与经相反。其曰飞经走气，考经无载，不敢妄议。

候气法 病未退者，针下如根，推之不动，转之不移，此为邪气吸拔其针。未可出针，出则病复。再须补泻，停以待之，直候病势已退。针下微松，如鱼吞钓之状，乃真气至也，方可出针豆许，搓而停之。补者，吸之去疾，急扪其穴；泻者，呼之去徐，不闭其穴。

经曰：八正者，所以候八风之虚邪，以时至者也。四时者，所

---

①五：此下当有"分"字，疑脱。

以分①春、夏、秋、冬之气所在，以时调之也。然八正谓八节之正气也。八风者，东方婴儿风，南方大弱风，西方刚风，北方大刚风，东北方凶风，东南方弱风，西南方谋风，西北方折风。虚邪也。谓乘人之虚而为病者也。以时至者，谓天应。太乙移居以八节之前后，风朝中宫而至者也。义具《天元玉册》。○如立春节前后数日，宜东北风，若于此时而得西南风，乃从后冲来，谓之虚邪。如春分节前后数日，宜东风，若遇西风，亦谓之虚邪。应时者为正，冲时者为邪。八正虚邪，宜避之而勿犯。若以身之虚而逢天之虚，两虚相感，其气至骨，入则伤五脏，故曰天忌，不可不知也。四时之气所在，谓春气在经脉，夏气在孙络，秋气在皮肤，冬气在骨髓也。机按：此以八节之正气，候八风之虚邪，应时而来者，谓之正，非时而至者，谓之邪。人能候而避之，无用于针刺也。或有所犯，当随四时之气所在而调之。此亦候气之法也。故集见于此。

经曰：凡刺，必候日月星辰四时八正之气，气定乃刺之。如二分、二至前后五日，气未定也。然候日月者，谓候日之寒温，月之空满也。月始生，则血气始精，卫气始行；月郭满，则血气实，肌肉坚；月郭空，则肌肉减，经络虚，卫气去，形独居。是以天寒无刺，天温无凝②，月生无泻，月满无补，月郭空无治，是谓因天时而调血气也。《标幽赋》谓：午前卯后，太阴生而疾温，离左酉南，月死朔而速冷，此以月之生死为期。午前卯后者，辰、巳二时也，当此之时，太阴月生，是故月郭空无泻，宜疾温之；离左酉南者，未、申二时也，当此之时，太阴月死，是故月郭盈无补，宜速冷之。将一月比一日也。又云：望不补，晦不泻，弦不夺，而朔不济者。望，每月十五日也。晦，每月三十日也。弦，有上下弦：上弦，或初七或初八；下弦，或二十二或二十三。朔，每月初一日也。四时八正之气者，谓四时正气、八节之风，来朝于太乙者也。义具《天元玉册》中。谨候其气之所在而刺之。气定乃刺者，谓八节之风气静定，乃可以刺经络之虚实。故历忌云：八

①分：原作"犯"，据《素问·八正神明论》改。
②凝：《素问·八正神明论》作"疑"。

經曰：無常處也。在陽與陰，不可為度，從而察之三部九候卒然

氣乃來，是謂追之。言但閉密其穴俞，勿令其氣散瀉。近氣，已至之氣；遠氣，未至之氣。欲動經氣而為補，必候水刻氣之所在而刺之，是謂得時而調之。追，補也。

針入針孔四塞精無從去方實而疾出針氣入針出熱不得還閉塞其門邪氣布散精神乃存動氣候時近氣不失

經曰瀉實者氣盛乃內針針與氣俱內以開其門如利其戶針與氣俱出精氣不傷邪氣乃下外門不閉以出其疾搖大其道如利其路是謂大瀉必切而出大氣乃屈

在骨髓反刺肌肉令人善忘故刺不知四時之經病之所

刺經脈令人解㑊秋氣在皮膚反刺筋骨令人寒慄冬

謂之也又曰邪氣者常隨四時之氣血而入客也至其變化

不可為度然必從其經脈辟除其邪則亂氣不生失時反候者如春氣在經脈反刺絡脈令人少氣夏氣在孫絡反

刺虛者刺其去也此言氣之存亡之時可與期失時反候百病不治

謂之來氣之不在謂之虛謂之去故云刺實者刺其來也

而刺之謹候氣之所在是謂逢時是知氣之所在謂之實

在三陽必候氣在陽分而刺之病在三陰必候氣在陰分

經曰水下一刻人氣在陽分水下二刻人氣在陰分故病

時而用針刺皆候氣之法也故附次焉 機按此亦因天

節前後各五日不可刺灸以氣未定故也

节前后各五日，不可刺灸，以气未定故也。机按：此亦因天时而用针刺，皆候气之法也，故附次焉。

经曰：水下一刻，人气在阳分；水下二刻，人气在阴分。故病在三阳。必候气在阳分而刺之；病在三阴，必候气在阴分而刺之。谨候气之所在，是谓逢时。是知气之所在，谓之实，谓之来；气之不在，谓之虚，谓之去。故云刺实者，刺其来也；刺虚者，刺其去也。此言气之存亡之时，以候虚实而刺之是也。故曰：谨候其时，病可与期；失时反候，百病不治。此之谓也。又曰：邪气者，常随四时之气血而入客也。至其变化，不可为度。然必从其经气，辟除其邪，则乱气不生。失时反候者，如春气在经脉，反刺络脉，令人少气；夏气在孙络，反刺经脉，令人解㑊；秋气在皮肤，反刺筋骨，令人寒栗；冬气在骨髓，反刺肌肉，令人善忘。故刺不知四时之经、病之所在，反之，则生乱气。

经曰：泻实者，气盛乃内针，针与气俱内，以开其门，如利其户。针与气俱出，精气不伤，邪气乃下，外门不闭，以出其疾。摇大其道，如利其路，是谓大泻。必切而出，大气乃屈。切，急也。疾出其针也；大气，大邪之气。补虚者，持针勿置，以定其意，候呼内针，气出针入，针孔四塞，精无从去，方实而疾出针，气入针出，热不得还，闭塞其门，邪气布散，精神乃存。动气候时，近气不失，远气乃来，是谓追之。言但闭密其穴俞，勿令其气散泻。近气，已至之气；远气，未至之气。欲动经气而为补，必候水刻气之所在而刺之，是谓得时而调之。追，补也。

经曰：邪气中人，因其阴气则入阴经；因其阳气则入阳脉，无常处也。在阳与阴，不可为度。从而察之三部九候，卒然

逢遇，早遏其路。谓即泻之。径路既绝，则邪气无能为矣。此所谓迎而夺之也。帝曰：候气奈何？岐伯曰：夫邪去络，入于经也，舍于血脉之中，如涌波之起，时来时去，不常在于所候之处。故曰：方其来也，必按而止之，止而取之。又曰：无逢其冲而泻之。冲，谓应水刻数之平气也。工以为邪而泻之，则误矣。故曰：其来不可逢也。候邪不审。若邪已过而泻之，则真气脱，脱则不复，邪气复至，而病益畜。故曰：其往不可追也。邪已随经脉流去，不可复追使还也。待邪至时，发针泻矣。若先若后，血气已虚，其病不可取。故曰：知其可取如发机，不知其取如扣椎。机者，动之微，应之速；椎者，动之甚，觉之迟；智者，动之微而即知，故先时而早治；愚者，动之甚尚不觉，故后时而失治。机微椎大，因以喻之。故曰：知机道者，不可挂以发；不知机者，扣之亦不发。发，微物也。不可挂以发，比发更微矣。言气微动，知机者而即知也。故曰：上工之取气，乃救其萌芽是也。椎者，大杵也，言气已大动；彼冥顽者，犹且不觉，正如以杵撞击亦不知也。故曰：下工守其已成，因败其时是也。

经曰：真邪以合，波陇不起，候之奈何？曰：审扪循三部九候之盛虚而调之，察其左右上下气候不相类及相减者，审其病藏以期之。期，谓病在阳，则候气在阳分而刺之；病在阴，则候气在阴分而刺之。如水下一刻，人气在阳分是也。故曰：不知三部九候病脉之处，不可以为工。

经曰：三部九候者，头为上部，手为中部，足为下部。部各有三候，三而三之，合则为九。上部天，两额动脉，候头角之气；上部地，两颊动脉，候口齿之气；上部人，耳前动脉，候耳目之气。中部天，手太阴经渠动脉，以候肺；中部地，手阳明合谷动脉，以候胸中；中部人，手少阴神门动脉，以候心。下部天，足厥阴五里动脉，以候肝；下部地，足少阴太溪动脉，以候肾；下部人，足太阴箕门动脉，以候脾胃。经曰：人身三阴三阳，其气以何月各王几日？《难经》云：冬至之后，得甲子，少阳王；复得甲子，阳明王；复得甲子，太阳王；复得甲子，太阴王；复得甲子，少阴王；复得甲子，厥阴王。王各六十日，此三阴三阳之王时日也。少阳之至，阳气尚微，故其脉乍大乍小，乍短乍长；阳明之至，犹有阴也，故其脉大而短；太阳之至，阳盛极也，故其脉洪大而长。阳极盛，则变而之阴。故夏至后为三阴用事之始。太阴之至，阴气尚微，故其脉紧大而长；少阴之至，阴渐盛也，故其脉紧细而微；厥阴之至，阴极盛也，故其脉沉短以敦。阴盛极，则变而之阳，仍复三阳用事之始也。此则三阴三阳之王脉。

春温、夏暑、秋凉、冬寒，故人六经之脉，亦随四时阴阳消长送运而至也。故曰：治不本四时，不知日月，不审逆从，不可以为工。逆从，谓病有可治不可治也。

经云：厥阴之至，其脉弦；少阴之至，其脉钩；太阴之至，其脉沉；少阳之至，大而浮；阳明之至，短而涩；太阳之至，大而长。亦随天地之气卷舒也，如春弦、夏洪、秋毛、冬石之类，则五运六气四时，亦皆应之而见于脉耳。《难经》所论，以阴阳始生之浅深而言之也。

经曰：客气，谓六气更临之气；主气，谓应四时正王，春夏秋冬也。○五脏各以时受病，非其时，传以与之。时，谓王月。如乘秋，则肺先受邪；乘春，则肝先受邪之类。非王月受邪，故各传以与之。○邪气客于身，取之以时。故曰：春取络脉，夏取分腠，秋取气口，冬取经输。凡此四时，各以其时为齐。络脉治皮肤，分腠治肌肉，气口治筋脉，经输治骨髓。邪者，不正之名，风寒暑湿饥饱劳逸，皆是邪，候可取之时而取之。如春气在经脉之类。

陽三刻人氣在陽明四刻人氣在陰分是一時辰氣
於身僅二度一日一夜氣周於身只得二十五度與日
行陽二十五度夜行陰二十五度晝夜周身五十度之
說不合今醫才言候氣多從此說是歟非歟

《靈樞·衛氣行篇》云榮氣周身五十度無分晝夜衛氣
行陽二十五度不能入於陰夜但行陰二十五度不能出
於陽榮衛雖不同行而周於身五十度皆同也故水下一
刻人氣在三陽水下二刻人氣在陰分水下三陽水下三
刻人氣在三陽水下四刻人氣在陰分是一時八刻周身
三陽水下四度有奇方合晝夜周身五十度雖亦靈樞經
方合晝夜周身五十度雖亦靈樞經文以理言之當從衍也
時八刻周身二度

○合人形以法四時五行而治。五行者，更貴更賤，当时贵，失时贱。以知死生，而定五脏之气间甚之时。机按：《赋》言针下沉紧，为邪气盛；针下微松，为正气至。此但可以候气于针下也，必须参究《素》《难》诸说，始知四时八节。何者为邪？何者为正？犯之而有其时，中之而有其处。或以波陇之起，而察其外，或以三部九候，而诊其内。知脉之异于常者，为邪；审脉之应于时者，为正。如此，则取之以时，治之有准，庶几万举而万全也。苟不知此，徒以《赋》言针下沉紧为邪，微松为正，或逢其冲而误作邪者有也。或追其往而谬为正者有也。宁免偏之为害哉。故比次《素》《难》诸说于此，实所以发《赋》之所未发歟？

或曰：《灵枢经》言水下一刻，人气在太阳；二刻，人气在少阳；三刻，人气在阳明；四刻，人气在阴分。是一时辰，气周于身仅二度；一日一夜，气周于身只得二十五度。与日行阳二十五度，夜行阴二十五度，昼夜周身五十度之说不合，今医才言候气，多从此说，是歟？非歟？

《灵枢·卫气行篇》云：荣气周身五十度，无分昼夜。卫气昼但行阳二十五度，不能入于阴；夜但行阴二十五度，不能出于阳。荣卫虽不同行，而周于身五十度皆同也。故水下一刻，人气在三阳；水下二刻，人气在阴分；水下三刻，人气在三阳；水下四刻，人气在阴分。是一时八刻，周身四度有奇，方合昼夜周身五十度之说。此指荣气言也。他篇又谓：一时八刻，周身二度。虽亦《灵枢》经文，以理言之，当从衍也。

十四法

右四圍搯而動之　如刀切割之狀令血氣宣散次用
爪法爪者搯也用左手大指甲著力搯穴右手持針插
穴有准此下針之法也

青龍擺尾

退針宜補九施補瀉出針豆許補時出針宜瀉三吸瀉
出針宜補三呼再停少時方可出針又一瀉法一飛三
退邪氣自退其法一插至地部三提至天部插針宜速
提針作三次出每一次停三息宜緩提時亦宜吸氣故
曰退以清氣飛者進也

九下針時如氣不行將針搖之如搖鈴之狀動

亦用搖法故曰搖以行氣此出針法也

二搖　凡退針出穴之時必須擺撼而出之

三退　凡施補瀉出針豆許

一切　凡欲下針之時用兩手大指甲於穴傍上下左

穴有准此下針之法也

四動

七攝　下針之時氣或澀滯用大指食指中指三指甲
於所屬經分來往攝之使氣血流行故曰攝以行氣

六循　下針後氣不至用手上下循之假如針手陽明
合谷穴氣若不至以三指平直將指面於針邊至曲池
上下往來撫摩使氣血循經而來故曰循以至氣

氣自歸其法一提至天部三進入地部提針宜速進針
三次每停三息宜緩進時亦宜吹氣故曰進以助氣

五進　下針後氣不至男左女右轉而進之外轉為左
內轉為右春夏秋冬各有淺深又有補法一退三飛真氣

曰飛針引氣以大指次指撚針來去上下也

一搖一提針右轉故曰動以運氣白虎搖頭亦用此法又

每穴每次須搖五息一吹一搖按針左轉一吸

一切　凡欲下针之时，用两手大指甲于穴傍上下左右四围搯而动之，如刀切割之状，令血气宣散。次用爪法，爪者，搯也。用左手大指甲，着力搯穴，右手持针插穴有准。此下针之法也。

二摇　凡退针出穴之时，必须摆撼而出之。青龙摆尾亦用摇法。故曰摇以行气。此出针法也。

三退　凡施补泻，出针豆许。补时，出针宜泻三吸；泻时，出针宜补三呼。再停少时，方可出针。又一泻法，一飞三退，邪气自退。其法：一插至地部，三提至天部，插针宜速，提针作三次出；每一次，停三息，宜缓；提时亦宜吸气，故曰退以清气。飞者，进也。

四动　凡下针时，如气不行，将针摇之，如摇铃之状，动而振之。每穴每次须摇五息，一吹一摇，按针左转；一吸一摇，提针右转。故曰动以运气，白虎摇头亦用此法。又曰：飞针引气，以大指、次指捻针，来去上下也。

五进　下针后气不至，男左女右转而进之。外转为左，内转为右。春夏秋冬，各有浅深。又有补法，一退三飞，真气自归。其法：一提至天部，三进入地部，提针宜速，进针三次，每停三息，宜缓。进时亦宜吹气，故曰进以助气。

六循　下针后气不至，用手上下循之。假如针手阳明合谷穴，气若不至，以三指平直，将指面于针边至曲池，上下往来抚摩，使气血循经而来，故曰循以至气。

七摄　下针之时，气或涩滞，用大指、食指、中指三指甲，于所属经分来往摄之，使气血流行，故曰摄以行气。

十曰弹　補寫之，如氣不行，將針輕輕弹之，使氣速行。用大指弹之，像左補也；用次指弹之，像右寫也。每穴各弹七下，故曰弹以催氣。

十一盤　如針腹部軟肉去處，祇用盤法，兼子午搗臼提按之訣。其盤法如循環之狀，每次盤時各須運轉五次，左盤按針為補，右盤提針為寫，故曰盤以和氣。如針關元，先刺入二寸五分，退出一寸，只留一寸五分在內盤之。且如要取上焦之病，用針頭迎向上，刺入二分補之，使氣攻上；臍下之病，退出二分

十二捫　補時出針，用手指掩閉其穴，無令氣泄，故曰捫以養氣。一說，痛處未除，以手捫摩痛處，外以飛針引之，除其痛也。

八弩　下針至地，復出人部，補寫務待氣至。如欲上行，將大指、次指捻住針頭，不得轉動，却用中指將針腰輕輕按之四五息久，如撥弩機之狀。按之在前，使氣在後；按之在後，使氣在前。氣或行遲，兩手各持其針，仍行前法。謂之龍虎升騰，自然氣血搬運，故曰弩以上氣。一說用大指、次指捻針，名曰飛針，引氣至也。如氣不至，令病人閉氣一口，著力弩之，外以飛針引之，則氣至矣。

九搓　下針之後，將針或內或外，如搓線之狀。勿轉太緊，令人肥肉纏針，難以進退。左轉插之為熱，右轉提之為寒，各停五息久，故曰搓以使氣。機按：經曰：針入而肉著者，熱氣因於針，則針熱，熱則肉著於針，故堅焉。茲謂轉緊纏針，與經不同。

八弩　下针至地，复出人部，补泻务待气至。如欲上行，将大指、次指捻住针头，不得转动，却用中指将针腰轻轻按之四五息久，如拨弩机之状。按之在前，使气在后；按之在后，使气在前。气或行迟，两手各持其针，仍行前法。谓之 龙虎升腾 ，自然气血搬运，故曰弩以上气。一说用大指、次指捻针，名曰飞针，引气至也。如气不至，令病人闭气一口，着力弩之，外以飞针引之，则气至矣。

九搓　下针之后，将针或内或外，如搓线之状。勿转太紧，令人肥肉缠针，难以进退。左转插之为热，右转提之为寒，各停五息久。故曰搓以使气。机按：经曰：针入而肉着者，热气因于针，则针热，热则肉着于针，故坚焉。兹谓转紧缠针，与经不同。

十弹[1]　补泻之，如气不行，将针轻轻弹之，使气速行。用大指弹之，像左补也；用次指弹之，像右泻也。每穴各弹七下，故曰弹以催气。

十一盘　如针腹部软肉去处，只用盘法，兼 子午捣臼 提按之诀。其盘法如循环之状，每次盘时，各须运转五次，左盘按针为补，右盘提针为泻。故曰盘以和气。如针关元，先刺入二寸五分，退出一寸，只留一寸五分，在内盘之。且如要取上焦之病，用针头迎向上，刺入二分补之，使气攻上；脐下之病，退出二分，

十二捫　补时出针，用手指掩闭其穴，无令气泄。故曰捫以养气。一说，痛处未除，以手捫摩痛处，外以飞针引之，除其痛也。

---

①十弹：原作"十曰弹"，据体例删"曰"字，并加框。

欲補之非以手緊捻其鍼按之如膝脈之狀
毋得挪移再入每次按之令細細吹氣五口故曰按以
添氣添助其氣也

欲瀉之時以手捻鍼慢慢伸提豆許無得
轉動再出每次提之令細細吸氣五口其法提則氣往
故曰提以抽氣

經曰鍼有補瀉之法非必呼吸出納鍼也知為鍼者信其
左不知為鍼者信其右當刺之時先以左手厭按其所鍼
榮俞之處彈而怒之爪而下之其氣之來如動脈之狀
順鍼而刺之得氣因推內之是謂補動而伸之是謂瀉不得
氣乃與男外女內又不得氣者死 彈而怒之鼓勇之
也或以拇指拉其中指令中指搏擊其穴或以食指交於中指令食指彈其鍼處
也 爪而下之掐之

必稍重皆欲致其氣之至也
其至而刺之順猶循也乘也停鍼待氣
氣之分如此而又不得氣病不可治矣前言
浅其鍼而候之於衞氣之分女子則深其針而
焉非呼吸出內者也若停鍼候氣久而不
也因推鍼而內之是謂補動鍼而伸之是謂瀉
狀未刺之前左手所候之氣也後言得氣不得
氣至針動是得氣也

法雖十有四多用右手施之於既鍼之後未鍼之前不聞
有致氣之說古人鍼入氣至補則推而內之而已無則動
於未刺之先今之鍼
候之氣也橫按古人鍼法壓按彈怒爪切多用左手施之
而伸之而已氣若不至停鍼待之而已不過男

十三按 欲补之时，以手紧捻其针按之，如诊脉之状，毋得挪移。再入，每次按之，令细细吹气五口，故曰按以添气。添，助其气也。

十四提 欲泻之时，以手捻针，慢慢伸提豆许，无得转动。再出，每次提之，令细细吸气五口。其法提则气往，故曰提以抽气。

经曰：针有补泻之法，非必呼吸出纳针也。知为针者，信其左；不知为针者，信其右。当刺之时，先以左手压按其所针荣俞之处，弹而怒之，爪而下之。其气之来。如动脉之状。顺针而刺之，得气，因推内之，是谓补；动而伸之，是谓泻。不得气，乃与男外女内。又不得气者死。注言：弹而怒之，鼓勇之也。或以拇指拉其中指，令中指搏击其穴；或以食指交于中指，令食指弹其针处也。爪而下之，掐之稍重，皆欲致其气之至也。气至指下，如动脉之状，乃乘其至而刺。顺，犹循也，乘也。停针待气，气至针动，是得气也。因推针而内之，是谓补；动针而伸之，是谓泻。此古人补泻，非呼吸出内者也。若停针候气，久而不至，乃与男子则浅其针而候之于卫气之分，女子则深其针而候之于荣气之分。如此而又不得气，病不可治矣。前言气来如动脉状，未刺之前，左手所候之气也；后言得气不得气，针下所候之气也。机按：古人针法，压按、弹怒、爪切，多用左手，施之于未刺之先，以致其气。气至，顺针刺之，别无法也。今之针法，虽十有四，多用右手，施之于既针之后；未针之前，不闻有致气之说。古人针入气至，补则推而内之而已，泻则动而伸之而已，气若不至，停针待之而已。待之不至，不过男則淺針候之於衛分，女則深針候之於榮分，何嘗有所謂飛針引氣、提針運氣種種諸法者哉。且今之十四法，字雖異而法實同，言雖殊而意則複。觀其設心，無非誇多衒能，巧施手勢，以駭人之視聽也。殊不知眾人信之，烏可與識者道哉。茲焉援古證今，知針者必有所別。

青龍擺尾 如扶船舵，不進不退，一左一右，慢慢撥動。又云：青龍擺尾行氣，龍為陽屬之故。行針之時，提針至天部，持針搖而按之，如推船舵之緩。每穴左右各搖五息，如龍擺尾之狀。兼用按者，按則行衛也。

白虎搖頭 似手搖鈴，退方進員，兼之左右，搖而振之。又云：行針之時，開其上氣，閉其下氣，氣必上行；開其下氣，閉其上氣，氣必下行。如刺手足，欲使氣上行，以指下抑之；欲使氣下行，以指上抑之。用針頭按住少時，其氣自然行也。進則左轉，退則右轉，然後搖動是也。又云：白虎搖頭行血，虎為陰屬之故。行針之時，插針地部，持針提而動之，如搖鈴之狀。每穴各施五息，退方進員，非出入也。即大指進前往後，左右略轉，提針而動之，似虎搖頭之狀。兼行提者，提則行榮也，龍補虎瀉也。

蒼龜探穴 如入土之像，一退三進，鑽剔四方。又云：得氣之時，將針似龜入土之狀，緩緩進之，上下左右而探之。上下，出內也；左右，撚針也。又云：下針用三進一退，將兩指按肉，持針於地部，右盤，提而剔之，如龜入土，四圍鑽。盤而剔者，行經脈也。

赤鳳迎源 展翅之儀，入針至地部，提針至天部，候針

則浅针候之于卫分，女则深针候之于荣分，何尝有所谓飞针引气、提针运气种种诸法者哉。且今之十四法，字虽异而法实同，言虽殊而意则复。观其设心，无非夸多炫能，巧施手势，以骇人之视听也。殊不知众人信之，乌可与识者道哉。兹焉援古证今，知针者必有所别。

青龙摆尾 如扶船舵，不进不退，一左一右，慢慢拨动。又云：青龙摆尾行气，龙为阳属之故。行针之时，提针至天部，持针摇而按之，如推船舵之缓。每穴左右各摇五息，如龙摆尾之状。兼用按者，按则行卫也。

白虎摇头 似手摇铃，退方进员，兼之左右，摇而振之。又云：行针之时，开其上气，闭其下气，气必上行；开其下气，闭其上气，气必下行。如刺手足，欲使气上行，以指下抑之；欲使气下行，以指上抑之。用针头按住少时，其气自然行也。进则左转，退则右转，然后摇动是也。又云：白虎摇头行血，虎为阴属之故。行针之时，插针地部，持针提而动之，如摇铃之状。每穴各施五息，退方进员，非出入也。即大指进前往后，左右略转，提针而动之，似虎摇头之状。兼行提者，提则行荣也，龙补虎泻也。

苍龟探穴 如入土之像，一退三进，钻剔四方。又云：得气之时，将针似龟入土之状，缓缓进之，上下左右而探之。上下，出内也；左右，撚针也。又云：下针用三进一退，将两指按肉，持针于地部，右盘，提而剔之，如龟入土，四围钻之。盘而剔者，行经脉也。

赤凤迎源 展翅之仪，入针至地部，提针至天部，候针

次於天部持針左盤按之一回右盤按之
後一回用中指將針腰插之如撥弩機之狀如此九次
像青龍純陽之體卻推針至地部右盤提之一回左盤提
之後一回用中指將針腰插之如此六次像白虎純陰
之體按之在後使氣在前按之在前使氣在後若氣血
凝滯不行兩手各持其針行之此飛經走氣之法也

子午搗臼
下針之後調氣得勻以針上下行九入六
出之數左右轉之導引陰陽之氣百病自除諺云針轉
千遭其病自消此除蠱膈膨脹之疾也

燒山火
針入先淺後深約入五分用九陽三進三退
慢提緊按熱至緊閉針穴方可插針令天氣入地氣出

此乃陰陽升降之理住痛移疼之法也

龍虎升騰
先於天部持針左盤按之一回右盤按之
一回用中指將針腰插之如撥弩機之狀如此九次
像青龍純陽之體卻推針至地部右盤提之一回左盤提
之後一回用中指將針腰插之如此六次像白虎純陰
之體按之在後使氣在前按之在前使氣在後若氣血
凝滯不行兩手各持其針行之此飛經走氣之法也

龍虎交戰
下針之時先行龍而左轉又施九陽數足
後行虎而右轉又施六陰數足乃首龍尾虎以補瀉
是陰中引陽陽中引陰乃反復其道也又云先於天部
施青龍擺尾左盤右轉按而添之亦宜三按六提
令九陽數足後於地部行白虎搖頭右盤左轉提而抽
之亦宜三按六提即六陰數足首龍尾虎而轉之

自搖復進其源上下左右四圍飛旋病在上吸而退之
病在下呼而進之吸而右退呼而左進此即上下左右也又云
下針之時入天插地復提至天候氣入地針必動搖又
復推至人部持住針頭左盤按而搗之如鳳
衝風擺翼之狀盤而搗者行絡脈也鳳補龜瀉也
已上四法通關過節者也

自摇，复进其源，上下左右，四围飞旋。病在上，吸而退之；病在下，呼而进之。吸而右退，呼而左进，此即上下左右也。又云：下针之时，入天插地，复提至天，候气入地，针必动摇。又复推至人部，持住针头，左盘，按而捣之，如凤冲风摆翼之状。盘而捣者，行络脉也，凤补龟泻也。

已上四法，通关过节者也。

龙虎交战 下针之时，先行龙而左转，可施九阳数足；后行虎而右转，又施六阴数足，乃首龙尾虎以补泻。此是阴中引阳，阳中引阴，乃反复其道也。又云：先于天部施青龙摆尾，左盘右转，按而添之。亦宜三提九按即九阳也，令九阳数足；后于地部行白虎摇头，右盘左转，提而抽之，亦宜三按六提即六阴也，令六阴数足。首龙尾虎而转之，此乃阴阳升降之理，住痛移疼之法也。

龙虎升腾 先于天部持针，左盘，按之一回，右盘，按之后一回；用中指将针腰插之，如拨弩机之状，如此九次，像青龙纯阳之体。却推针至地部，右盘，提之一回，左①盘，提之后一回；用中指将针腰插之，如此六次，像白虎纯阴之体。按之在后，使气在前；按之在前，使气在后。若气血凝滞不行，两手各持其针行之，此飞经走气之法也。

子午捣臼 下针之后，调气得匀，以针上下，行九入六出之数，左右转之，导引阴阳之气，百病自除。谚云：针转千遭，其病自消。此除蛊膈膨胀之疾也。

烧山火 针入先浅后深，约入五分，用九阳三进三退，慢提紧按，热至，紧闭针穴，方可插针。令天气入，地气出，

---

① 左：原无，据上下文义补。

寒可除矣又云一退三飞飞进也如此三次为三退九进则成九矣其法一次疾提至天三次慢按至地故曰疾提慢按随按令病人天气入地气出谨按生成息数病愈而止一说三进三退者三度出入三次则成九矣九阳者补也先浅后深者浅则五分深则一寸

透天凉 先深后浅约入一寸用六阴三出三入紧提慢按寒至徐徐退出五分令地气入天气出热可退也又云一飞二退如此三次为三进六退即六阴数也其法一次疾插入地三次慢提至天故曰疾按慢提随提令患人地气入天气出谨按脏腑生成息数病自退矣一说一度三进三退则成六矣六阴者补也

阳中隐阴 先寒后热浅以深针入五分行九阳之数热至便进针一寸行六阴之数乃阳行阴道之理则先补后泻也

阴中隐阳 先热后寒深而浅先针一寸行六阴之数寒至便退针五分之中行九阳之数乃阴行阳道之理则先泻后补也补者直须热至泻者直待寒侵

抽添法 针入穴后行九阳之数气至慢慢转换将针提按或进或退使气随针到于病所扶针直插复向下纳回阳倒阴又云抽添即提按出纳之状抽者拔而数拔也添者按而数推也取其要穴先行九阳之数得气随吹按添就随吸提抽其实在乎动摇出内呼吸同法以动摇出内呼吸相兼并施故曰同法谨按生成息数足效也此治瘫痪半身不遂之疾

寒可除矣。又云：一退三飞。飞，进也。如此三次，为三退九进，则成九矣。其法，一次疾提至天，三次慢按至地，故曰疾提慢按。随按，令病人天气入，地气出，谨按生成息数，病愈而止。一说：三进三退者，三度出入，三次则成九矣。九阳者，补也。先浅后深者，浅则五分，深则一寸。

透天凉 先深后浅，约入一寸，用六阴三出三入，紧提慢按，寒至，徐徐退出五分。令地气入，天气出，热可退也。又云：一飞二退，如此三次，为三进六退，即六阴数也。其法：一次疾插入地，三次慢提至天。故曰疾按慢提。随提，令患人地气入，天气出，谨按脏腑生成息数，病自退矣。一说：一度三进三退，则成六矣。六阴者，补也。

阳中隐阴 先寒后热，浅以深。针入五分，行九阳之数，热至，便进针一寸，行六阴之数，乃阳行阴道之理，则先补后泻也。

阴中隐阳 先热后寒，深而浅。先针一寸，行六阴之数，寒至，便退针五分之中，行九阳之数，乃阴行阳道之理，则先泻后补也。补者，直须热至；泻者，直待寒侵。

抽添法 针入穴后，行九阳之数。气至慢慢转换，将针提按，或进或退，使气随针到于病所，扶针直插，复向下纳，回阳倒阴。又云：抽添，即提按出纳之状。抽者，拔而数拔也；添者，按而数推也。取其要穴，先行九阳之数，得气，随吹按添，就随吸提抽，其实在乎动摇、出内，呼吸同法。以动摇、出内，呼吸相兼并施。故曰同法。谨按生成息数足效也。此治瘫痪、半身不遂之疾。

氣下行將針左撚欲補先呼後吸欲

調氣法　下針至地復出於人欲氣上行將針右撚欲氣下行將針左撚欲補先呼後吸欲瀉先吸後呼氣不至者以手循攝以爪切掐以針搖動進退搓撚直待氣至以龍虎升騰之法按之在前使氣在後按之在後使氣在前運氣走至病所再用納氣之法扶針直插復向下納使氣不回若關節阻滯氣不過者以龍虎龜鳳四法通經接氣驅而運之然用循攝爪切無不應矣

進氣法　針入天部行九陽之數氣至速臥倒針候其氣行令病人吸氣五七口其針氣上行此乃進氣之法可治肘臂腰腳身疼亦可龍虎交戰走注之病左撚九右撚六是亦住痛之針

納氣法　下針之時先行進退之數得氣便臥倒針候氣前行催運到於病所便立起針復向下納使氣不回又云下針之後如真氣至針下微微沉緊如魚吞釣之狀兩手持針徐徐按倒令針尖向病使氣上行至病所扶針直插復向下納使氣上行不回也

留氣法　用針之時先進七分之中行純陽之數若得氣便深入伸提之卻退至原處又得氣依前法可治痃癖癥瘕之病

經曰吸則內針無令氣忤靜以久留無令邪布吸則轉針以得氣為故候呼引針呼盡乃去大氣邪氣皆出故命曰瀉必先捫而循之切而散之推而按之彈而怒之爪而下之通而取之外引其門以閉其神呼盡內針靜以久留以氣至為故如待所貴不知日暮其氣已至適而自護候吸

调气法　下针至地，复出于人；欲气上行，将针右捻；欲气下行，将针左捻；欲补，先呼后吸；欲泻，先吸后呼。气不至者，以手循摄，以爪切掐，以针摇动，进退搓捻，直待气至。以龙虎升腾之法，按之在前，使气在后；按之在后，使气在前。运气走至病所，再用纳气之法，扶针直插，复向下纳，使气不回。若关节阻滞，气不过者，以龙虎龟凤四法，通经接气，驱而运之，然用循摄爪切，无不应矣。

进气法　针入天部，行九阳之数，气至，速卧倒针，候其气行，令病人吸气五七口，其针气上行，此乃进气之法，可治肘臂腰脚身疼，亦可龙虎交战。走注之病，左捻九，右捻六，是亦住痛之针。

纳气法　下针之时，先行进退之数，得气，便卧倒针，候气前行，催运到于病所，便立起针，复向下纳，使气不回。又云：下针之后，如真气至，针下微微沉紧，如鱼吞钓之状。两手持针，徐徐按倒，令针尖向病，使气上行至病所，扶针直插，复向下纳，使气上行不回也。

留气法　用针之时，先进七分之中，行纯阳之数，若得气，便深入伸提之，却退至原处。又得气，依前法。可治痃癖癥瘕之病。

经曰：吸则内针，无令气忤；静以久留，无令邪布；吸则转针，以得气为故。候呼引针，呼尽乃去；大气邪气皆出，故命曰泻。必先扪而循之，切而散之，推而按之，弹而怒之，爪而下之，通而取之，外引其门，以闭其神。呼尽内针，静以久留，以气至为故。如待所贵，不知日暮。其气已至，适而自护，候吸

銦白或運抽添秘訣無非巧立名色聾瞽人之耳目也

貴用心擴充其古法之未備拯救其時習之難變哉且其所立諸法亦不出乎提按疾徐左撚右撚之外或以彼而

參此或移前而挪後無非將此提按徐疾左撚右撚六法交錯而用之耳舍此別無奇能異術之可稱焉是古非今

難逃僭逾知我者必以我為不得已焉又按素問扪循切散弹怒爪下推按是施於未針之前凡此不惟補可用而瀉亦可用也故曰通而取之也

問曰賦言生成息數不足為生太過為成補生瀉成各依臟腑息數補冷之時令患人天氣入地氣出謹按生成息數足病人自覺和暖矣瀉

熱之時令患人地氣入天氣出謹按生成息數足病人自覺清涼矣生成息數

慎守勿失非白虎搖頭則蒼龜探穴非調氣則納氣陰中隱陽陽中隱陰或施龍虎交戰或行龍虎升騰或用子午

青龍擺尾則赤鳳迎源非進氣則留氣氣之已至也安知

外別無所謂法也今人於氣之未至也安知靜以久留非

則慎守勿更改使疾更生也機按古人用針於氣未至惟靜以久留待之而已待之氣至瀉則但令吸以轉針補則但令呼以轉針如氣已至則慎守勿失適而自護也何其簡而明切而當哉舍此之

氣至瀉則但令吸以轉針補則但令呼以轉針如氣已至

法也適平調也審視氣已平調則慎守勿更改使疾更生

以閉穴弹怒使脈氣滿膜爪下置針準定通而取之以常

引針氣不得出各在其處推闔其門令神氣存大氣正留止故命曰補註云呼謂氣出吸謂氣入轉謂轉動扪循謂手摸欲氣舒緩切謂指按使經脈宣散推按謂排壅其皮

引针，气不得出，各在其处。推阖其门，令神气存，大气正气留止，故命曰补。注云：呼，谓气出；吸，谓气入；转，谓转动；扪循，谓手摸，欲气舒缓；切，谓指按，使经脉宣散；推按，谓排壅其皮以闭穴；弹怒，使脉气满膜；爪下，置针准定。通而取之，以常法也，适平调也。审视气已平调，则慎守勿更改，使疾更生也。机按：古人用针，于气未至，惟静以久留，待之而已。待之气至，泻则但令吸以转针，补则但令呼以转针。如气已至，则慎守勿失，适而自护也。何其简而明、切而当哉！舍此之外，别无所谓法也。今人于气之未至也，安知静以久留？非青龙摆尾，则赤凤迎源，非进气，则留气。气之已至也，安知慎守勿失？非白虎摇头，则苍龟探穴，非调气，则纳气，阴中隐阳，阳中隐阴，或施龙虎交战，或行龙虎升腾，或用子午捣臼，或运抽添秘诀，无非巧立名色，聋瞽人之耳目也。岂肯用心扩充其古法之未备，拯救其时习之难变哉。且其所立诸法，亦不出乎提、按、疾、徐、左捻、右捻之外。或以彼而参此，或移前而挪后，无非将此提、按、徐、疾、左捻、右捻六法交错而用之耳，舍此别无奇能异术之可称焉。是古非今，难逃僭逾。知我者，必以我为不得已焉。又按：《素问》扪循、切散、弹怒、爪下、推按，是施于未针之前，凡此不惟补可用，而泻亦可用也。故曰通而取之也。

问曰：《赋》言：生成息数，不足为生，太过为成，补生泻成，各依脏腑息数。补冷之时，令患人天气入，地气出，谨按生成息数足，病人自觉和暖矣。泻热之时，令患人地气入，天气出，谨按生成息数足，病人自觉清凉矣。生成息数

　者，即手阳九息，足阳十四息；手阴七息，足阴十二息是也。《赋》云：要知接气通经，须明上接下引；接引要知交会，息数谨按生成。经脉尺寸长短，应天常度；呼吸动摇出纳，数法同行。

　　注云：阳经上接下引，阴经下接上引。交会者，如手太阳交会足太阳，手少阳交会足少阳，手阳明交会足阳明，足太阴交会手太阴，足少阴交会手少阴，足厥阴交会手厥阴。若知上下交会，须知接气引经，谨按生成息数者，一呼一吸为一息，气行六寸；手足三阳，手九呼而足十四呼，以行卫气，过经四寸；手足三阴，手七吸而足十二吸，以行荣血，过经七寸。手三阳经，施针定息，皆用九呼；足三阳经，施针定息，皆用十四呼。呼者，使卫气上行也。手三阴经，施针定息，皆用七吸；足三阴经，施针定息，皆用十二吸。吸者，使荣气下行也。假如两手三阳经，从手上行至头，经长五尺，施针用九息者，一息气行六寸，九息九六气行五尺四寸，除准经长五尺，仍余四寸，为催气过他经四寸，令气不回也。此为上接，接则宜补。两足三阳经，从头下行至足，经长八尺，施针用十四息者，一息气行[1]六寸，十息气行六尺，四息气行二尺四寸，共八尺四寸，除准经长八尺，仍余四寸，为催气过他经四寸，令气不回。此为下引，引则宜泻。两手三阴经，从胸下至手，经长三[2]尺五寸，施针用七息者，一息气行六寸，七息气行七六四尺二寸，除准经长三尺五寸，外余七寸，为催气过他经七寸，令气不回。两足三阴经，从足上至胸，经长六尺五寸，施针用十二

―――――――――――――――――――――――

息者一息脈行六寸，十息六尺，二息二六一尺二寸，共七尺二寸，准經長六尺五寸，仍餘七寸，為催氣過他經七寸，令氣不回。此即應天常度也。生成者，不足經短為生，太過經長為成。補生泻成。呼吸動搖出納同行者，如陽經十四息，隨呼按而動之，就隨吸提而動之，如此就完了一十四息之數。餘經倣此。同行者，呼吸動搖出納三法，一時并用也。假令足有疾，手無疾，補手三陽，泻足三陽；手有疾，足無病，泻手三陰，補足三陰。《指微賦》註云：生成數者，依天地生成之數也。足太陽經，手少陽經，足少陰經，足陽明絡，手少陰絡，手厥陰絡，此三經三絡，皆迎六分，隨一分也。手太陽經，手少陰經，手厥陰經，足太陽絡，手少陽絡，手太陰絡，此三經三絡，皆迎七分，隨二分也。足少陽經，足厥陰經，手陽明絡，足太陰絡，此二經二絡，皆迎八分，隨三分也。手太陰經，手陽明經，足太陽絡，足厥陰絡，此二經二絡，皆迎九分，隨四分也。足陽明經，足太陰經，足少陽絡，足少陰絡，此二經二絡，皆迎一寸，隨五分也。斯皆經絡相合，補生泻成，不過一寸，蓋取五行生成之數，如天一生水，地六成之之類。

經曰：星辰者，所以制日月之行，乃二十八宿之成，應水漏刻者也。從房至畢十四宿，水下五十刻，半日之度也，為陽，主晝；從昴至心亦十四宿，水下五十刻，終日之度也，為陰，主夜。《靈樞經》曰：水下一刻，人氣在三陽；水下二刻，人氣在陰分。又曰：日行一舍，人氣行于身一周，與十分身之八，以至日行二十八舍，人亦行於身五十周，與十分身之四。

息者，一息气行六寸，十息六尺，二息二六一尺二寸，共七尺二寸，准经长六尺五寸，仍余七寸，为催气过他经七寸，令气不回。此即应天常度也。生成者，不足经短为生，太过经长为成。补生泻成。呼吸动摇出纳同行者，假如阳经十四息，随呼按而动之，就随吸提而动之，如此就完了一十四息之数。余经仿此。同行者，呼吸动摇出纳三法，一时并用也。假令足有疾，手无疾，补手三阳，泻足三阳；手有疾，足无病，泻手三阴，补足三阴。《指微赋》注云：生成数者，依天地生成之数也。足太阳经，手少阳经，足少阴经，足阳明络，手少阴络，手厥阴络，此三经三络，皆迎六分，随一分也。手太阳经，手少阴经，手厥阴经，足太阳络，手少阳络，手太阴络，此三经三络，皆迎七分，随二分也。足少阳经，足厥阴经，手阳明络，足太阴络，此二经二络，皆迎八分，随三分也。手太阴经，手阳明经，手太阳络，足厥阴络，此二经二络，皆迎九分，随四分也。足阳明经，足太阴经，足少阳络，足少阴络，此二经二络，皆迎一寸，随五分也。斯皆经络相合，补生泻成，不过一寸，盖取五行生成之数，如天一生水，地六成之之类。

经曰：星辰者，所以制日月之行，乃二十八宿之成，应水漏刻者也。从房至毕十四宿，水下五十刻，半日之度也，为阳，主昼；从昴至心亦十四宿，水下五十刻，终日之度也，为阴，主夜。《灵枢经》曰：水下一刻，人气在三阳；水下二刻，人气在阴分。又曰：日行一舍，人气行于身一周，与十分身之八，以至日行二十八舍，人亦行于身五十周，与十分身之四。

又曰周身十六丈二尺以應二十八宿合漏水百刻都行
八百一十丈以分晝夜也故人一萬三千五百息氣行五
十周於身水下百刻日行二十八宿也 機按此則人氣應
天之常度也一呼脈行三寸一吸脈行三寸呼吸定息脈
行六寸乃言無病人也人有所病則血氣澀滯經絡壅塞
莫能循其常度而行矣經曰天溫日明則人血淖液而衛
氣浮天陰日寒則人血凝泣而衛氣沉此人氣因天時而
失常度也病挾熱者呼吸必疾而脈行速病兼寒者呼吸
必慢而脈行遲此人氣因其病而失常度也若依其法接
其經當幾呼過幾寸豈能一一中其肯綮者耶素難雖不
明言接氣通經始初針砭之設莫非接氣通經法也經曰
病在上者陽也病在下者陰也病先起陰者先治陰而後

陽病先起陽者先治陽而後治陰又曰身形有痛九候
病則繆刺之繆刺者左痛刺右右痛刺左此刺絡也又曰
邪客於經左盛則右病右盛則左病或左痛未已而右脈
先病如此者必巨刺之巨刺者左痛刺右右痛刺左此刺
經也氣陷而邪下從其經上取之以掣其氣上也
邪上隨其經下取之以引其氣下也病若在中則傍取之
又曰氣積於胸中者上取之瀉人迎天突喉中積於腹中
者下取之瀉三里與氣街上下皆滿者傍取之上下取之
大而弦急及絕不至者及腹皮急甚者不可刺也又曰審
其陰陽以別柔剛陽病治陰陰病治陽引

又曰：周身十六丈二尺，以应二十八宿，合漏水百刻，都行八百一十丈，以分昼夜也。故人一万三千五百息，气行五十周于身，水下百刻，日行二十八宿也。机按：此则人气应天之常度也。一呼脉行三寸，一吸脉行三寸，呼吸定息，脉行六寸，乃言无病人也。人有所病，则血气涩滞，经络壅塞，莫能循其常度而行矣。经曰：天温日明，则人血淖液而卫气浮；天阴日寒，则人血凝泣而卫气沉。此人气因天时而失常度也。病挟热者，呼吸必疾而脉行速；病兼寒者，呼吸必慢而脉行迟。此人气因其病而失常度也。若依其法，接某经当几呼过几寸，岂能一一中其肯綮者耶？《素》《难》虽不明言接气通经，始初针砭之设，莫非接气通经法也。经曰：病在上者，阳也；病在下者，阴也。病先起阴者，先治阴而后治阳；病先起阳者，先治阳而后治阴。又曰：身形有痛，九候无病，则缪刺之。缪刺者，左痛刺右，右痛刺左，此刺络也。又曰：邪客于经，左盛则右病，右盛则左病，或左痛未已，而右脉先病，如此者，必巨刺之。巨刺者，左痛刺右，右痛刺左。此刺经也。气陷而邪下，从其经上取之，以掣其气上也；气逆而邪上，随其经下取之，以引其气下也；病若在中，则傍取之左刺右，右刺左。

又曰：气积于胸中者，上取之，泻人迎、天突、喉中；积于腹中者，下取之，泻三里与气街；上下皆满者，傍取之，上下取之，上，天突、人迎；下，气街、三里。与季胁之下一寸。重者，鸡足取之。诊视其脉，大而弦急，及绝不至者，及腹皮急甚者，不可刺也。又曰：审其阴阳，以别柔刚；阳病治阴，阴病治阳。即从阳引阴，从阴引阳；以左治右，以

又曰痿同治左　當補之時何所取氣當瀉之時何所置氣然浮氣之
不循經者為衛氣其精氣之行於經者為榮氣蓋補則取
浮氣之不循經者以補虛處瀉則從榮置其氣而不用猶
棄置之也然病有虛實不一補瀉之道亦不一是以陽氣
不足浮氣而陰氣有餘則先補陽而後瀉陰以和之陰氣不
足而陽氣有餘則先補陰而後瀉陽以和之如此則榮衛
自然通行矣又曰用針者必先察其經絡之虛實切而循
之彈而按之視其應動者乃後取之而下之六經調者謂
之不病雖病亦自己也一經上實下虛而不通者此必有
橫絡盛加於大經令之不通視而瀉之此所謂解結也上
寒下熱先刺其項太陽久留之已刺則熨項與背令熱
下合乃止此所謂推而上之者也上熱下寒視其虛脈
而陷之於經絡者取之氣下乃止此所謂引而下之者也
大熱遍身狂言妄聞妄見視足陽明及大絡取之虛者補
之血而實者瀉之因其偃卧居其頭前以兩手四指挾按
頸動脈久持之卷而切推下至缺盆中而復止如前熱去
乃止此所謂推而散之者也凡此莫非通經接氣但不
以呼吸多少而為經脈長短之候耳指微賦註所釋
譬猶援儒入釋以璞亂玉何其謬哉
或曰今醫用針動輒以袖覆手暗行指法謂其法之神
秘弗輕示人惟恐有能盜取其法者不知果何法耶
曰金針賦十四法與夫青龍擺尾等法可謂已盡之矣舍
此而他求法之神秘吾未之信也況此等法證之於經則

右治左亦同。

又曰：当补之时，何所取气？当泻之时，何所置气？然浮气之不循经者，为卫气；其精气之行于经者，为荣气。盖补则取浮气之不循经者，以补虚处；泻则从荣置其气而不用，犹弃置之也。然病有虚实不一，补泻之道亦不一，是以阳气不足浮气，而阴气有余，则先补阳而后泻阴以和之；阴气不足，而阳气有余，则先补阴而后泻阳以和之。如此，则荣卫自然通行矣。又曰：用针者，必先察其经络之虚实，切而循之，弹而按之[1]，视其应动者，乃后取之而下之。六经调者，谓之不病，虽病亦自己也。一经上实下虚而不通者，此必有横络盛加于大经，令之不通，视而泻之，此所谓解结也。上寒下热，先刺其项太阳，久留之。已刺，则熨项与背令热，令热下合乃止，此所谓推而上之者也。上热下寒，视其虚脉而陷之于经络者取之，气下乃止，此所谓引而下之者也。大热遍身，狂言，妄闻妄见，视足阳明及大络取之。虚者补之，血而实者泻之。因其偃卧，居其头前，以两手四指挟按颈动脉，久持之卷而切推，下至缺盆中，而复止如前，热去乃止，此所谓推而散之者也。凡此莫非通经接气，但不以呼吸多少，而为经脉长短之候耳。《指微赋》注所释，譬犹援儒入释，以璞乱玉，何其谬哉？

或曰：今医用针，动辄[2]以袖覆手，暗行指法，谓其法之神秘，弗轻示人，惟恐有能盗取其法者，不知果何法耶？

曰：《金针赋》十四法，与夫青龙摆尾等法，可谓已尽之矣。舍此而他，求法之神秘，吾未之信也。况此等法，证之于经，则

①弹而按之：《灵枢·刺节真邪》作"按而弹之"。
②辄：原作"辍"，据《针灸大成》卷十改。

得濡虛者為失氣來實牢濡虛以隨濟迎奪而為得失

之與實若得若失實之與虛若有若無謂氣來實牢者為

物又云如待所貴不知日暮凡此數說敬乎怠乎又云虛

意視義觀適之變又云如臨深淵手如握虎神無營於眾

曰經云凡刺之真必先治神又云手動若務針耀而勻靜

起針果能愈病否乎

間又將針捻幾捻令呼幾呼仍復登筵以足其欲然後

或曰今醫置針於穴略不加意或談笑或飲酒半晌之

亦不佑法亦不靈也奚足尚哉

人有善惟恐不能及人今彼吝嗇至此法雖神秘殆必神

以為秘我以為妄固可以娛弄世人實所以見鄙識者古

有悖於經質之於理則有違於理彼以為神我以為詭彼

又曰有見如如讀為而入有見如出蓋謂入者以左手按穴

又曰既至也量寒熱而留疾寒則留之熱則疾之留者遲也疾者速也凡補者按之遲留瀉者提之疾速也

又曰刺熱厥者留針反為寒刺寒厥者留針反為熱刺熱厥者二刺陰而一刺陽刺寒厥者二刺陽而一刺陰機按以上數條此皆費而隱者也敬者能之乎怠者能之乎古人所以念念在茲不敢頃刻而怠忽者惟恐虛實得失而莫知寒熱疾留而失宜也因撼而輯之於此庶使後學將

以逞今之弊而變今之習也歟

或曰諸家針書載某穴針幾分留幾呼灸幾壯出於經歟否歟

有悖于经；质之于理，则有违于理。彼以为神，我以为诡；彼以为秘，我以为妄。固可以愚弄世人，实所以见鄙识者。古人有善，惟恐不能及人，今彼吝啬至此，法虽神秘，殆必神亦不佑，法亦不灵也。奚足尚哉。

或曰：今医置针于穴，略不加意，或谈笑，或饮酒，半晌之间，又将针捻几捻，令呼几呼，仍复登筵，以足其欲，然后起针，果能愈病否乎？

曰：经云：凡刺之真，必先治神。又云：手动若务，针耀而匀，静意视义，观适之变。又云：如临深渊，手如握虎，神无营于众物。又云：如待所贵，不知日暮。凡此数说，敬乎？怠乎？又云：虚之与实，若得若失；实之与虚，若有若无。谓气来实牢者为得，濡虚者为失；气来实牢濡虚，以随济迎夺而为得失也。

又曰：有见如如，读为而入，有见如出。盖谓入者，以左手按穴，待气已至，乃下针，针入候其气尽，乃出针也。

又曰：既至也，量寒热而留疾，寒则留之，热则疾之。留者，迟也；疾者，速也。凡补者，按之迟留；泻者，提之疾速也。

又曰：刺热厥者，留针反为寒；刺寒厥者，留针反为热。刺热厥者，二刺阴而一刺阳；刺寒厥者，二刺阳而一刺阴。机按：以上数条，此皆费而隐者也。敬者能之乎？怠者能之乎？古人所以念念在兹，不敢顷刻而怠忽者，惟恐虚实得失而莫知，寒热疾留而失宜也。因撼而辑之于此，庶使后学将以逞今之弊，而变今之习也欤。

或曰：诸家针书，载某穴针几分，留几呼，灸几壮，出于经欤？否欤？

曰：于经不载，多出于经传也。经曰：病有浮沉，刺有浅深；浅深不得，反为大贼。过之则内伤，不及则外壅。古人治法，惟视病之浮沉，而为刺之浅深，岂以定穴分寸为拘哉？又谓某穴宜留几呼，悖理尤甚。经曰：刺实须其虚者，留针，阴气隆至，针下寒，乃去针也。经气已至，慎守勿失。又曰：刺之而气不至，无问其数；刺之而气至，乃去之，勿复针。针各有所宜，各不同形，各任其所。为刺之要，气至而有效。效之信，若风之吹云，明乎若见苍天。又曰：气血之未应针，则伏如横弩之安静。其应针也，则起如机发之迅疾。然其气血流注，岂留呼而可为准定耶？又曰：静以久留，以气至为故，不以息之多数而便去针。是古人用针，惟以气至为期，而不以呼之多少为候。若依留呼之说，气至则可，气若不至，亦依呼数而去针，徒使破皮损肉，有何益于病哉？故曰：凡刺之害，中而不去则精泄，不中而去则致气，精泄则病甚而恇，致气则生为痈疽是也。又谓某穴宜灸几壮，亦非至言。惟当视其穴俞肉之厚薄，病之轻重，而为灸之多少、大小则可耳，不必守其成规。所言某穴针几分，灸几壮，谓病宜针某穴，则宜入几分；病宜灸，则宜灸几壮。针则不灸，灸则不针也。不知其说者，既针复灸，既灸复针，为害不浅。

或曰：经言足阳明，五脏六腑之海也。其脉大血多，气盛热壮。刺此者，不深不散，不留不泻也。足阳明刺深六分，留十呼；足太阳深五分，留七呼；足少阳深四分，留五呼；足太阴深三分，留四呼；足少阴深二分，留三呼；足厥阴深一分，留二呼。手之阴阳，其受气之道近，其气之来疾，

中国针灸大成　〇六八

其刺深者，皆无过二分，其留皆无过一呼。灸之亦然。灸而过此者，得恶火，则骨枯脉涩；刺而过此者，则脱气。此则古之法也。今观前篇所云：则此篇所论，亦皆非欤？

曰：此古人特论其理之常如此耳。凡用刺法，自有所宜，初不必以是为拘也。经曰：邪气在上言邪气之中人也高，浊气在中寒温不适，饮食不节，而病在于肠胃，故曰浊气在中，清气在下言清温地气中人，必从足始，故曰清气在下。，故针陷脉，则邪气出取之上；针中脉，则浊气出取之阳明合；针太深，则邪气反沉而病益。浮浅之病，不欲深刺，深则邪反入，故曰反沉。又曰：少长小大肥瘦，以心撩之。又曰：其可为度量者，不甚脱肉而血气不衰也。若夫瘠瘦而形肉脱者，恶可以度量刺乎？审切循扪按，视其寒温盛衰而调之，是谓因适而为之真者是也。

或曰：《金针赋》言：诸阳之经，行于脉外；诸阳之络，行于脉内；诸阴之经，行于脉内；诸阴之络，行于脉外。是欤？非欤？

经曰：经脉十二，伏行分肉之间，深而不见，诸脉浮而常见者，皆络脉也。又曰：当数者为经，不当数者为络。又曰：诸络脉，不能经大节之间，必行绝道而出入，复合于皮。《十四经发挥》以十二经之支脉，伏行分肉之间者，皆释为络脉。则络脉亦伏行分肉之间者，而不浮见，亦能经大节而不行绝道，亦当经脉十六丈二尺之数，而非不当数也。似涉于误。经曰：百病必先于皮毛，邪中之则腠理开，开则入客于络，乃血络，非大络。留而不去，传入于经，又渐传于脏腑。机按：经言则知诸经皆属于内，诸络皆属于外。经中只言内经外络，未尝言阴阳也。且如荣行脉中，卫行脉外，荣气之行，无分昼夜，卫气昼但行阳，夜但行阴，《素》《难》尝言之矣。今谓阳经外，阳络内；阴经内，阴络外，经无明文，不知何据？

或曰賦言男子氣早在上晚在下女子氣早在下晚在
上午前為早午後為晚從腰已上為上從腰已下為
男子早針氣乃上行晚針氣乃下行女子早針氣乃
行晚針氣乃上行其說亦有據乎
經曰榮氣行於脈中周身五十度無分晝夜至平旦與衛
氣會於手太陰衛氣行於脈外晝行陽二十五度夜行陰
二十五度至平旦與榮氣會於手太陰機按衛氣之行但
分晝夜未聞分上下也男女藏府經絡氣血往來未嘗不
同也今賦所言如是似涉無稽之談安可為法於人哉
或曰賦言補瀉之法男用大指進前左轉呼之為補
後轉吸之為瀉提針為熱插針為寒女用大指退後
右轉吸之為補進前左轉呼之為瀉插針為熱提針為
寒午前如此午後反之其法是歟非歟
經曰冬至四十五日陽氣微上陰氣微下夏至四十五日
陰氣微上陽氣微下此論一年陰陽之升降也即此一日
陰陽之升降午前陽升陰降午後陰升陽降無分於男女也
考之素難男女藏府經絡穴俞血氣晝夜周流無不同今
賦言午前午後男女補瀉顛倒錯亂如此悖經旨也甚矣
故曰診不知陰陽逆從之理此治之一失也又曰刺實須
其虛者針下寒也刺虛須其實者針下熱也曰寒曰熱惟
針下為候何嘗以提按而分男與女哉
或曰針法刺左邊之穴將針右撚而氣上行將針左撚
而氣下行刺右邊反之欲補先呼後吸欲瀉先吸後呼
其法亦可師歟

或曰：《赋》言男子气，早在上，晚在下；女子气，早在下，晚在上。午前为早，午后为晚。从腰以上为上，从腰以下为下。男子早针，气乃上行；晚针，气乃下行。女子早针，气乃下行；晚针，气乃上行。其说亦有据乎？

经曰：荣气行于脉中，周身五十度，无分昼夜，至平旦与卫气会于手太阴；卫气行于脉外，昼行阳二十五度，夜行阴二十五度，至平旦与荣气会于手太阴。机按：卫气之行，但分昼夜，未闻分上下也。男女脏腑经络，气血往来，未尝不同也。今《赋》所言如是，似涉无稽之谈，安可为法于人哉！

或曰：《赋》言补泻之法，男用大指进前左转，呼之为补；退后右转，吸之为泻；提针为热，插针为寒。女用大指退后右转，吸之为补，进前左转，呼之为泻；插针为热，提针为寒。午前如此，午后反之，其法是软？非软？

经曰：冬至四十五日，阳气微上，阴气微下；夏至四十五日，阴气微上，阳气微下。此论一年阴阳之升降也。即此，一日阴阳之升降，午前阳升阴降，午后阴升阳降，无分于男女也。考之《素》《难》，男女脏腑经络穴俞血气，昼夜周流，无不同。今《赋》言午前午后，男女补泻颠倒错乱如此，悖经旨也甚矣。故曰：诊不知阴阳逆从之理，此治之一失也。又曰：刺实须其虚者，针下寒也；刺虚须其实者，针下热也。曰寒、曰热，惟针下为候，何尝以提按而分男与女哉？

或曰：针法刺左边之穴，将针右捻，而气上行；将针左捻，而气下行。刺右边反之。欲补，先呼后吸；欲泻，先吸后呼。其法亦可师软？

针灸问对卷之中终

曰：经络周于人身，无有左右上下之别。今针左右不同如此，将谓左之经络与右、上与下，两不相同耶！经曰：刺不知经络之往来，血气之流行，不足以为工。此亦可谓不知经络之往来矣。呼补吸泻，古今皆同，予毋容议。

或曰：丹溪言针法，浑是泻而无补，何谓也？

经曰：阳不足者，温之以气；阴不足者，补之以味。针乃砭石所制，既无气，又无味，破皮损肉，发窍于身，气皆从窍出矣，何得为补？经曰：气血阴阳俱不足，勿取以针，和以甘药是也。又曰：泻必用方，补必用员。盖谓以气方盛，以月方满，以日方温，以身方定，以息方吸而内针，复候其吸而转针，乃复候其方呼而徐引针，故曰泻必用方，其气而行焉。补必用圆者，圆者，行也；行者，移也。宣其不行之气，令其行也；移其未复之脉，使之复也。夫泻，固泻其盛也；于补，亦云宣不行之气，移未复之脉。曰宣、曰移，非泻而何？且考《素问》九针之用，无非泻法。丹溪之言，岂无所本哉？经中须有补法，即张子所谓祛邪实所以扶正，去旧实所以生新之意也。帝曰：补泻奈何？岐伯曰：此攻邪也。疾出以去盛血，而复其真气，故云补也。虞氏曰：针刺虽有补泻之法，余恐但有泻而无补焉。谓泻者，迎而夺之，以针迎其经脉之来气而出之，固可以泻实也；谓补者，随而济之，以针随其经脉之去气而留之，未必能补也。不然，《内经》何以曰形气不足，病气不足，此阴阳皆不足也，不可刺之，刺之重竭其气，老者绝灭，壮者不复矣。若此等语，皆有泻无补之谓也。

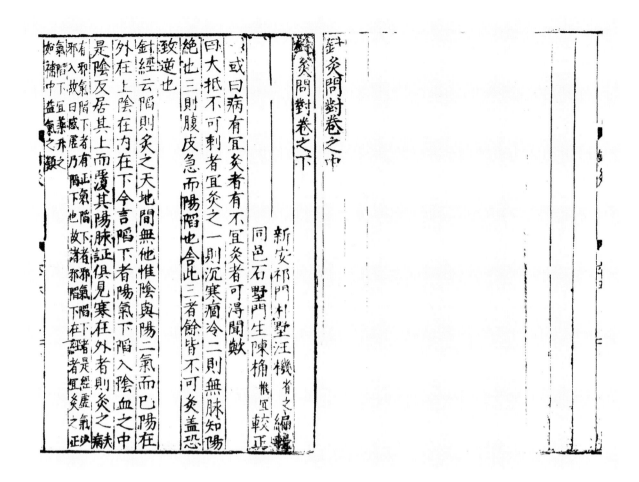

针灸问对卷之下

新安祁门朴墅汪机省之编辑

同邑石墅门生陈桷惟宜较正

或曰：病有宜灸者，有不宜灸者，可得闻欤？

曰：大抵不可刺者，宜灸之。一则沉寒痼冷；二则无脉，知阳绝也；三则腹皮急而阳陷也。舍此三者，余皆不可灸，盖恐致逆也。

《针经》云：陷①则灸之。天地间无他，惟阴与阳二气而已。阳在外、在上，阴在内、在下。今言陷下者，阳气下陷，入阴血之中，是阴反居其上，而覆其阳，脉证俱见寒在外者，则灸之。夫病有邪气陷下者，有正气陷下者。邪气陷下者，是经虚气少邪入，故曰感虚乃陷下也。故诸邪陷下在经者，宜灸之。正气陷下，宜药升之，如补中益气之类。

---

① 陷：《灵枢·经脉》《针灸甲乙经》卷二第一上作"陷下"，义长。

经曰：北方之人，宜灸炳也。为冬寒大旺，伏阳在内，皆宜灸之。以至理论，则肾主藏，藏阳气在内，冬三月，主闭藏是也。若太过则病，固宜灸炳。此阳明陷入阴水之中是也。

《难经》云：热病在内，取会之气穴。为阳陷入阴中，取阳气通天之窍穴，以火引火而导之，此宜灸也。若将有病者，一概而灸之，岂不误哉？仲景云：微数之脉，慎不可灸。因火为邪，则为烦逆，追虚逐实，血散脉中；火气虽微，内攻有力，焦骨伤筋，血难复也。又云：脉浮，宜以汗解。用火灸之，邪无从出。因火而盛，病从腰已下必重而痹，名火逆也。脉浮热甚而灸之，此为实，实因火而动，必咽燥唾血。又云：身之穴三百六十有五，其三十穴灸之有害，七十九穴刺之为灾，并中髓也。经之所见，邪之所在。脉沉者，邪气在内；脉浮者，邪气在表。世医只知脉之说，不知病证之禁忌。若表见寒证，身汗出，身常清，数栗而寒，不渴，欲覆厚衣，常恶寒，手足厥，皮肤干枯，其脉必沉细而迟。但有一二证，皆宜灸之，阳气下陷故也。若身热恶热，时见躁作，或面赤面黄，嗌干、咽干、口干，舌上黄赤，时渴，咽嗌痛，皆热在外也。但有一二证，皆不宜灸。其脉必浮数，或但数，亦不可灸，灸之灾患立生，若有鼻不闻香臭，鼻流清涕，眼睑时痒，或欠或嚏，恶寒，其脉必沉，是脉证相应也。或轻手得弦紧者，是阴伏其阳也。虽面赤亦宜灸，不可拘于面赤也。机按：《素》《难》诸书，皆言阳气陷下者，脉沉迟也。脉证俱见，寒在外者，冬月阴寒大旺，阳明陷入阴水之中者，并宜灸之。设脉浮者，阳气散于肌表者，皆不宜灸。丹溪亦曰：夏月阳气尽浮于表，今医灼艾，多在夏月，宁不犯火逆之戒乎？或者因火而生热胀，发黄，腰痹，咽燥唾血者，往往有之，尚不知为火逆所致，宁甘心于命运所遭，悲夫！经曰：春夏养阳，以火养阳，安有是理？论而至是，虽愚亦当有知者焉。

或曰：嗽病多灸肺俞、风门何如？

曰：肺主气，属金，行秋之令，喜清而恶热，受火所制，为华盖，居四脏之端。饮食入胃，热气上蒸，兼之六部有伤，痰火俱作，发而为咳为嗽。其痰多者，显是脾之湿浊，随火上升为嗽；其痰少者，肺火抑郁，不得宣通为咳。咳形属火，痰形属湿，风门、肺俞二穴，《明堂》《铜人》皆云治嗽。今人见有痰而嗽，无痰而咳，一概于三伏中灸之，不计壮数。二穴切近华盖，而咳与嗽本因火乘其金，兹复加以艾火燔灼，金欲不伤得乎？况三伏者，火旺金衰。故谓之伏。平时且不可灸，而况于三伏乎？夫治嗽，当看痰与火熟急：无痰者，火旺金衰，十死七八，泻火补金，间或可生；痰多者，湿盛也，降火下痰，其嗽自愈。纵灸肺俞、风门，不过三壮五壮，泻其热气而已，固不宜多灸。三伏之中，更不宜灸也。

或曰：头目之疾，灸之何如？

曰：手之三阳，从手至头；足之三阳，从头走足；督脉自尾闾抵脊，上头，至人中。头者，手足三阳与督脉所会之地。故冬月之寒，头无所畏；美酒之饮，面为之赤，是皆诸阳所致也。今有头风头晕，中风发致眼目耳鼻等疾，辄于头部诸穴多灼艾炷，是犹抱薪救火，安能济耶？当看病在气分血分，分类施治，庶得其宜。纵使应灸，亦不过三壮五壮，以泻热气而已。眼目疼痛，多由血热，岂宜妄灸助热，以伤其血哉。

或曰：人言无病而灸，以防生病何如？

曰：人之有病，如国之有盗，须用兵诛。其兵出于不得已也。针灸治病，亦不得已而用之。人言：无病而灸，如破船添钉。又言：若要安，膏肓、三里不要干。此世俗之通论，予独以为不然。夫一穴受灸，则一处肌肉为之坚硬，果如船之有钉。血气到此，则涩滞不能行矣。昔有病跛者，邪在足少阳分，自外踝以上，循经灸者数穴。一医为针临泣，将欲接气过其病所，才至灸瘢，止而不行，始知灸火之坏人经络也。或有急证，欲通其气，则无及矣。邪客经络，为其所苦[1]，灸之不得已也。无病而灸，何益于事？

或曰：膏肓治百病，而诸家取穴之法不同，何欤？

曰：高下各去胛骨一侧指许是穴，不可失之狭，狭则内犯大筋；不可失之阔，阔则外犯胛骨。必须大筋之外，胛[2]骨之内，空处按之，觉与前胸乳间膈膜相应，乃是真穴。旧传取两乳间量，则分作八寸，以比横寸之则，量之于背。盖人有生而背突者，背常阔而胸常狭；胸突者，胸常阔而背常狭。安能保其无过与不及焉。又有儿时偏卧一边，以致背有边阔边狭者，亦不可以边之阔狭为拘，但当随其一边阔狭，相去胛骨一侧指许为正也。人之项，有二大筋夹脊而下，两筋外空为第二行穴俞；穴俞外又有二大筋，大筋外空，为第三行穴俞。膏肓系在三行魄户之下，神堂之上。若点穴，不出胛骨一侧指许，则伤筋骨，非真穴也。世人又有四肋三间之说：揣按自大椎[3]至三节之下，四节之上，准望

①苦：原作"若"，形近之误，据理改。
②胛：原作"髀"，形近之误，据上下文义改。
③椎：原作"颠"，形近之误，据医理改。

于三四柱间定穴，指为四肋三间，用之不疑。瘦人椎①骨分晓，用之可也；肥人揣按实难。又以指节寸量开三寸取穴，背高而狭者，全不合四肋三间之说矣。尝是灸一骨立之人，用侧指许法点之，方大悟四肋三间之妙。盖人之胂骨微有少曲，胂骨下廉上廉，四肋之内，自有三间，膏肓正在四肋三间之中，即非脊骨三四椎之间也。世人多灸之者，盖膏肓神明所居，或为邪干，则脂膏销铄，肓膜瘦薄；灸之而病或安者，以三焦主气，为诸阳之腑，气病则阳虚而阴不得相附，膏肓在三焦部分，气之所聚而行于诸阳，宜其主于气病也。若治血病，吾未见其可者。晋侯梦二竖子在膏肓间，非秦缓不能灸也，以阳气将绝，邪得专之故也。

或曰：古谓痈疽始发，灸之可使轻浅，何谓也？

丹溪曰：用火以畅达拔引郁毒，此从治之意。惟头为诸阳所聚，艾炷宜小而少；若身上痛，则灸至不痛；不痛，须灸至痛。有因灸而死者，盖虚甚，孤阴将绝，其脉必浮数而大且鼓，精神必短而昏，无以抵当火气，宜其危也。

或曰：灸之不发何如？

罗氏曰：覃公，四十九岁。病脐腹冷疼，完谷不化，足跗寒逆，精神困弱，脉沉细微。灸气海、三里、阳辅，三日后以葱熨灸疮，皆不发；复灸数壮，亦不发。十日后，全不作脓，疮干而愈。针书曰：凡用针，气不至不效，灸之亦不发。大抵血气空虚，不能作脓，失其所养故也。加以不慎，邪气加之，病必不退。或曰：覃公所养，无不如意，何谓失其所养？曰：君言所养，口体者也；此论所养，性命者也。覃公壮年得志，务快其心，血

---

① 椎：原作"颟"，据医理改。

手肺臂寸口上魚際大指內側爪甲根支絡還從腕後出
接次指屬陽明經
陽明之脉手大腸次指內側起商陽循指上廉出合谷兩筋岐骨循臂肪入肘外廉循臑外肩端
前廉柱骨傍從肩下入缺盆內絡肺下膈屬大腸支從
缺盆直上頸斜貫頰前下齒當環出人中交左右上夾
鼻孔注迎香
胃足陽明交鼻起下循鼻外入上齒還出俠口繞承漿頤後大迎頰車裏耳前髮際至額顱支下人迎缺盆底下膈入胃絡脾宮直者缺盆下乳內一支幽門循腹裏下行直合氣衝中遂由髀關抵膝臏骱跗中指內關同一支下膝注三里前出中指外間通一支別走足跗指
大指之端經盡矣
太陰脾起足大指上循內側白肉際核骨之後內踝前上臑循骱經膝裏股內前廉入腹中屬

焦生下絡大腸出賁門上膈屬肺從肺系系橫出腋臑
中行肘臂寸口上魚際大指內側爪甲根支絡還從腕後出接次指屬陽明經
手太陰肺中
經曰以火補者無吹其火須自滅也以火瀉者疾吹其火傳其艾須其火滅也虞氏曰灸法不問虛實寒熱悉令灸之亦有補瀉乎曰虛者灸之使火氣以助元氣也實者灸之使實邪隨火氣而發散也寒者灸之使其氣復溫也熱者灸之引鬱熱之氣外發火就燥之義也
或曰周身經絡及穴俞相去分寸經穴起止十二經納支干等條古有歌括亦可讀否
曰經脉者所以能決死生處百病調虛實不可不通先賢以歌括之欲人易記誦耳安可不讀歌曰
氣空虛以致此耳
或曰灸有補焉乎

气空虚，以致此耳。

或曰：灸有补泻乎？

经曰：以火补者，无吹其火，须自灭也；以火泻者，疾吹其火，传其艾，须其火灭也。虞氏曰：灸法不问虚实寒热，悉令灸之，亦有补泻乎？曰：虚者灸之。使火气以助元气也；实者灸之，使实邪随火气而发散也；寒者灸之，使其气复温也；热者灸之，引郁热之气外发，火就燥之义也。

或曰：周身经络，及穴俞相去分寸，经穴起止，十二经纳支干等条，古有歌括，亦可读否？

曰：经脉者，所以能决死生，处百病，调虚实，不可不通。先贤以歌括之，欲人易记诵耳，安可不读？歌曰：

手太阴肺中焦生，下络大肠出贲门，上膈属肺从肺系，系横出腋臑中行；肘臂寸口上鱼际，大指内侧爪甲根；支络还从腕后出，接次指属阳明经。

阳明之脉手大肠，次指内侧起商阳，循指上廉出合谷，两筋岐骨循臂肪；入肘外廉循臑外，肩端前廉柱骨傍；从肩下入缺盆内，络肺下膈属大肠；支从缺盆直上颈，斜贯颊前下齿当；环出人中交左右，上夹鼻孔注迎香。

胃足阳明交鼻起，下循鼻外入上齿，还出侠口绕承浆，颐后大迎颊车里；耳前发际至额颅，支下人迎缺盆底；下膈入胃络脾宫，直者缺盆下乳内。一支幽门循腹里，下行直合气冲中；遂由髀关抵膝膑，骱跗中指内关同。一支下膝注三里，前出中指外间通。一支别走足跗指，大指之端经尽矣。

太阴脾起足大指，上循内侧白肉际，核骨之后内踝前，上臑①循骱经膝里；股内前廉入腹中，属

---

① 臑：原作"臑"，据《徐氏针灸大全》卷一改。

脾络胃与膈通；侠咙连舌散舌下，支络从胃注心宫。

手少阴脉起心中，下膈直与小肠通，支者还从心系走，直上喉咙系目瞳。直者上肺出腋下，臑后肘内少海从；臂内后廉抵掌后，兑骨之端注少冲。

手太阳经小肠脉，小指之端起少泽，循手外侧出踝中，循臂骨出肘内侧；上循臑外出后廉，直过肩解绕肩胛；交肩①下入缺盆内，自腋络心循咽嗌，下膈抵胃属小肠，一支缺盆贯颈颊，至目兑眦却入耳，复从耳前仍上颊，抵鼻升至目内眦，斜络于颧别络接。

足经太阳膀胱脉，目内眦上起额尖。支者巅上至耳角，直者从巅脑后悬；络脑还出别下项，仍循肩膊侠脊边，抵腰脊肾膀胱内；一支下与后阴连，贯臀斜入委中穴；一支膊内左右别，贯胛侠脊过髀枢；臂内后廉腘中合，下贯腨内外踝后，京骨之下指外侧。

足经肾脉属少阴，小指斜②趋涌泉心；然谷之下内踝后，别入跟中腨内侵，出腘内廉上股内，贯脊属肾膀胱临。直者属肾贯肝膈，入肺循喉舌本寻；支者从肺络心内，仍至胸中部分深。

手厥阴心主起胸，属包下膈三焦宫。支者循胸出胁下，胁下连腋三寸同；仍上抵腋循臑内，太阴少阴两经中；指透中冲支者别，小指次指络相通。

手经少阳三焦脉，起自小指次指端；两指岐骨手腕表，上出臂外两骨间；肘后臑外循肩上，少阳之后交别传；下入缺盆膻中分，散络心包③膈里穿。支者膻中缺盆上，上项耳后耳角旋，屈下至颐仍注颊；一支出耳入耳前，却从上关交曲颊，至目内眦乃尽焉。

足脉少阳胆之经，始从两目锐眦生，抵头循角下耳后，脑空风

①肩：原作"经"，据《徐氏针灸大全》卷一改。
②斜：原作"针"，据《徐氏针灸大全》卷一改。
③包：原作"膈"，据《徐氏针灸大全》卷一改。

池次第行；手少阳前至肩上，交少阳右上缺盆。支者耳后贯耳内，出走耳前锐眦循；一支锐眦大迎下，合手少阳抵项根。下加颊车缺盆合，入胸贯膈络肝经，属胆仍从胁①里过，下入气街毛际萦，横入髀厌环跳内；直者缺盆下腋膺，过季胁下髀厌内；出膝外廉是阳陵，外辅绝骨踝前过，足跗小指次指分。一支别从大指去，三毛之际接肝经。

厥阴足脉肝所终，大指之端毛际丛；足跗上廉太冲分，踝前一寸入中封；上踝交出太阴后，循胻内廉阴股冲；环绕阴器抵少腹，侠胃属肝络胆逢；上贯膈里布胁肋，侠喉颃颡目系同；脉上巅会督脉出，支者还生目系中；下络颊里环唇内，支者便从膈肺起。

十五络脉歌经之横支交接他经者

歌曰：人身络脉一十五，我今逐一从头举。手太阴络为列缺，手少阴络即通里；手厥阴络为内关，手太阳络支正是；手阳明络偏历当，手少阳络外关位；足太阳络号飞扬，足阳明络丰隆记；足少阳络为光明，足太阴络公孙寄；足少阴络名大钟，足厥阴络蠡沟配；阳督之络号长强，阴任之络为尾翳；脾之大络为大包，十五名君须记。

周身经穴相去分寸歌

肺经：

太阴肺兮出中府，云门之下一寸所；云门气户傍二寸，人迎之下二骨数；天府腋下三寸求，侠白肘上五寸头；尺泽肘中约纹是，孔最腕上七寸收；列缺侧腕寸有半，经渠寸口陷中勘；太渊掌后横纹端，鱼际节后散脉间；少商大指

---

① 胁：原作"胸"，据《徐氏针灸大全》卷一改。

内侧寻，一十一穴凭君算。

大肠经[1]：

手阳明经属大肠，食指内侧号商阳；本节前取二间定，本节后取三间间；岐骨陷中寻合谷，阳溪腕中上侧属，腕后三寸偏历当，五寸半中温溜场；下廉上廉下一寸，上廉里下一寸建；三里曲池三寸下，屈肘纹头曲池罅，肘髎大骨外廉详；五里肘上三寸量，臂臑五里上四寸，肩髃肩端两骨央；巨骨肩端叉骨内，天鼎缺盆之上藏；扶突曲颊下一寸，禾髎五分水沟疆；鼻下孔傍五分内，左右二穴皆迎香。二十

胃经：

胃之经兮足阳明，头维本神寸五寻，下关耳前动脉是，颊车耳下五分真；承泣目下七分取，四白目下一寸匊；巨髎孔傍八分定，地仓夹吻四分平；大迎曲颔前一寸，人迎结傍五寸滨；水突在颈大筋前，下直气舍上人迎；气舍迎下夹天突，缺盆横骨陷中亲；气户俞府傍二寸，直乳六寸又四分；库房屋翳膺窗近，乳中正对乳中心；乳根之穴出乳下，五穴各一寸六真；不容夹幽门寸五，承满梁门关门有；太乙挨排滑肉门，各分一寸穴可全；天枢安在夹脐傍，外陵枢下一寸当；大巨二寸水道五，归来七寸是其乡；气冲曲骨傍三寸，来下鼠上脉中央；髀关兔后六寸置，伏兔市上三寸量；阴市膝上三寸许，梁丘二寸是其场；膝膑骬下寻犊鼻，膝眼四穴乃两傍；膝下三寸三里位，里下三寸上廉地；条口上廉下一寸，条口二寸下廉是；丰隆下廉外一寸，踝上八寸分明记；冲阳陷上二寸放，陷谷内庭后寸半；

---

① 大肠经：原无，据体例补。

内庭次指外间容，厉兑大指次指上。

脾经：

大指内侧隐白位，大都节后陷中值，太白内侧核骨下，公孙节后一寸与；商丘有穴属经金，踝下微前陷中寄；内踝三寸三阴交，漏谷六寸踝上是；膝下五寸为地机，阴陵内侧膝辅次；血海分明膝膑上，内廉肉际三寸据；箕门血海上六寸，筋间动脉须审议；冲门[1]五寸大横下，三寸三分府舍治；腹结横下寸三分，大横夹脐须可记；腹哀半寸去日月，直与食窦相连比；食窦天溪及胸乡，周荣各一寸六置；大包渊液下三寸，此经足太阴脾地。

少阴[2]心经：

少阴心起极泉宫，腋下筋间动脉从，青灵肘节上三寸，少海肘节后内容；灵道掌后一寸半，通里腕后一寸钟；阴郄五分取动脉，神门掌后横纹中；少府节后劳宫值，小指内侧是少冲。

小肠经[3]：

手小指端为少泽，前谷外侧节前索；节后陷中寻后溪，腕骨腕前骨下测；腕中骨下阳谷讨，腕上一寸名养老；支正腕后量五寸，小海肘端五分好；肩贞胛下两骨解，臑俞大骨之下考；天宗骨下有陷中，秉风髎后举有空；曲垣肩中曲胛售，外俞大椎一寸从；肩中二寸大椎傍，天窗颊下动脉详；天容耳下曲颊后，颧髎面颊兑端量；听宫耳珠大如菽，手太阳穴终此乡。

肾经：

涌泉屈足蜷指取，肾经起处此穴始。然谷踝后大骨下，踝

①冲门：原作“冲阳”，据《经穴指掌图》改。
②少阴：据上下文例，此二字应属衍文。
③小肠经：原无，据体例补。

后跟上大溪举；溪下五分寻大钟，水泉溪下一寸许；照海踝下阴跷生，踝上二寸复溜停；溜前筋骨取交信，亦曰踝上二寸行；筑宾六寸腨分别，阴谷膝内看辅骨；横骨曲如偃月形，大赫气穴四满竭；中注肓俞正夹脐，五寸分作六穴隙；商曲石关阴都接，通谷幽门一寸列；幽门寸半夹巨阙，步廊神封灵墟竭；神藏彧中人俞府，各一寸六不差叠；欲知俞府在何方，璇玑之傍二寸量。

膀胱经：

足太阳兮膀胱经，目眦内角睛明金；攒竹眉头陷中是，此穴禁灸可针钉；曲差二穴神庭畔，五处挨排夹上星；承光五处后寸半，通天络却亦相停；玉枕横夹于脑户，尺寸当准铜人形；天柱项后发际治，大筋外廉陷中是；除脊量开五寸分，第一大杼二风门；肺俞三椎厥阴四，心俞五椎骨下论；督俞膈俞相等级，第六第七次第立；第八椎下穴无有，肝俞数之椎当九；十椎胆俞脾十一，十二椎下胃俞述；三焦肾俞气海俞，十三十四十五椎；大肠关元并小肠，十六十七十八椎；上髎次髎中与下，一空之中容一髎；四髎四空凭眼观，夹脊二寸腰胯间；五穴五寸至会阳，尾骨傍开二寸方；背部三行附分起，第二椎下此穴始；三寸半是夹脊量，若还除脊三寸当；魄户第三椎下觅，第五椎下索神堂；膏肓四肋三间取一说三椎下、四椎上；一说四椎下五分、五椎上三分[1]；曲胛[2]骨下侧指许；第六噫嘻端可守，膈关第七魂门九；阳纲意舍并胃仓，十椎十一二相参；肓门椎数当十三，志室十四椎边傍；除下十五六七八，胞肓十九合参详；秩边二十椎节

---

①一说三椎下、四椎上；一说四椎下五分、五椎上三分：原作"一说三椎下、四椎上，椎上一说四椎下五分，五三分"，据文理乙正相关文字。

②胛：原作"髀"，据《针灸甲乙经》卷三第十三改。

膀胱心经

下扶承髎下横纹疆殷门承下六寸见浮郄委阳上一寸
委阳却并殷门乡腘中外廉两筋许委中膝腘约纹里此
下二寸合阳主承筋腨肠中央论承山腨下两分尖
外踝七寸上飞扬跗阳踝上三寸量金门踝下软骨上申脉丘
墟前后安昆仑踝后跟骨逢仆参跟骨后陷中申脉
踝上容爪甲京骨外侧大骨压束骨本节后陷容通谷本节
前陷向至阴小指爪甲角一百二十六穴窮

心包络经

厥阴心包何所得乳后一寸天池索天泉腋下二寸求曲
泽肘纹寻动脉郄门去腕五寸通间使腕后三寸逢
内关去腕才二寸大陵掌后两筋中劳宫掌内屈指取中指
之末取中冲

三焦心经

关冲名指外侧边小指次指间液门中渚次指本节后阳
池表腕有穴存腕上二寸外关络支沟腕后三寸着会宗
四寸空中求消详一寸无令错肘后五寸臂大脉此是三
阳络所宅四渎肘外并三阳天井肘上一寸侧
肘上二寸清冷渊消泺臂外肘分索臑会去肩三寸中肩髎肩端臑
上通天髎盆上毖骨际天牖傍颈后天容翳风耳后尖角陷瘈脉耳后鸡足逢颅息耳后青络脉角孙耳郭开口
空丝竹眉后陷中看禾髎耳前兑发丛耳门耳前当耳缺此
是手少阳经穴

胆经

瞳子髎起目眦锐耳前陷中寻听会上关耳前开口空悬

下，承扶臀下横纹疆；殷门承下六寸见，浮郄委阳上一寸，委阳却并殷门乡；腘中外廉两筋许，委中膝腘约纹里；此下二寸合阳主，承筋腨肠中央论，承山腨下两分尖；外踝七寸上飞扬，跗阳踝上三寸量；金门踝下软骨上，申脉丘墟前后安；昆仑踝后跟骨逢，仆参跟骨后陷中；申脉踝上容爪甲，京骨外侧大骨压；束骨本节后陷容，通谷本节前陷向；至阴小指爪甲角，一百二十六穴穷。

心包络经：

厥阴心包何所得，乳后一寸天池索；天泉腋下二寸求，曲泽肘纹寻动脉；郄门①去腕五寸通，间使腕后三寸逢；内关去腕才二寸，大陵掌后两筋中；劳宫掌内屈指取，中指之末取中冲。

三焦经②：

关冲名指外侧边，小指次指间液门；中渚次指本节后，阳池表腕有穴存；腕上二寸外关络，支沟腕后三寸着；会宗四寸空中求，消详一寸无令错；肘后五寸臂大脉，此是三阳络所宅；四渎肘外并三阳，天井肘上一寸侧；肘上二寸清冷渊，消泺臂外肘分索；臑会去肩三寸中，肩髎肩端臑上通；天髎盆上毖骨际，天牖傍颈后天容；翳风耳后尖角陷，瘈脉耳后鸡足逢；颅息耳后青络脉，角孙耳郭开口空；丝竹眉后陷中看，禾髎耳前兑发丛；耳门耳前当耳缺，此是手少阳经穴。

胆经：

瞳子髎起目眦锐，耳前陷中寻听会；上关耳前开口空，悬

---

① 郄门：原作"郄纹"，据《经穴指掌图》改。

② 经：此上原有"心"字，据体例删。

厘颞颥下廉际；悬颅正在曲角端，颔厌颞颥上廉看；曲鬓[1]掩耳正尖上，率谷入发寸半安；本神入发际四分，穴在耳上率谷前；曲差之前一寸半，阳白眉上一寸判；临泣有穴当目上，直入发际五分望；目窗正营各一寸，承灵营后五寸放；天冲耳上三寸居，浮白入发一寸储；窍阴枕下动有空，完骨入发四寸余；脑空正夹玉枕骨，风池脑后发际祛；肩井骨前寸半衎[2]，渊液腋下三寸按；辄筋平前却一寸，日月期门一寸半；直下五分细求之，京门[3]监骨腰中看；带脉季肋寸八分，五枢直下三寸算；维道章下五寸三，居髎八寸三分参；胁堂胁下看二肋，环跳髀枢宛宛探；两手着腿风市谋，膝上五寸中渎搜；阳关陵泉上三寸，阳陵[4]膝下二寸求；阳交外踝斜七寸，正上七寸寻外丘；光明外踝上五寸，阳辅踝上四寸收；踝上三寸名绝骨，丘墟踝前陷中留；临泣侠溪后寸半，五会溪后一寸侔；侠溪小次岐骨内，窍阴小指次指休。

肝经[5]：

大敦拇指三毛聚，行间骨尖动脉注；节后有络连五会，大冲节后二寸遇；中封内踝前一寸，贴着大筋后陷见；蠡沟踝上五寸候，上直中都下复溜；中都上取阴陵泉，折中下取内踝尖；膝关犊鼻下二寸，曲泉纹头两筋兼；阴包四寸膝膑上，内廉筋间穴可金；五里气冲下三寸，向内半寸阴股瞻；阴廉穴在羊矢下，气冲相去二寸罅；羊矢气冲傍一寸，股内横纹有核见；章门脐上二寸量，横取六寸季肋端；期门乳根外寸半，直下半寸二肋详。

督脉[6]：

龈交唇内龈缝乡，兑端正在唇上眶；水沟鼻下沟内索，素髎宜向鼻端详；头形北高而南下，先以前后发际量；分为

①曲鬓：原作"曲发"，据《经穴指掌图》改。
②衎（kàn，音看）：快乐貌。在此为语助词，无实际意义。
③京门：原作"束门"，据《经穴指掌图》改。
④阳陵：原作"阴陵"，据《经穴指掌图》改。
⑤肝经：原无，据体例补。
⑥督脉：原无，据体例补。

尾骶十四椎節與臍平中之七節端可詳此下乃為下七節奇分俱在下椎截

第一節上安二椎陶道身柱三神道靈臺至陽穴第五六七椎下列筋縮第九椎下住脊中接脊十一二懸樞命門十三四陽關十六椎下次二十一椎腰俞挤更有長強居

寸八分分七節折量自有靈樞經請君詳看骨度篇大椎

一般後發五分定啞門門上五分風府停大椎在上下尾骶分為二十一椎也椎是骨接高處真陷中無骨穴可尋上之七椎用法折每節一寸四分列

骶分為二十一

上之七椎用法折每節一寸四分列

四面取各取一寸穴之方後頂強間腦戶三相去寸半共

一尺有二寸髮上五分神庭場上一寸強上至前頂一寸半旋毛百會居中央神聰百會

任脉俞穴

會陰正在兩陰間曲骨臍下毛際安中極臍下四寸取石門二寸關元三氣海臍下一寸半陰交臍下一寸放分明臍中號神闕水分臍上一寸列下脘建里中上脘各各一寸為君說巨闕上脘一寸半鳩尾蔽骨五分斷中庭膻中寸六分膻中兩乳中間存玉堂紫宮及華蓋相去各一寸六分華蓋玑下一寸量璇玑突下一寸當天突結下宛宛內廉泉頤下骨尖傍承漿唇前頤棱下任脈俞穴終此章

或曰諸穴相去尺寸針灸家多屈男左女右中指中節兩橫紋尖為一寸折量周身之穴果合經欤否欤

曰天有三百六十五度人身孔穴上應天度亦有三百六十五穴穴俞相去遠近而以中指中節橫紋為寸不思人

一尺有二寸，发上五分神庭场；庭上五分上星位，囟会星上一寸强；上至前顶一寸半，旋毛百会居中央；神聪百会四面取，各取一寸穴之方；后顶强间脑户三，相去寸半共一般；后发五分定哑门，门上五分风府停；大椎在上下尾骶，分为二十一椎也；椎是骨接高处真，陷中无骨穴可寻；上之七椎用法折，每节一寸四分列；总计七椎数之的，九寸八分分七节；折量自有灵枢经，请君详看骨度篇。大椎第一节上安，二椎陶道身柱三；神道灵台至阳穴，第五六七椎下列；筋缩第九椎下住，脊中接脊十一二；悬枢命门十三四，阳关十六椎下次；二十一椎腰俞挤，更有长强居尾骶；十四椎节与脐平，中之七节端可详；此下乃为下七节，奇分俱在下椎截。

任脉[①]：

会阴正在两阴间，曲骨脐下毛际安；中极脐下四寸取，石门二寸关元三；气海脐下一寸半，阴交脐下一寸放；分明脐中号神阙，水分脐上一寸列；下脘建里中上脘，各各一寸为君说；巨阙上脘一寸半，鸠尾蔽骨五分断；中庭膻中寸六分，膻中两乳中间存；玉堂紫宫及华盖，相去各一寸六分；华盖玑下一寸量，璇玑突下一寸当；天突结下宛宛内，廉泉颐下骨尖傍；承浆唇前颐棱下，任脉俞穴终此章。

或曰：诸穴相去尺寸，针灸家多屈男左女右中指中节两横纹尖为一寸，折量周身之穴，果合经欤？否欤？

曰：天有三百六十五度，人身孔穴上应天度，亦有三百六十五穴。穴俞相去远近，而以中指中节横纹为寸，不思人

---

①脉：此下原有"俞穴"二字，据体例删。

有身长指短者，有指长身短者，以此为准，宁无误耶？《灵枢·骨度》言：人之周身孔穴，各有定寸，如头之大骨，围二尺六寸，发所覆者，颅至项一尺二寸，前发际至百会五寸，后发际至百会七寸，头形北高南下，显然不同，折量令人散发分归左右，用篾自前发际量至后发际，不拘头之大小，折作一尺二寸，则穴穴各有攸当。发际不明，取眉心直上，量至大椎穴上，折作一尺八寸也。今取百会穴者，云在顶上旋毛中，而旋有正有偏，又取前后发际及两耳尖上折中，殊不思五寸七寸，多寡不同，岂能以此为准则哉！发已下至颐，长一尺；耳后当完骨，广九寸；耳前当耳门，广一尺三寸；两颧之间，相去七寸；两髀之间，广六寸半。足长一尺二寸，广四寸半；胸围四尺五寸，腰围四尺二寸；结喉下至缺盆中，长四寸；缺盆下至𩩲骭长九寸，𩩲骭下至天枢长八寸；天枢下至横骨，长六寸半；横骨上廉下至内辅上廉，长一尺八寸；内辅上廉下至下廉，长三寸半；内辅下廉下至内踝，长一尺三寸；内踝下至地，长三寸；膝腘下至跗属，长一尺六寸；跗属下至地，长三寸；角已下至柱骨，长一尺；行腋中不见者，长四寸；腋下至季胁，长一尺二寸；季胁下至髀枢，长六寸；髀枢下至膝中，长一尺九寸；膝下至外踝，长一尺六寸；外踝下至京骨，长三寸；京骨下至地，长一寸；背部大椎至尾骶共二十一节，折作三尺，每节得一寸四分，奇分俱剩在下七节也。横寸约取背中脊骨作一寸横开，腹部两乳之间折为八寸，横寸准此。心蔽骨下至脐中七寸，无蔽骨，取心岐骨下至脐中作七寸，直寸准此。脐下用直寸量之。手部中指末至本节四寸半，本节至腕四寸，腕至肘一尺二寸半，肘至肩一尺七寸，可见俗以中指中节为一寸者，误矣。此所谓同身寸也，无问汤之七尺，文王九尺，曾交九尺四寸，肥瘦侏儒，俱准《灵枢》所定尺寸，折量孔穴，不惟同身二字明白无疑，而古今固可以同之也。奈何时人厌繁喜简，不读《灵枢》，徒使患者无辜而受炮烙之苦，忍哉！

经穴起止歌

手肺少商中府起，大肠商阳迎香主，足胃厉兑头维三，脾部隐白大包参；膀胱睛明至阴位，肾经涌泉俞府住，心包中冲天池随，三焦关冲耳门推。胆家窍阴瞳子髎，肝经大敦期门绍，手心少冲极泉来，小肠少泽听宫罢，十二经穴始终歌，学者铭于肺腑照。

十二经纳支干歌

肺寅大卯胃辰宫，脾巳心午小未中，申膀酉肾心包戌，亥三子胆丑肝通。此是经脉流注序，君当记取在心胸，甲胆乙肝丙小肠，丁心戊胃己脾乡；庚属大肠辛属肺，壬属膀胱癸肾脏，三焦亦向壬中寄，包络同归入癸方。

天心十一穴歌

三里内庭穴，曲池合谷接，环跳与阳陵，通里并列缺；委中配承山，下至昆仑穴，合担用法担，合截用法截。此法人不知，金锁通关节。机按：他家又添太冲，作十二穴，去阳陵加阳辅，截者，截穴，用一穴也；担者，两穴，或手与足二穴，或两手两足各一穴也。一说：右手提引谓之担，左手推按谓之截。担则气来，截则气去，所解无定见者，法不经见。故诸家各以己意而释之也。

经脉交会八穴歌

公孙 冲脉胃心胸，内关 阴维下总同，临泣 胆经连带脉，阳维目锐 外关 逢。后溪 督脉内眦颈，申脉 阳跷络亦通，列缺 肺任行肺系，阴跷 照海 隔喉咙。

八会歌 热病在内者，各随其所属而取之会也。

八脉始终连八会，府会太仓中脘内，脏会季肋是章门，骨杼血膈骨会大杼，血会膈俞都在背；气会三焦在膻中，筋会阳陵居膝外，髓会绝骨脉太渊脉会太渊，学者当知其所在。

十二经见证歌

肺经多气而少血，是动因气动也则病喘与咳；肺胀膨膨缺盆痛，两手交瞥为臂厥。所生病者不因气动为气嗽，喘渴烦心胸满结，臑臂之内前廉痛，小便频数掌中热。气虚肩背痛而寒，气盛亦疼风汗出，欠伸少气不足息，遗矢无度溺变别。

大肠气盛血亦盛，是动颊肿并齿病。所生病者为鼻衄，目痛口干喉痹候；大指次指用为难，肩前臑外痛相参。

胃经多气复多血，是动欠伸面颜黑，凄凄恶寒畏见人，忽闻木音心震慑；登高而歌弃衣走，甚则腹胀气贲响[1]。凡此诸疾骭厥竭[2]。所生病者狂疟说，湿温汗出鼻血流；口喎唇胗喉痹结，膝膑疼痛腹胀兼；气膺伏兔骺外廉，足跗中指俱痛彻。有余消谷溺黄色，不足身前寒振栗；胃房胀满不消食，气盛身前热似蒸，此是胃经之病真。

脾经气盛而血衰，是动其病气所为。食入即吐胃脘痛，更兼身体痛难移；腹胀善噫舌本强，得食与气快然衰。所生病者舌肿痛，

---

①响：此下原衍"狂"字，据《徐氏针灸大全》卷一删。
②骭厥竭：《徐氏针灸大全》卷一、《针灸大成》卷三作"皆骭厥"，义长。

體重不食亦如之烦心心下仍急痛泄水溏瘕寒疟随不卧强立股膝肿疸發身黄大指痿心經多氣少血宫是動心脾痛難任渴欲飲水咽乾燥所生胁痛目如金胁臂之内後廉痛掌中有熱向經尋小腸氣少還多血是動則病痛咽嗌頷下肿兮不可顧肩似拔兮臑似折所生病主肩臑痛耳聾目黄肿腮頰肘臂之外後廉痛部分尤當細分別膀胱血多氣猶少是動頭疼不可當項似拔兮腰似折髀強痛徹脊中央膕如結兮腨如裂是為踝厥筋乃傷所主疟痔小指廢頭囟項痛目色黄腰尻膕脚疼連背淚流鼻衄及癲狂腎經多氣而少血是動病飢不欲食喘嗽唾血喉中鳴坐而欲起面如垢目視䀮䀮氣不足心懸如飢常惕惕所生病者為舌乾口熱咽痛氣賁逼

股内後廉并脊疼心腸煩痛疸而澼痿厥嗜卧體怠惰足下熱痛皆骨厥心包少氣原多血是動則病手心熱肘臂攣急腋下肿甚則胸胁支滿結心中澹澹或大動喜笑目黄面赤色所生病者為煩心心痛掌中熱之疾三焦少血還多氣是動耳鳴喉肿痹所生病者汗自出耳後痛兼目銳眦肩臑肘臂外眦疼小指次指亦如廢膽經多氣而少血是動口苦善太息心胁疼痛難轉移面塵足熱體無澤所生頭痛連銳眦缺盆肿痛并兩腋馬刀挾瘿生兩旁汗出振寒痎疟疾胸胁髀膝至跗骨絕骨踝痛及諸節肝經血多氣少方是動腰疼俛仰難男疝女人少腹肿面塵脱色及咽乾所生病者為胸滿嘔吐洞泄小便難或時遺溺并狐疝臨症還須仔細看機按經言十二經是動及所病則補之

体重不食亦如之；烦心心下仍急痛，泄水溏瘕寒疟随；不卧强立股膝肿，疸发身黄大指痿。

心经多气少血宫，是动心脾痛难任；渴欲饮水咽干燥，所生胁痛目如金。胁臂之内后廉痛，掌中有热向经寻。

小肠气少还多血，是动则病痛咽嗌，颔下肿兮不可顾，肩似拔兮臑似折。所生病主肩臑痛，耳聋目黄肿腮颊，肘臂之外后廉痛，部分尤当细分别。

膀胱血多气犹少，是动头疼不可当，项似拔兮腰似折，髀强痛彻脊中央。腘如结兮腨如裂，是为踝厥筋乃伤。所主疟痔小指废，头囟项痛目色黄；腰尻腘脚疼连背，泪流鼻衄及癫狂。

肾经多气而少血，是动病饥不欲食，喘嗽唾血喉中鸣，坐而欲起面如垢，目视䀮䀮气不足，心悬如饥常惕惕。所生病者为舌干，口热咽痛气贲逼；股内后廉并脊疼，心肠烦痛疸而澼，痿厥嗜卧体怠惰，足下热痛皆骨厥①。

心包少气原多血，是动则病手心热；肘臂挛急腋下肿，甚则胸胁支满结；心中澹澹或大动，喜笑目黄面赤色。所生病者为烦心，心痛掌中热之疾。

三焦少血还多气，是动耳鸣喉肿痹；所生病者汗自出，耳后痛兼目锐眦；肩臑肘臂外眦疼，小指次指亦如废。

胆经多气而少血，是动口苦善太息；心胁疼痛难转移，面尘足热体无泽。所生头痛连锐眦，缺盆肿痛并两腋；马刀挟瘿生两旁，汗出振寒痎疟疾；胸胁髀膝至跗骨，绝骨踝痛及诸节。

肝经血多气少方，是动腰疼俯仰难；男疝女人少腹肿，面尘脱色及咽干。所生病者为胸满，呕吐洞泄小便难；或时遗溺并狐疝，临症还须仔细看。机按：经言十二经是动及所病，虚则补之，

①骨厥：原作"肾厥"，据《灵枢·经脉》改。

实则泻之，热则疾之，寒则留之，陷下则灸之；不盛不虚，以经取之。盛者，寸口大三倍于人迎；虚者，寸口反小于人迎也。兹集切脉观色数条于前，继集诸经病症数条于后，盖欲学者备举兼尽，庶不陷于一偏，免致杀人于无知无识，阴谴之报，或可以少逭也。

十二经井荥俞经合歌

少商鱼际与太渊，经渠尺泽肺相连，商阳二三间合谷，阳溪曲池大肠原；少冲少府属于心，神门灵道少海寻；少泽前谷后溪腕，阳谷小海小肠经；大敦行间太冲看，中封曲泉属于肝[1]；窍阴侠溪临泣胆，丘墟阳辅阳陵泉；隐白大都太白脾，商丘阴陵切要知，涌泉然谷太溪穴，复溜阴谷肾之经；厉兑内庭陷谷胃，冲阳解溪三里随；至阴通谷束京骨，昆仑委中是膀胱；中冲劳宫心包络，大陵间使曲泽传；关冲液门中渚穴，阳池支沟天井源。此是三焦经穴俞，号曰流注五行全。

禁针穴歌

禁针穴道要先明，脑户囟会及神庭；络却玉枕角孙穴，颅息承泣随承灵；神道灵台膻中忌，水分神阙并会阴；横骨气冲手五里，箕门承筋并青灵；更加臂上三阳络，二十二穴不可针。孕妇不宜针合谷，三阴交内亦同伦；石门针灸应须忌，女子终身无妊娠。外有云门并鸠尾，缺盆客主人莫深。肩井针[2]时令闷倒，三里急补命还平。

禁灸穴歌

禁灸之穴四十五，承光哑门并风府；天柱素髎临泣上，睛明攒竹迎香数；禾髎颧髎丝竹空，头维下关与脊中；肩贞心俞白环俞，天牖人迎共乳中。周荣渊液并鸠尾，腹哀少

---

①肝：原作"肺"，据《针灸大成》卷五改。
②针：《徐氏针灸大全》卷一作"深"，义长。

商鱼际同；经渠天府中冲位，阳关阳池地五会；隐白漏谷阴陵泉，条口犊鼻并阴市；伏兔髀关及委中，殷门申脉承扶忌。

重解"虚则补之"四句

机按：《难经》所解。义犹未悉，且举心言之：经文虚实字，指虚邪、实邪言，非心之虚实也。如从心之后来者为虚邪，虚邪伤心当补。然心之后肝，肝为心之母也。从心之前来者为实邪，实邪伤心当泻。然心之前脾，脾为心之子也。举此以例，从心所胜来者为微邪。微邪，金也。微邪伤心亦当补。从心所不胜来者为贼邪。贼邪，水也。贼邪伤心亦当泻。可见肝肺同一虚邪而当补，脾肾同一实邪而当泻。至于心之正邪，火也；心病于火，乃本经自病，既非他经之虚邪来伤，亦非他经之实邪来袭，是以不须补泻他经，只就本经之虚实以补泻也。故曰：不虚不实，以经取之。不虚不实，亦指虚邪、实邪言。如此分解，其义方尽。可将此连前后数篇观之，则可见矣。

针灸问对卷之下终

[明] 高武 撰　宋亚芳 校录

明嘉靖刻本

针灸聚英

《针灸聚英》又名《针灸聚英发挥》，共四卷，明代高武撰。高武，号梅孤子，四明（今浙江鄞县）人。《鄞县志》载其"凡天文律吕、兵法骑射，无不娴熟"。嘉靖间中武举，官场不得志而专攻医学，尤精针术。曾铸铜人三具，"以试其穴，推之人身，其验不爽毫发"。本书刊于明嘉靖八年（1529），汇集经络窍穴、各病取穴治法、针法灸法、明以前各歌赋等，内容丰富全面，所引文献众多，且多标明出处，《玉龙赋》《肘后歌》《拦江赋》等针灸重要文献为本书最早载录。除此之外，亦有高武本人之独特见解和经验发挥，对后学多有启迪。本书具有重大文献价值及临床价值。现以明嘉靖刻本影印校订。

慈谿冯氏
耕餘樓藏本

高氏尚編有鍼灸節要故此
書口有中下字樣其上帙即節
要是也此是聚英單行本特為
註明
甲庫有乙部二三帙俱全惜
印時較此本為後

慈溪冯氏
耕余楼藏本

　　高氏尚编有《针灸节要》，故此书口有"中""下"字样，其"上"帙即《节要》是也。此是
《聚英》单行本，特为注明。
　　甲库有一部，一二三帙俱全，惜印时较此本为后。

余生平勤于搜诸名家医书，得之则欣然夬喜，不得则惘然若失，明知玩物丧志，然癖好未克因之稍减也。曩读钦定《四库全书总目存目》，载《针灸聚英》五卷，明高武撰，武之事迹无可考。是书则取经络空穴，类聚为一卷，各病取穴治法为一卷，诸论针灸法为一卷，各歌赋为一卷。凡诸书与《素问》《难经》异同者，取其同而论其异，故以《聚英》名书。公余不觉怦动于心，急欲得而读之，以澄其究原。遍访诸藏书家，莫之睹也。浙水裘君，设三三医社，志在流通医书，披罗极富，曾览得此书。余闻亟向其价购，后以人事羁滞，竟落于海上，飞凫八年，更托老友陈枚先求之，亦未有以应。又适九嫂寓沪，乃又坚托其不惜重金购求，卒获此孤本，即托裘、陈代谋而未得者。凡此一书，经三数人之力，一再转移，始为余有。信知物聚所有，不期然而然者。然非余求不懈，恐亦未能如愿耳。书为明刊，至可宝贵。检自来藏书家目录，罕见著载。日本森立之搜罗医籍，富备无匹，其书目至别为一类，亦无此本，则稀见可知矣！焉得不什袭藏之？

中华人民建国之十八年端午前二日

成之氏记

时年六十二

《针灸聚英》引

　　扁鹊有言：疾在腠理，熨焫之所及；在血脉，针石之所及；其在肠胃，酒醪之所及。是针、灸、药三者得兼而后可与言医。可与言医者，斯《周官》之十全者也。曩武谬以活人之术止于药，故弃针与灸而莫之讲。每遇伤寒①热入血室、闪挫诸疾，非药饵所能愈而必俟夫刺者，则束手无策，自愧技穷。因悟治病犹对垒，攻守奇正，量敌而应者，将之良；针、灸、药因病而施者，医之良也。思得师指而艰其人，求之远近，以针鸣者，各出编集《标幽》《玉龙》《肘后》《流注》《神应》等书，其于捻针补泻，尚戾越人从卫取气、从荣置气之说，复取《素》《难》而研精之，旁究诸家。又知《素》《难》为医之鼻祖，犹《易》为揲蓍求卦之原。诸家医流，如以钱掷甲子起卦，勾陈玄武、螣蛇龙虎断吉凶，似《易》而乱《易》也，后世针灸亦若是尔。呜呼！不溯其原，则昧夫古人立法之善，故尝集《节要》一书矣；不穷其流，则不知后世变法之弊，此《聚英》之所以纂也。安故狃近者，犹曰《易》穷则变，变则通，通则久，是以《诗》变而《骚》，君子取之。郡县者封建之变，租庸者井田之变，后人因之，固足以经国治世，奚怪于针灸之变法哉？奚怪是古非今为哉？岂知封建井田变而卒莫如周之延祚八百，针灸变而卒莫如古之能收功十全。如使弊法而可因，则彼放荡逾闲者可以为礼，以之安上治民，妖淫愁怨者可以为乐，以之移风易俗哉？夫《易》谓穷斯变通久，《素》《难》者，垂之万世而无弊，不可谓穷，不容于变，而自通且久也。周子谓不复古礼，不变

──────────
①寒：原脱，据医理补。

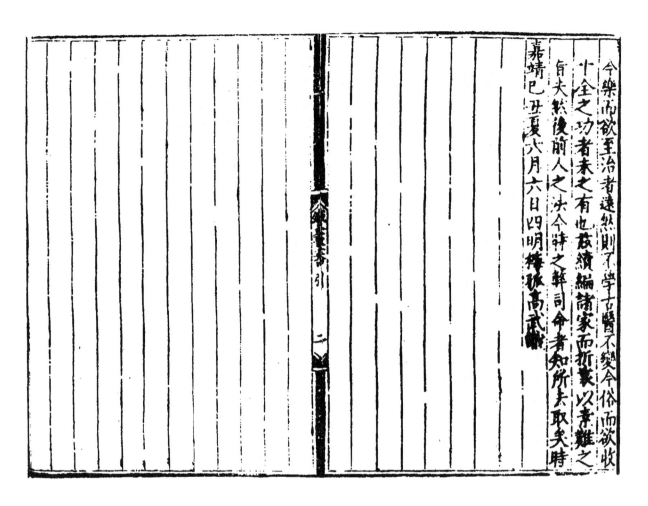

今乐，而欲至治者远。然则不学古医，不变今俗，而欲收十全之功者未之有也。兹续编诸家而折衷以《素》《难》之旨，夫然后前人之法，今时之弊，司命者知所去取矣。

时嘉靖己丑夏六月六日四明梅孤高武识

一卷

仰人尺寸　伏人尺寸

中指寸法　五藏六府圖

手太陰經脈穴　手陽明經脈穴

足陽明經脈穴　足太陰經脈穴

手少陰經脈穴　手太陽經脈穴

足太陽經脈穴　足少陰經

手厥陰經脈穴　手少陽經脈穴

足少陽經脈穴　足厥陰經脈穴

奇經督脈穴　任脈穴

陽蹻脈穴　陰蹻脈穴

衝脈穴　陽維脈穴

陰維脈穴　帶脈穴

十五絡脈　十二原穴

五藏募穴　五藏俞穴

八會穴　井滎俞經原合

二卷

騎竹馬法　四花穴

灸勞法　取腎俞

竇氏八穴　子午流注膠穴開闔

藏府井滎俞經八主治　十二經是動所生病迎隨補瀉

東垣鍼法　治例傷寒

治例雜病　王機微義

《针灸聚英》总目

鍼鐵鍼 焠鍼

火鍼 温鍼

折鍼 暈鍼

鍼灸傷 煖鍼

呼吸 補瀉

十四法 八法

四法 下鍼法

出鍼法 人身左右補瀉不同

男女血氣 古人不行鍼知鍼理

艾葉 艾炷大小

點艾火 壯數多少

阿是穴 治灸瘡令發

洗灸瘡 貼灸瘡

小兒戒逆灸 相天時

忌食物房勞 避人神

炷火 炷火先後

鍼灸避忌太乙圖 冬至叶蟄宮説

月内神人所在 每月血支

每月血忌 十二支神人

十二時忌 十二部神人

九部旁通神人 新忌傍通

四季神人 胡侍郎奏過尻神指訣

四卷

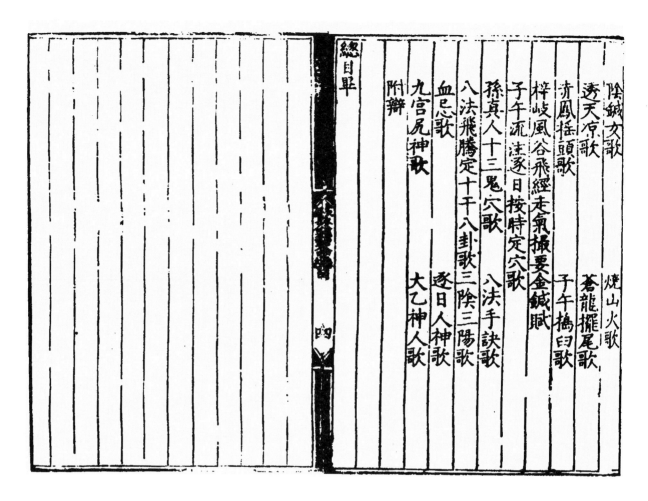

《针灸聚英》集用书目

《难经》：见《节要》。

《素问内经》：见《节要》。

《子午经》一卷：论针灸之要，撰成歌诀，后人依托扁鹊者。

《铜人针灸图》三卷：宋仁宗诏王维德考次针灸之法，铸铜人为式，分腑脏十二经，旁注俞穴所会，刻题其名，并为图法，并主疗之术，刻板传于世，夏竦为序，然其窍穴比之《灵枢》本输、骨空等篇颇亦繁杂也。

《明堂针灸图》三卷：题曰：黄帝论人身俞穴及灼灸禁忌。曰明堂者，谓雷公问道，黄帝授之，亦后人所依托者。

《存真图》一卷：晁氏谓杨介编。崇宁间，泗州刑贼于市，郡守李夷行遣医并画工往，亲决膜摘膏肓，曲折图之，尽得纤悉，介校以古书，无少异者，比欧希五脏图[1]过之远矣，实有益医家也。王莽时，捕得翟义党王孙庆，使太医尚方与巧屠共剖剥之，量度五脏，以竹筳道其脉，知所终始，可以治病，亦此意。

《膏肓灸法》二卷：清源庄绰季裕所集。

《千金方》三十卷：唐孙思邈所撰。用药之方，诊脉之诀，针灸之穴，禁架之法，至导引之要，无不周悉。曰千金者，以为人命至重，有贵千金，一方济之，德愈于此。议者谓其未知伤寒之数。

《千金翼方》三十卷：孙思邈掇拾遗轶，以羽翼其书。首之以药录，次之以妇人、伤寒、小儿、养性、辟谷、退居、补益、杂疮痛、色脉、针灸而禁术终焉。

---

①欧希五脏图：即《欧希范五脏图》，北宋吴简编撰，解剖学著作。原书已佚。

《外台秘要》：唐王焘①在台阁二十年，久知宏文②馆得古方书数千百卷，因述诸证候，附以方药、符禁、灼灸之法，凡一千一百一十四门。天宝中出守房陵及大宁郡，故名外台。孙兆以焘谓针能杀人，不能起死人，取灸而不取针，讥其为医之蔽。

《金兰循经》：元翰林学士忽泰必列所著。其子光济铨次，大德癸卯平江郡文学岩陵邵文龙为之序。首绘脏腑前后二图，中述手足三阴、三阳走属，继取十四经络流注，各为注释，列图于后。传之北方，自恒山董氏锓梓吴门，传者始广，自滑氏注《十四经发挥》，而人始嫌其简略矣。

《济生拔萃》十九卷：一卷取《针经节要》；二卷集洁古、云岐针法，窦氏《流注》；三卷《针经摘英》，首针法以仿古制也。延祐间杜思敬所撰者。

《针经指南》：古肥窦汉卿所撰。首《标幽赋》，次定八穴指法及叶蛰宫图，颇于《素问》有不合者。

《针灸杂说》：建安窦桂芳类次。取《千金》禁忌人神及《离合真邪论》，未能曲尽针灸之妙③。

《资生经》：东嘉王执中叔权，取三百六十穴，背面颠末行分类别，以穴属病，盖合《铜人》《千金》《明堂》《外台》而一之者也。

《十四经发挥》三卷：许昌滑寿伯仁传针法于东平高洞阳，得其开阖流注交别之要。至若阴阳维、跷、带、冲六脉皆有系属，而惟督、任二经则包乎背腹而有专穴④，

---

① 《外台秘要》：此下至本节末底本版蚀，据日本江户初期抄本（以下简称"日抄本"）补。
② 宏文：底本版蚀难辨，据日抄本订正。
③ 妙：原作"少"，据日本正保二年翻刻本（以下简称"正保本"）改。
④ 背腹而有专穴：底本版蚀，据日抄本补。

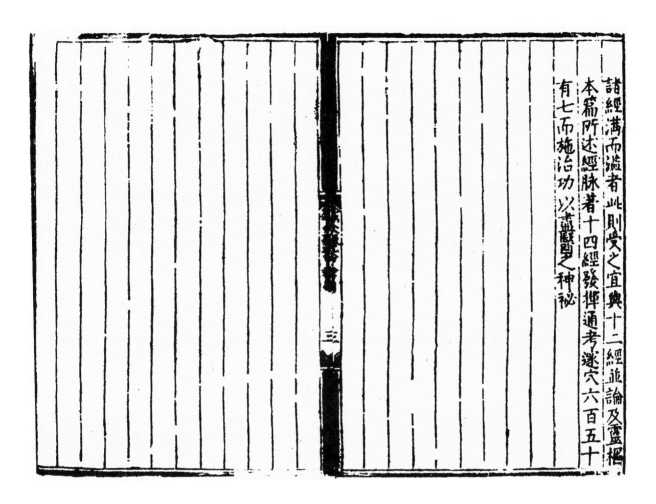

诸经满而溢者，此则受之，宜与十二经并论，及《灵枢》本篇所述经脉，著《十四经发挥》，通考邃穴六百五十有七而施治功，以尽医之神秘。

一諸書於素問難經多異少同今取其同議其異故以
聚英名
一此書以經絡節穴類聚為一卷各病取穴治法為二
卷諸論鍼艾法為三卷各歌賦為四卷間或發揮一
二
一周身尺寸已詳於前集素難節要今止繪圖各分寫
於上以便準量取穴
一經絡俱屬於五藏六府今繪其圖於經絡之前者知
外有是經則內屬是藏府也
一明堂鍼灸銅人千金翼諸書拘頭面腹手足分列
穴殊無經絡起止次序今以滑氏十四經發揮金蘭
循經經絡繪圖每經自始至終某穴主某病以便考
究
一資生經立諸病目以各節穴分屬似難於閱今以各
經節穴為主以主某病分屬之倣神農本草例以穴
名在前藥性隨於後
一各經節穴或有原缺者仍舊
一標幽玉龍肘後諸歌賦今醫家皆謂其易於記誦然
專事於此則鍼灸亦狹矣姑集於末卷以備參閱
一奇經八脉十二絡脉八會脉原募穴雖備於本經絡
復表章於後以便分別
一前人著取穴捷法治病而不明言穴名者今攷明之
一取穴法有未明者竊議一二

《针灸聚英》凡例

○诸书于《素问》《难经》多异少同，今取其同，议其异，故以《聚英》名。

○此书以经络节穴类聚为一卷，各病取穴治法为二卷，诸论针艾法为三卷，各歌赋为四卷。间或发挥一二。

○周身尺寸已详于前集《素难节要》。今止绘图各分写于上，以便准量取穴。

○经络俱属于五脏六腑，今绘其图于经络之前者，知外有是经，则内属是脏腑也。

○《明堂针灸》《铜人》《千金翼》诸书，拘头面、腹、手足分列髎穴，殊无经络起止次序，今以滑氏《十四经发挥》《金兰循经》经络绘图，每经自始至终，某穴主某病，以便考究。

○《资生经》立诸病目，以各节穴分属，似难于阅。今以各经节穴为主，以主某病分属之，仿《神农本草》例，以穴名在前，药性随于后。

○各经节穴或有原缺者仍旧。

○《标幽》《玉龙》《肘后》诸歌赋，今医家皆谓其易于记诵。然专事于此，则针灸亦狭矣。姑集于末卷，以备参阅。

○奇经八脉、十二络脉、八会脉、原募穴，虽备于本经络，复表章于后，以便分别。

○前人著取穴捷法治病，而不明言穴名者，今考明之。

○取穴法有未明者，窃议一二。

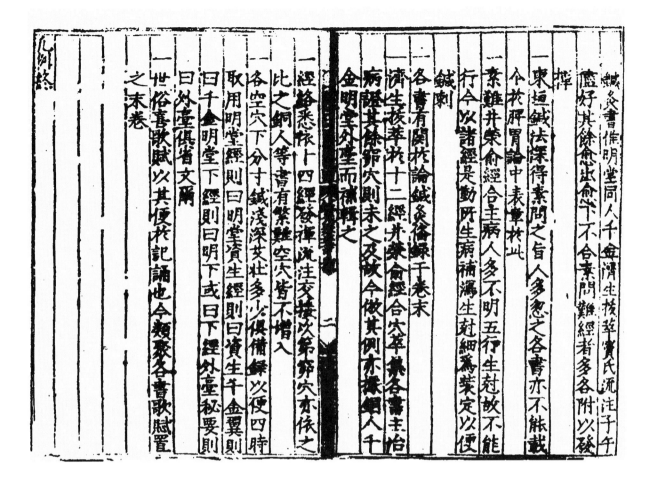

○针灸书惟《明堂》《铜人》《千金》《济生拔萃》、窦氏《流注》《子午》尽好，其余愈出愈下，不合《素问》《难经》者多，各附以发挥。

○东垣针法，深得《素问》之旨，人多忽之，各书亦不能载，今于《脾胃论》中表章于此。

○《素》《难》井荥俞经合主病，人多不明五行生克，故不能行，今以诸经是动、所生病补泻生克，细为装定，以便针刺。

○各书有关于论针灸，备录于卷末。

○《济生拔萃》：于十二经井荥俞经合穴，萃集各书主治病证，其余𨪐穴则未之及，故今仿其例。亦据《铜人》《千金》《明堂》《外台》而补辑之。

○经络悉依《十四经发挥》流注交接次第，𨪐穴亦依之，比之《铜人》等书，有繁难空穴，皆不增入。

○各空穴下分寸，针浅深、艾壮多少，俱备录，以便四时取用。《明堂经》则曰《明堂》；《资生经》则曰《资生》；《千金翼》则曰《千金》；《明堂下经》则曰《明下》，或曰《下经》；《外台秘要》则曰《外台》，俱省文尔。

○世俗喜歌赋，以其便于记诵也，今类聚各书歌赋，置之末卷。

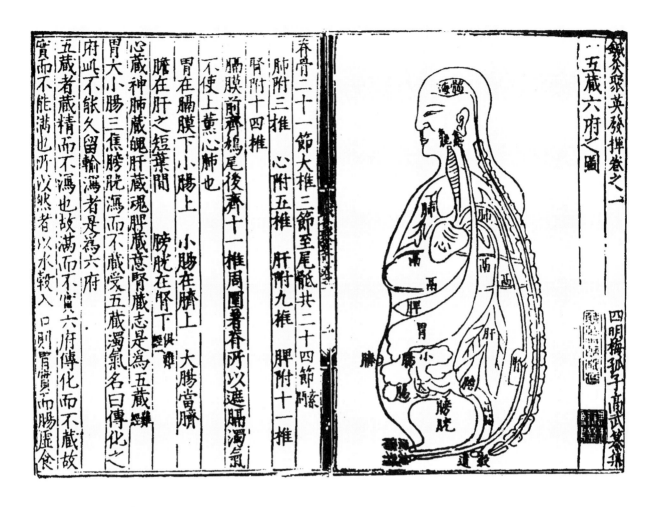

《针灸聚英发挥》卷之一

四明梅孤子高武纂集

五脏六腑之图（图见上）

脊骨二十一节，大椎三节，至尾骶共二十四节。《素问》。

肺附三椎　心附五椎　肝附九椎　脾附十一椎　肾附十四椎

膈膜前齐鸠尾，后齐十一椎，周遭著脊，所以遮隔浊气，不使上熏心肺也。

胃在膈膜下小肠上　小肠在脐上　大肠当脐　胆在肝之短叶间　膀胱在肾下。俱《难经》。

心藏神，肺藏魄，肝藏魂，脾藏意，肾藏志。是为五脏。《难经》。

胃、大小肠、三焦、膀胱泻而不藏，受五脏浊气，名曰传化之腑。此不能久留输泻者，是为六腑。

五脏者，藏精而不泻也，故满而不实。六腑传化而不藏，故实而不能满也。所以然者，以水谷入口，则胃实而肠虚，食

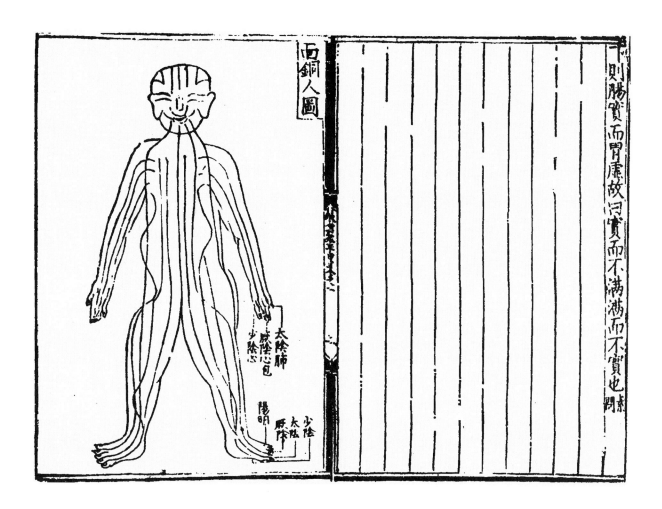

面銅人圖

則腸實而胃虛，故曰實而不滿，滿而不實也。《素問》

下则肠实而胃虚，故曰实而不满，满而不实也。《素问》。

面铜人图（图见上）

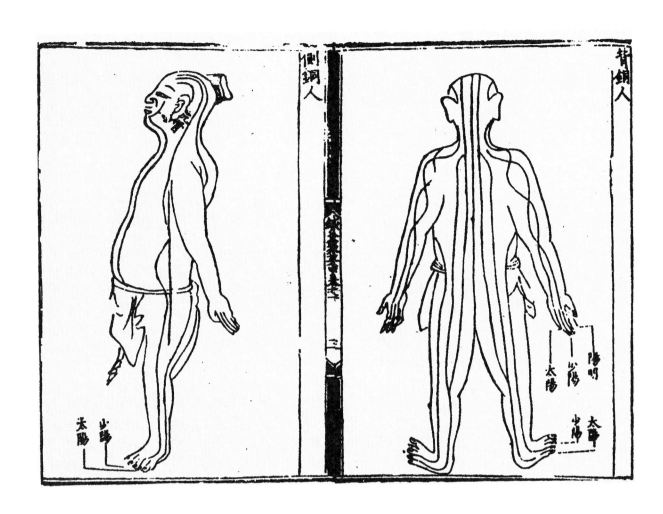

背铜人（图见上）

侧铜人（图见上）

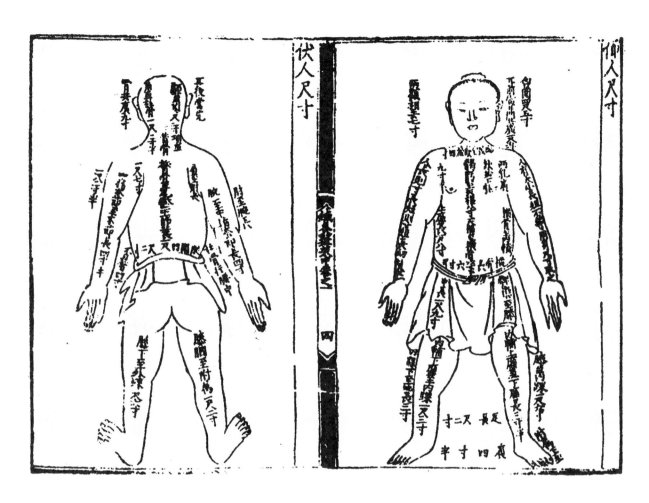

仰人尺寸（图见上）

伏人尺寸（图见上）

凡人兩手足各有三陰三陽脈以合為十二經也

三陰謂太陰厥陰少陰三陽謂陽明太陽少陽也人兩手足各有三陰三陽脈合為十二經也詳見脈訣謂之經者以血氣流行經常不息而言謂之脈者以血理分表行體者而言也表音謀言相去也

手之三陰從臟走至手手之三陽從手走至頭足之三陽從頭走至足足之三陰從足走入腹

手三陰從臟走至手謂手太陰起中焦至出大指之端手少陰起心中至出小指之端手厥陰起胸中至出中指之端手三陽從手走至頭謂手陽明起大指次指之端至上挾鼻孔手太陽起小指之端至目內眥手少陽起小指次指之端至目銳眥足三陽從頭走至足謂足陽明起於鼻至入中指內間足太陽起目內眥至小指外側端足少陽起目銳眥至入小指次指間足三陰從足入腹謂足太陰起大指之端至屬脾絡胃足少陰起足心至屬腎絡膀胱足厥陰起大指聚毛至屬肝絡膽足三陰雖曰從足入腹然太陰乃復上膈挾咽散舌下少陰復從腎挾舌本厥陰乃復上出額與督脈會於巔兼手太陰從肺系橫出腋下手少陰從心系上肺出腋下手厥陰循胸出脅上抵腋下此又秦越人所謂諸陰脈皆至頸胸而還者也然厥陰則又上出於巔蓋厥陰陰之盡者也所以然者示陰無可盡之理猶易之碩果不食示陽無可盡之義也然易之陰陽以氣言人之陰陽以臟

手足阴阳流注

凡人两手足，各有三阴脉、三阳脉，以合为十二经也。

三阴谓太阴、厥阴、少阴，三阳谓阳明、太阳、少阳也。人两手足各有三阴、三阳脉，合为十二经也。详见《脉诀》。谓之经者，以血气流行，经常不息而言。谓之脉者，以血理分衺行体者而言也。衺，音谋。言相去也。

手之三阴，从脏走至手，手之三阳，从手走至头。足之三阳，从头走至足。足之三阴，从足走入腹。

手三阴从脏走至手：谓手太阴起中焦，至出大指之端；手少阴起心中，至出小指之端；手厥阴起胸中，至出中指之端。手三阳从手走至头：谓手阳明起大指次指①之端，至上挟鼻孔；手太阳起小指之端，至目内眦；手少阳起小指次指之端，至目锐眦。足三阳从头走至足：谓足阳明起于鼻，至入中指内间；足太阳起目内眦，至小指外侧端；足少阳起目锐眦，至入小指次指间。足三阴从足入腹：谓足太阴起大指之端，至属脾络胃；足少阴起足心，至属肾②络膀胱；足厥阴起大指聚毛，至属肝络胆。足三阴虽曰从足入腹，然太阴乃复上膈，挟咽散舌下，少阴复从肾挟舌本，厥阴乃复上出额，与督脉会于巅。兼手太阴从肺系横出腋下，手少阴从心系上肺出腋下，手厥阴循胸出胁，上抵腋下，此又秦越人所谓诸阴脉皆至颈胸而还者也。然厥阴则又上出于巅，盖厥阴阴之尽者也。所以然者，示阴无可尽之理，犹易之硕果不食，示阳无可尽之义也。然易之阴阳，以气言，人之阴阳，以脏

①次指：原脱，据《灵枢·经脉》补。下文手少阳经同。

②肾：原作"脾"，据《灵枢·经脉》改。

象言。气无形，而脏象有质，气阳而质阴也。然则无形者贵乎阳，有质者贵乎阴欤。

脉络传注，周流不息

　　络脉者，本经之旁支，而别出以联络于十二经者也。本经之脉，由络脉而交他经，传注周流，无停息也。夫十二经之有络脉，犹江汉之有沱潜也。是以手太阴之支者，从腕后出次指端，而交于手[1]阳明。手阳明之支，从缺盆上挟口鼻，而交足阳明。足阳明之支，别跗上，出大指端，而交于足太阴。足太阴之支，从[2]胃别上膈，注心中，而交于手少阴。手少阴则直自[3]本经少冲穴，而交于手太阳。不假支授，盖君者出令者也。手太阳之支，别颊上，至目内眦，而交于足太阳。足太阳之支[4]，从膊内左右别下腘中，下至小指外侧端，而交于足少阴。足少阴之支，从肺出注胸中，而交于手厥阴。手厥阴之支，从掌中循小指次指出其端，而交于手少阳。手少阳之支，从耳后出至目锐眦，而交于足少阳。足少阳之支，从跗上入大指爪甲出三毛，而交于足厥阴。足厥阴之支[5]，从肝别贯膈，上注肺，而交于手太阴[6]也。

　　故经脉者，行血气通阴阳，以荣于身也。

　　通结上文，以起下文之义。经络之流行不息，所以运行血气，流通阴阳。以荣养于身者也。不言络脉者，举经以该之。

　　其始平旦寅时从中焦注手太阴肺、阳明大肠，卯时注此。阳明注足阳明胃，辰时注此。太阴脾，巳时注此。太阴注手少阴心，午时注此。太阳小肠，未时注此。太阳注足太阳膀胱，申时注此。少阴肾，酉时注此。少阴注手心主厥阴心包络，戌时注此。少阳三焦，亥时注此。少阳注足少阳胆，子时注此。厥阴肝，丑

---

①手：原无，据正保本补。

②从：此上原有"从膊"二字，据正保体删。

③自：原无，据正保本补。

④别颊上，至目内眦，而交于足太阳。足太阳之支：此十八字原无，据正保本补。

⑤从跗上入大指爪甲出三毛，而交于足厥阴。足厥阴之支：此二十二字原无，据正保本补。

⑥阴：原作"阳"，据正保本改。

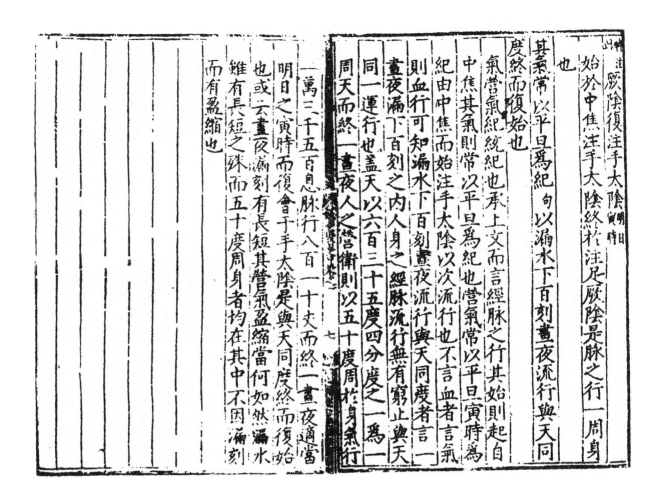

时注此。厥阴复注手太阴。明日寅时。

始于中焦，注手太阴，终于注足厥阴，是脉之行一周身也。

其气常以平旦为纪《句》，以漏水下百刻，昼夜流行，与天同度，终而复始也。

气，营气；纪，统纪也。承上文而言，经脉之行，其始则起自中焦，其气则常以平旦为纪也。营气常以平旦寅时为纪，由中焦而始注手太阴，以次流行也。不言血者，言气则血行可知，漏水下百刻。昼夜流行，与天同度者，言一昼夜漏下百刻之内，人身之经脉流行，无有穷止，与天同一运行也。盖天以三百六十五度[①]四分度之一为一周天，而终一昼夜。人之营卫，则以五十度周于身，气行一万三千五百息，脉行八百一十丈，而终一昼夜。适当明日之寅时，而复会于手太阴，是与天同度，终而复始也。或云：昼夜漏刻有长短，其营气盈缩。当何如？然。漏水刻[②]虽有长短之殊，而五十度周身者，均在其中，不因漏刻而有盈缩也。

①三百六十五度：原作"六百三十五度"，据正保本改。
②刻：原无，据正保本补。

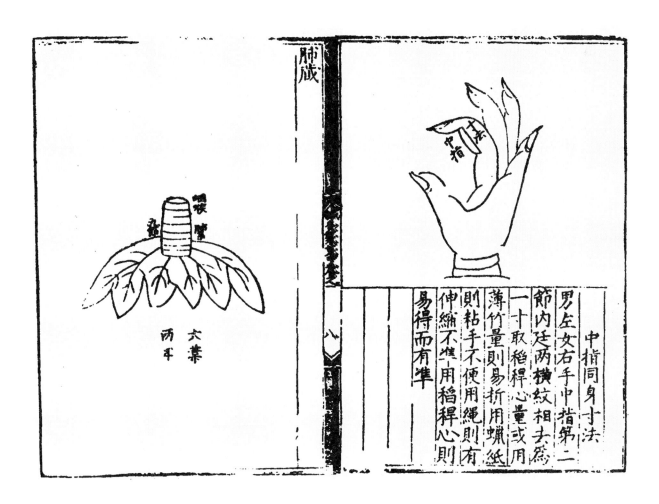

中指同身寸法

男左女右手中指第二节内廷两横纹相去为一寸取稻秆心量或用薄竹量则易折用蜡纸则粘手不便用绳则有伸缩不准用稻秆心则易得而有准

六叶两耳

中指同身寸法（图见上）

男左女右，手中指第二节内廷两横纹相去为一寸，取稻秆心量。或用薄竹量则易折，用蜡纸则粘手不便，用绳则有伸缩不准，用稻秆心则易得而有准。

肺脏（图见上）

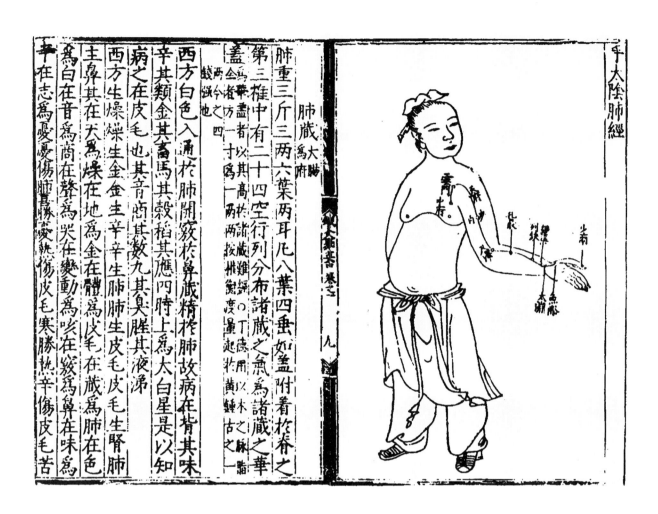

肺重三斤三兩六葉兩耳凡八葉四垂如盖附着於脊之
第三椎中有二十四空行列分布諸藏之氣為諸藏之華
盖為華盖者以其高於諸藏難經丁德用以木之脉脂全者方一寸為一兩按權衡度量起於黃鐘古之一兩今之四錢強也

西方白色入通於肺開竅於鼻藏精於肺故病在背其味
辛其類金其畜馬其穀稻其應四時上為太白星是以知
病之在皮毛也其音商其數九其臭腥其液涕

西方生燥燥生金金生辛辛生肺肺生皮毛皮毛生腎肺
主鼻其在天為燥在地為金在體為皮毛在藏為肺在色
為白在音為商在聲為哭在變動為咳在竅為鼻在味為
辛在志為憂憂傷肺喜勝憂熱傷皮毛寒勝熱辛傷皮毛苦

肺藏為府 大腸

手太阴肺经 （图见上）

肺脏大肠为腑

　　肺重三斤三两，六叶两耳，凡八叶，四垂如盖，附着于脊之第三椎。中有二十四空行列。分布诸脏之气，为诸脏之华盖。为华盖者，以其高于诸脏。《难经》丁德用以木之脉脂全者，方一寸为一两。按权衡度量，起于黄钟。古之一两，今之四钱强也。

　　西方白色，入通于肺，开窍于鼻，藏精于肺，故病在背。其味辛，其类金，其畜马，其谷稻，其应四时。上为太白星，是以知病之在皮毛也。其音商，其数九，其臭腥，其液涕。

　　西方生燥，燥生金，金生辛，辛生肺，肺生皮毛，皮毛生肾。肺主鼻，其在天为燥，在地为金，在体为皮毛，在脏为肺，在色为白，在音为商，在声为哭，在变动为咳，在窍为鼻，在味为辛，在志为忧。忧伤肺，喜胜忧，热伤皮毛，寒胜热。辛伤皮毛，苦胜辛。《素问》。

膻中者，臣使之官，喜乐出焉。

肺者，气之本，魄之处也。其华在毛，其充在皮，为阳中之太阴[1]，通于秋气。《素问》。

肺之合皮也，其荣毛也。其主心也。肺气通鼻，鼻和，则知香臭矣。《难经》。

肺气虚，则使人梦见白物，见人斩血藉藉，得时则梦见兵刃血战。秋三月。

肺色白，欲如鹅毛，不欲如盐。《素问》。

肺白象金，金得水而沉，肺得水而浮，何也？肺者，非为纯金也，辛商也。丙之柔，大言阴与阳，小言夫与妇，释其微阴，昏而就火，其意乐火，又行阳道多，故肺得水而浮也。肺热而复沉者，辛当归庚，物极则反也。《难经》。肺气绝，则皮毛焦。肺气行于皮毛，气弗荣，则皮毛焦。皮毛焦，则津液去。津液去，则皮节伤。皮节伤，则皮枯毛折。毛折者，则毛先[2]死。丙日笃，丁日死。《难经》。

手太阴经脉穴[3]

手太阴之脉，起于中焦，下络大肠，还循胃口，上膈属肺。起，发也。络，绕也。还，复也。循，巡也，又依沿也。属，会也。中焦者，在胃中[4]脘，当脐上四寸之分，大肠注见本经。胃口，胃上下口也。胃上口在脐上五寸上脘穴，下口，在脐上二寸下脘穴之分也。膈，隔也。凡人心下有膈膜，与脊胁周围相着，所以遮隔浊气，不使上熏心肺也。手太阴起中焦，受足厥阴之交也，由是循任脉之外、足少阴经脉之里，以

---

①阴：原作"阳"，据《素问·六节脏象论》改。

②毛先：原作"先毛"，据正保本改。

③手太阴经脉穴：原作"肺经"，据原目录改。

④中：原无，据正保本补。

次下行當臍上一寸水分穴之分繞絡大腸手太陰
明相為表裏也乃復行本經之外上循胃口迤邐而屬
會于肺榮氣有所歸於本藏也
從肺系橫出腋下循臑內行少陰心主之前下肘中
肺系謂喉嚨也喉以候氣下接於肺肩下脇上際曰腋
臑下對腋處為臑肩肘之間也臑盡處為肘肘臂節也
自肺藏循肺系出而橫行循胸部第四行之中府雲門
以出腋下下循臑內歷天府俠白行手少陰心主之前
下入肘中抵尺澤穴也蓋手少陰循臑臂出手小指之
端手心主循臑臂出中指之端手太陰則行乎二經之
前也

循臂內上骨下廉入寸口上魚《句》循魚際出大指之端
肘以下為臂廉隅也邊也手掌後高骨旁動脈為關
前動脈為寸口曰魚曰魚際云者謂掌骨之前大指本
節之後其肥肉隆起處統謂之魚魚際則其間之穴名
也既下肘中乃循臂內上骨之下廉歷孔最列缺入寸
口之經渠太淵以上魚循魚際出大指之端至少商穴
而終也端杪也
其支者從腕後直出次指內廉出其端
臂骨盡處為腕脈之大隧為經交經者為絡本經終於
出大指之端矣此則從腕後列缺穴達次指內廉出其
端而交於手陽明也
是經多氣少血○平旦寅時氣血注此○受足厥陰
之交○凡十一穴左右共二十二穴○手之陰陽其

次下行，当脐上一寸水分穴之分，绕络大肠，手太阴、阳①明相为表里也。乃复行本经之外，上循胃口，迤通而属会于肺，荣气有所归于本脏也。

从肺系，横出腋下，循臑内，行少阴、心主之前，下肘中。

肺系，谓喉咙也。喉以候气，下接于肺。肩下胁上际曰腋。膊下对腋处为臑，肩肘之间也。臑尽处为肘。肘，臂节也。自肺脏循肺系出而横行，循胸部第四行之中府、云门，以出腋下，下循臑内，历天府、侠白，行手少阴、心主之前，下入肘中，抵尺泽穴也。盖手少阴循臑臂出手小指之端，手心主循臑臂出中指之端，手太阴则行乎二经之前也。

循臂内上骨下廉，入寸口，上鱼，《句》循鱼际，出大指之端。

肘以下为臂。廉，隅②也，边也。手掌后高骨旁动脉为关，关前动脉为寸口。曰鱼、曰鱼际云者，谓掌骨之前，大指本节之后，其肥肉隆起处，统谓之鱼，鱼际则其间之穴名也。既下肘中，乃循臂内上骨之下廉，历孔最、列缺，入寸口之经渠、太渊以上鱼，循鱼际，出大指之端，至少商穴而终也。端，杪也。

其支者，从腕后直出次指内廉，出其端。

臂骨尽处为腕，脉之大隧为经，交经者为络。本经终于出大指之端矣。此则从腕后列缺穴达次指内廉，出其端，而交于手阳明也。

是经多气少血。平旦寅时气血注此。受足厥阴之交。凡十一穴，左右共二十二穴。手之阴阳，其

①阳：底本版蚀，据正保本补。以下凡版蚀阙字处据正保本补，不另出注。
②隅：原作"膈"，据正保本改。

受气之道近，其气之来疾。刺深无过二分，其留无过一呼，过此者则脱气。

中府一名膺俞。云门下一寸，乳上三肋间，动脉应手陷中，去中行六寸。肺之募，募，犹结募也，言经气聚此。足太阴脾脉之会。《铜人》：针三分，留五呼；灸五壮。《埤雅》云：壮者，以壮人为法也。主腹胀，四肢肿，食不下，喘气胸满，肩背痛，呕哕，咳逆上气，肺系急，肺寒热，胸悚悚，胆热呕逆，咳唾浊涕，风汗出，皮痛面肿，少气不得卧，伤寒，胸中热，飞尸遁疰，瘿瘤。

云门 巨骨下，侠气户傍二寸陷中，动脉应手，举臂取之，去胸中行任脉两傍相去各六寸。《素注》：针七分。《铜人》：针三分，不宜深，深则使气逆；灸五壮。主伤寒四肢热不已，咳逆短气，气上冲心，胸胁彻背痛，喉痹，肩背痛，臂不得举，瘿气。

天府 腋下三寸，臂臑内廉动陷中，以鼻取之。《甲乙》：禁灸，灸之使人逆气。《铜人》：针四分，留七呼。《素注》：留三呼。《铜人》：灸二七壮至百壮。《资生》云：非大急不灸。主暴痹内逆，肝脉相搏，血溢鼻口，鼻衄血不止，卒中恶风邪气，泣出，喜忘，飞尸恶疰，鬼语遁下，喘不得息，疟寒热，目眩，远视晾晾，瘿气。

夹白 天府下，去肘五寸动脉中。《铜人》：针三分，灸五壮。主心痛短气，干呕烦满。

尺泽 肘中约纹上动脉中。甄权云：屈肘横纹筋骨罅陷中。手太阴肺脉所入，为合水。肺实泻之。《素注》：针三分，留三呼；灸三壮。《明堂》：禁灸。《铜人》：灸五壮。《资生》同。《素问》：刺肘中内陷，气归之，为不屈伸。主肩背痛，汗出中风，小便数而欠，溺色变，卒遗失无度，面白，善嚏，悲愁不乐欲哭，洒淅寒热，风痹，臑肘挛，手臂不得举，喉痹，上气呕吐，口舌干，咳嗽唾浊，痎疟，四肢腹暴肿，臂寒，短气心痛，肺胀膨膨，缺盆中痛[1]，心烦闷乱，少气不足以息，劳热风，汗出中风，小便数而欠，上气喘满，腰脊强痛，肺积息奔，小儿慢惊风。

孔最　去腕上七寸。《铜人》：灸五壮，针三分。主热病汗不出，咳逆，肘臂厥痛，屈伸难，手不及头，指不握，吐血，失音，咽肿痛，头痛。

列缺　手太阴络，别走阳明。去腕侧上一寸五分。滑氏曰：以手交叉头，食指末筋罅中。《铜人》：针二分，留三呼，泻五吸；灸三壮。《明堂》：针三分，日灸七壮至七七壮。主偏风口面㖞斜，手肘无力，半身不遂，掌中热，口噤不开，寒热疟，呕沫，咳嗽，善笑，纵唇口，健忘，溺血，精出，阴茎痛，小便热，痫惊妄见，面目四肢痛肿，肩痹，胸背寒栗，少气不足以息，尸厥寒厥，交两手而瞀。实则胸背热，汗出，四肢暴肿，虚则胸背寒栗，少气不足以息。《素问》云：实则手锐掌热，泻之；虚则欠㰦、小便遗，补之。

按：《素问》曰：直行者，谓之经；旁出者，谓之络。手太阴之支，从腕后直出次指内廉，出其端，是列缺为太阴别走阳明之络。人或有寸、关、尺三部脉不见，自列缺至阳溪脉见者，俗谓之反关脉，此经脉虚而络脉满。《千金翼》谓阳脉逆，反大于寸口三倍。惜叔和尚未之及

①痛：原脱，据《素问》补。

而况高阳生哉!

经渠 寸口陷中。肺脉所行，为经金。《素注》：针三分。《铜人》：针二分，留三呼；禁灸，灸伤人神明。主疟寒热，胸背拘急，胸满膨膨，喉痹，掌中热，咳逆上气，数欠，伤寒热病汗不出，暴痹喘促，心痛呕吐。

太渊 一名太泉，避唐祖讳。掌后陷中。肺脉所注，为俞土。肺虚补之。《难经》曰：脉会太渊。疏曰：脉病治此。平旦寅时气血从此始，故曰寸口者脉之大要会，手太阴之动脉也。《铜人》：灸三壮，针一分。《素注》：针二分，留二呼；灸三壮。主胸痹逆气，善哕，呕饮水，咳嗽，烦冤不得眠，肺胀膨膨，臂内廉痛，目生白翳，眼眦赤筋眼痛，眼青转筋，乍寒乍热，缺盆中引痛，掌中热，数欠，肩背痛寒，喘不得息，噫气上逆，心痛脉涩，咳血呕血，振寒咽干，狂言口僻，溺色变，卒遗失无度。

鱼际 大指本节后内侧陷中，又云散脉中。肺脉所溜，为荥火。《铜人》：针一分，留三呼。《明堂》《素注》：针二分[1]，灸三壮。《素[2]问》：刺手鱼腹内陷为肿。主酒病，恶风寒，虚热，舌上黄，身热头痛，咳嗽哕，伤寒汗不出，痹走胸背痛不得息，目眩，烦心少气，腹痛不下食，肘挛肢满，喉中干燥，寒栗鼓颔，咳引尻痛，溺血[3]呕血，心痹悲恐，乳痈。东垣曰：胃气下溜，五脏气乱，皆在于肺者，取之手太阴鱼际、足少阴俞。

少商 大指端内侧，去爪甲角如韭叶，白肉际宛宛中。肺脉所出，为井木。《铜人》：针一分，留三呼，泻五吸；不宜灸。

---

①分：原脱，据《明堂》《素注》补。
②素：原作"素素"，据上下文，删一"素"字。
③血：原作"出"字，据《素问》改。

《素注》：留一呼。《明下》：灸三壮。《甲乙》：灸一壮。主颔肿喉闭，烦心善哕呕，心下满，汗出而寒，咳逆，痎疟振寒，腹满，唾沫，唇干引饮，食不下，膨膨，手指挛痛，掌热，寒栗鼓颔，喉中鸣，小儿乳鹅。唐刺史成君绰勿颔肿大如升，喉中闭塞，水粒不下三日。甄权以三棱针刺之，微出血，立愈。泄脏热也。

按：《难经》曰：诸井者，肌肉浅薄，不足为使也。刺井者，当刺荥。甄权写井而疗喉痹，杜宝善类聚井穴。主治病证者，《难经》曰：井主心下满，又曰：春刺井，盖并行而不悖也。

或问《素问》注、《铜人》《明堂》《千金》诸书，于髎穴有宜针灸，有禁针灸，刺浅刺深、艾壮多寡不同，将孰从哉？武曰：一穴而有宜针、禁针、宜灸、禁灸者，看病势轻重缓急，病轻势缓者，当别用一主治穴以代之，若病势重急，倘非此穴不可疗，当用此一穴。若诸书皆禁针灸，则断不可用矣。针浅深、艾多少，则以《素问》十二经浅深刺法为主，诸书相参互用之，不可偏废也。经曰：春夏刺浅，秋冬刺深，肥人刺深，瘦人刺浅。故在春夏与瘦人，当从浅刺；秋冬与肥人，当从刺深。又曰：陷下则灸之。陷下不甚者，灸当从少；陷下甚者，灸当从多。又寒凉之月，火气衰，灸当从多；温暑之月，火气旺，灸当从少。又肌肉浅薄俞穴，刺浅艾少；肌肉深厚俞穴，刺深艾多。又春与夏不同，秋与冬不同，肥瘦有适中者，有过肥而壅肿者，有太瘦而骨立者，以意消息，不可执

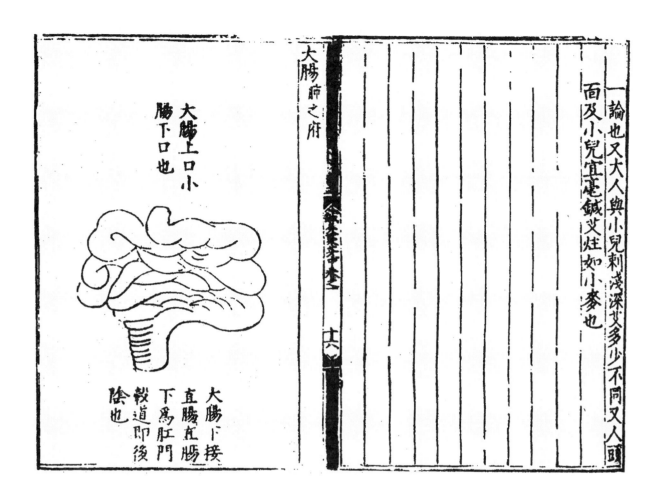

一论也。又大人与小儿、刺浅深、艾多少不同。又人头面及小儿宜毫针，艾炷如小麦也。

大肠_{肺之腑} （图见上）

大肠上口小肠下口也。

大肠下接直肠，直肠下为肛门，谷道即后阴也。

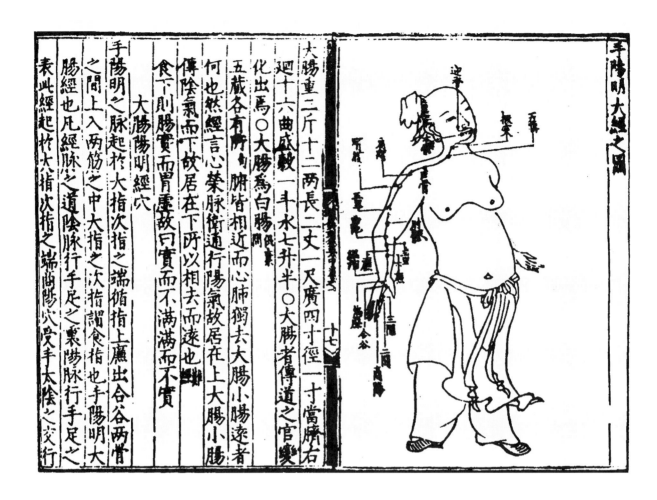

手阳明大肠①经之图（图见上）

大肠重二斤十二两，长二丈一尺，广四寸，径一寸，当脐右回十六曲，盛谷一斗，水七升半。大肠者，传道之官，变化出焉。大肠为白肠。俱《素问》。

五脏各有所，句。腑皆相近，而心肺独去大肠、小肠远者，何也？然，经言心荣肺②卫，通行阳气，故居在上；大肠、小肠传阴气而下，故居在下。所以相去而远也。《难经》。

食下则肠实而胃虚，故曰实而不满，满而不实。

手阳明经脉穴③

手阳明之脉，起于大指次指之端，循指上廉，出合谷两骨之间，上入两筋之中。大指之次指，谓食指也，手阳明大肠经也。凡经脉之道，阴脉行手足之里，阳脉行手足之表。此经起于大指次指之端商阳穴，受手太阴之交，行

---

① 肠：原脱，据《灵枢·经脉》补。
② 肺：原作"脉"，据正保本改。
③ 手阳明经脉穴：原作"大肠阳明经穴"，据原目录改。

于阳之分也。由是循指之上廉，历二间①、三间，以出合谷两骨之间，上入阳溪两筋之中。

循臂上廉，入肘外廉，上循臑外前廉，上肩。

自阳溪而上，循臂上廉之偏历、温溜、下廉、上廉、三里，入肘外廉之曲池，循臑外前廉，历肘髎、五里、臂臑，络臑会，上肩，至肩髃穴也。

出髃骨之前廉，上出柱骨之会上。髃，牛口切。

肩端两骨间为髃骨，肩胛上际会处为天柱骨。出髃骨前廉，循巨骨穴，上出柱骨之会上，会于大椎。

下入缺盆，络肺，下膈，属大肠。

自大椎而下入缺盆，循足阳明经脉外，络绕肺藏，复下膈，当天枢之分会属于大肠也。

其支别者，从缺盆上颈，贯颊，入下齿缝中。

头茎为颈，耳以下曲处为颊，口前小者为齿。其支别者，自缺盆上行于颈，循天鼎、扶突，上贯于颊，入下齿缝中。

还出挟口，交人中，左之右，右之左，上挟鼻孔。

唇口上、鼻柱②下为人中。既入齿缝，复出夹两口吻，相交于人③中之分。左脉之右，右脉之左，上挟鼻孔，循禾髎、迎香而终，以交于足阳明也。

是经气血俱多，卯时气血注此，受手太阴之交。凡二十六，左右共四十六。手之阴阳，其受气之道近，其气之来疾，刺深无过二分，其留无过一呼，过此者则脱气。

商阳一名绝阳。手大指次指内侧，去爪甲角如韭叶。手阳明

---

① 二间：原脱，据《灵枢·经脉》补。

② 柱：原无，据正保本补。

③ 人：原脱，据正保本补。

大腸脈所出爲井金○銅人灸三壯鍼一分留一呼○主胸中氣滿喘欬支腫熱病汗不出耳鳴耳聾寒熱瘰瘲口乾頤頷腫齒痛惡寒肩背急相引缺盆中痛目青盲灸三壯左取右右取左如食頃立已

二間一名間谷食指本節前內側陷中手陽明大腸脈所溜爲榮水大腸實瀉之○銅人鍼三分留六呼灸三壯○主喉痹頷頷腫肩背臑痛振寒鼻鼽衄血多驚齒痛目黃口乾口喎急食不通傷寒水結○東垣曰氣在於臂足取之先去血脈後深取陽明少陰之榮俞二間三間

三間一名少谷食指本節後內側陷中手陽明大腸脈所注爲俞木○銅人鍼三分留三呼灸三壯○主喉痹咽中如梗下齒齦痛嗜臥胸腹滿腸鳴洞泄寒熱瘧唇焦口乾氣喘目眦急痛吐舌戾頸喜驚多唾急食不通傷寒氣熱身寒結水

合谷一名虎口○手大指次指岐骨間陷中手陽明大腸脈所過爲原虛實皆拔之○銅人鍼三分留六呼灸三壯○主傷寒大渴脈浮在表發熱惡寒頭痛脊強無汗寒熱瘧鼻衄不止熱病汗不出目視不明生白翳頭痛下齒齲耳聾喉痹面腫唇吻不收暗不能言口噤不開偏風風疹痂疥偏正頭痛腰脊內引痛小兒單乳鵝○按合谷婦人妊娠可瀉不可補補即墮胎詳見足太陰脾經三陰交下

陽谿一名中魁○腕中上側兩筋間陷中手陽明大腸脈所行爲經火○銅人鍼三分留七呼灸三壯○主狂言喜笑

大肠脉所出，为井金。《铜人》：灸三壮；针一分，留一呼。主胸中气满，喘咳支肿，热病汗不出，耳鸣耳聋，寒热痎疟，口干，颐颔肿，齿痛，恶寒，肩背急，相引缺盆中痛，目青盲。灸三壮，左取右，右取左，如食顷立已。

二间 一名间谷。食指本节前内侧陷中。手阳明大肠脉所溜，为荥水。大肠实泻之。《铜人》：针三分，留六呼；灸三壮。主喉痹，颔颔肿，肩背臑痛，振寒，鼻鼽衄血，多惊，齿痛，目黄，口干，口喎，急食不通，伤寒水结。东垣曰：气在于臂，足取之，先去血脉，后深取阳明、少阴之荥俞二间、三间。

三间 一名少谷。食指本节后内侧陷中。手阳明大肠脉所注，为俞木。《铜人》：针三分，留三呼；灸三壮。主喉痹，咽中如梗，下齿龈痛，嗜卧，胸腹满，肠鸣洞泄，寒热疟，唇焦口干，气喘，目眦急痛，吐舌，戾颈，喜惊，多唾，急食不通，伤寒气热，身寒结水。

合谷 一名虎口。手大指次指岐骨间陷中。手阳明大肠脉所过，为原。虚实皆拔之。《铜人》：针三分，留六呼；灸三壮。主伤寒大渴，脉浮在表，发热恶寒，头痛脊强无汗，寒热疟，鼻衄不止，热病汗不出，目视不明，生白翳，头痛，下齿龋，耳聋，喉痹，面肿，唇吻不收，暗不能言，口噤不开，偏风，风疹痂疥，偏正头痛，腰脊内引痛，小儿单乳鹅。

按：合谷，妇人妊娠，可泻不可补，补即堕胎，详见足太阴脾经三阴交下。

阳溪 一名中魁。腕中上侧两筋间陷中。手阳明大肠脉所行，为经火。《铜人》：针三分，留七呼；灸三壮。主狂言喜笑见鬼，热病烦心，目风赤烂有翳，厥逆头痛，胸满不得息，寒热疟疾，寒咳，呕沫，喉痹，耳鸣耳聋，惊掣肘臂不举，痂疥。

偏历　腕中后三寸。手阳明络脉，别走太阴。《铜人》：针三分，留七呼；灸三壮。《明下》：灸五壮。主肩髃肘腕酸疼，䁴目䀮䀮，齿痛，鼻衄，寒热疟，癫疾多言，咽喉干，喉痹，耳鸣，风汗不出，利小便。实则龋、聋，泻之；虚则齿寒痹鬲，补之。

温溜一名逆注，一名池头。腕后，大士五寸，小士六寸。《明堂》：在腕后五寸、六寸间。《铜人》：针三分，灸三壮。主肠鸣而痛，伤寒哕逆噫，鬲中气闭，寒热头痛，喜笑狂言见鬼，吐涎沫，风逆四肢肿，吐舌口舌痛，喉痹。

下廉　辅骨下，去上廉一寸。辅锐肉分外。《铜人》：斜针五分，留二呼；灸三壮。主飧泄，劳瘵，小腹满，小便黄，便血，狂言，偏风热风，冷痹不遂，风湿痹，小肠气不足，面无颜色，疠癖，腹痛若刀刺不可忍，飧泄腹胁痛满，狂走，夹脐痛，食不化，喘息不能行，唇干涎出，乳痛。

上廉　三里下一寸，其分独抵阳明之会外。《铜人》：斜针五分，灸五壮。主小便难，黄赤，肠鸣，胸痛，偏风半身不遂，骨髓冷，手足不仁，喘息，大肠气，脑风头痛。

三里一名手三里。曲池下二寸，按之肉起，锐肉之端。《铜人》：灸三壮，针二分。主霍乱①遗失，失音气，齿痛，颊颔肿，瘰疬，手臂不仁，肘挛不伸，中风口辟，手足不随。

曲池　肘外辅骨，屈肘两骨②中，以手拱胸取之。手阳明大

①乱：原作"乳"，据正保本改。
②之：原无，据正保本补。

肠脉所入，为合土。《素注》：针五分，留七呼。《铜人》：针七分，得气先泻后补之；灸三壮。《明堂》：日灸七壮至二百壮，且停十余日，更下止二百。主绕踝风，手臂红肿，肘中痛，偏风半身不遂，恶风邪气，泣出，喜忘，风瘾疹，喉痹不能言，胸中烦满，臂膊疼痛，筋缓捉物不得，挽弓不开，屈伸难，风痹，肘细无力，伤寒余热不尽，皮肤干燥，瘈疭癫疾，举体痛痒如虫啮，皮脱作疮，皮肤痂疥，妇人经脉不通。

肘髎 大骨外廉陷中。《铜人》：灸三壮，针三分。主风劳嗜卧，臂痛不举，肩重腋急，肘臂麻木不仁。

五里 肘上三寸，行向里大脉中央。《铜人》：灸十壮。《素问》：大禁针。主风劳惊恐，吐血咳嗽，肘臂痛，嗜卧，四肢不得动，心下胀满，上气，身黄，时有微热，瘰疬。

臂臑 肘上七寸䏚肉端，肩髃下一寸，两筋两骨罅陷宛宛中，平手取之。手阳明络，手足太阳、阳维之会。《铜人》：灸三壮，针三分。《明堂》：宜灸不宜针，日灸七壮至二百壮，若针，不得过三五分。主臂细无力，臂痛不得向头，瘰疬，颈项拘急。

肩髃 一名中肩井，一名偏肩。膊骨头肩端上，两骨罅间陷者宛宛中，举臂取之有空。足少阳、阳跷之会。《铜人》：灸七壮至二七壮，以差为度。若灸偏风，灸七七壮，不宜多，恐手臂细。若风病，筋骨无力，久不瘥，灸不畏细，刺即泄肩臂热气。《明堂》：针八分，留三呼，泻五吸；灸不及针，以平手取其穴，灸七壮增至二七。《素注》：针一寸，灸五壮。又云：针六分，留六呼。主中风手足不随，偏风，风痪，风痿，风病半身不遂，热风肩中热，头不可回顾，肩臂疼痛，臂无力，手不可向头，挛急，风热瘾疹，颜色枯焦，劳气泄精，伤寒热不已，四肢热，诸瘿气。唐鲁州刺史库狄嵚风痹不得挽弓，甄权使嵚彀弓矢向堋立，针肩髃，针进即可射。

巨骨　肩尖端上行，两叉骨罅间陷中。手阳明、阳跷之会。《铜人》：灸五壮，针一寸半。《明堂》：灸三壮至七壮。《素注》：禁针，针则倒悬，一食顷乃得下针。针四分，泻之勿补，针出始得正卧。《明下》：灸三壮。主惊痫，破心吐血，臂膊痛，胸中有瘀血，肩臂不得屈伸。

天鼎　颈缺盆上，直扶突后一寸。《素注》：针四分。《铜人》：灸三壮，针三分。《明堂》：灸七壮。主喉痹嗌肿不得食，饮食不下，喉鸣。

扶突一名水穴。气舍后一寸五分，在颈当曲颊下一寸，人迎后一寸五分，仰而取之。《铜人》：灸三壮，针三分。《素注》：针四分。咳嗽多唾，上气，咽引喘息，喉中如水鸡声，暴喑气硬。

禾髎一名长频。鼻孔下，夹水沟旁五分。《铜人》：针三分，灸三壮。主尸厥及口不可开，鼻疮息肉，鼻塞不闻香臭，衄衊。

迎香　禾髎上一寸，鼻下孔旁五分。手阳明、足阳明之会。《铜人》：针三分，留三呼；不宜灸。主鼻塞不闻香臭，偏风口㖞，面痒浮肿，风动叶叶，状如虫行，唇肿痛，喘息不利，鼻㖞多涕，衄衊有疮，鼻有息肉。

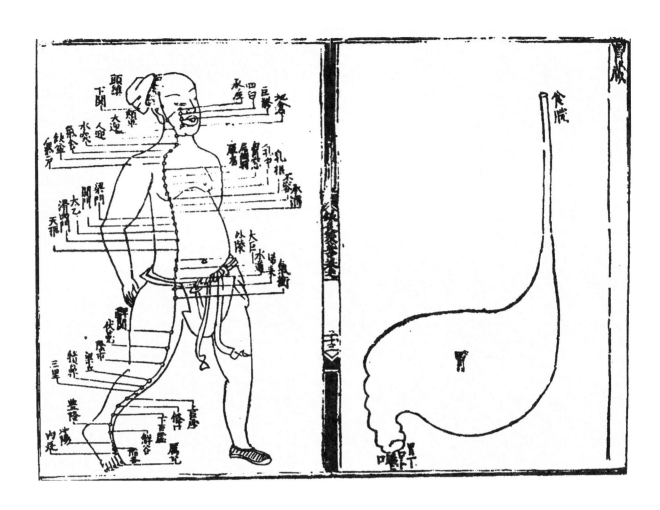

胃脏（图见上）

胃重二斤一两，大一尺五寸，长二尺六寸，径五寸，纡曲屈伸，盛谷二斗，水一斗五升。胃者，仓廪之官，五味出焉。胃为黄肠，五味入口，藏于胃，以养五脏气。胃者，水谷之海，六腑之大原也，是以五脏六腑之气味皆出于胃。

水谷入口，则胃实而肠虚。

食气入胃，散精于肝，淫气于筋。

食气入胃，浊气归心，淫精于脉，脉气流经，经气归于肺。肺朝百脉，输精于皮毛，毛脉合精，行气于府，府精神明，留于四藏，气归于权衡，权衡以平，气口成寸，以决死生。

饮食入胃，游溢精气，上输于脾，脾气散精，上归于肺，通调水道，下输膀胱，水精四布，五经并行，合于四时五脏阴阳，揆度以为常也。

人胃中常有留谷二斗，古斗非今之比，斤两尺寸亦然。水一斗五升。故平人日再至圊，一行二升半，日中五升。七日，五七三斗五升而水谷尽矣，故平人不食，七日死也。

东垣曰：饮食劳倦，内伤脾胃，则胃脘之阳不能升举，并心肺之气，陷入中焦，用补中益气汤。又曰：胃中元气盛，多食不伤，过时不饥。胃火盛则多食易饥。能食而大便溏者，胃热善消，脾病不化也。又曰：脾胃不和，九窍不通。

足阳明经脉穴[1]

足阳明之脉，起于鼻，交颏中，旁约太阳之脉，下循鼻外，入上[2]齿中，还出挟口，环唇，下交承浆。

颏，鼻茎也，鼻山根为颏。足阳明起于鼻两旁迎香穴，由是而上，左右相交于颏中，过精明之分，下循鼻外，历承

---

[1]足阳明经脉穴：原作"足阳明经穴"，据原目录改。

[2]入上：原作"上入"，据《灵枢·经脉》改。

泣、四白、巨髎，入上齿中，复出循地仓，挟口两吻，环绕唇下，左右相交于承浆之分也。

却循颐①后下廉，出大迎，循颊车，上耳前，过客主人，循发际，至额颅。

腮下为颔，颔中为颐，腮前为发际，发际前为额颅。自承浆却循颐后下廉，出大迎，循颊车，上耳前，历下关，过客主人，循发际，行悬厘、颔厌之分，经头维，会于额颅之神庭。

其支别者，从大迎前，下人迎，循喉咙，入缺盆，下膈，属胃，络脾。

胸两傍高处为膺，膺上横骨为巨骨，巨骨上陷中为缺盆。其支别者，从大迎前，下人迎，循喉咙，历水突、气舍，入缺盆，行足少阴俞府之外，下膈，当上脘、中脘之分，属胃，络脾。

其直行者，从缺盆下乳内廉，挟脐，入气冲中。

直行者，从缺盆而下，下乳内廉，循气户、库房、屋翳、胸窗、乳中、乳根、不容、承满、梁门、关门、太乙、滑肉门，下挟脐，历天枢、外陵、大巨、水道、归来诸穴而入气冲中也。

其支者，起胃下口，循腹里，下至气冲而合。

胃下口，下脘之分。《难经》云：太仓下口，为幽门者是也。自属胃处，起胃下口，循腹里，过足少阴肓腧之外、本经之里，下至气冲中，与前之入气冲者合。

以下脾关，抵伏兔，下入膝膑中，下循骱外廉，下足跗，入中指外间。骱，户当切。

①颐：原作"额"，据《灵枢·经脉》改。

抵至也股內為髀髀前膝上起肉處為伏兔伏兔後交
又為髀關挾膝筋中為膑胻骨為骭跗足面也既相合
氣衝中乃下髀關抵伏兔歷陰市梁丘下入膝膑中經
犢鼻下循跗之冲陽陷谷入中指外間之內庭至厲兌穴而終也
其支者下膝三寸而別以下入中指外間
此支自膝下三寸循三里穴之外別下歷上廉條口下
廉豐隆解谿冲陽陷谷以至內庭厲兌而合也
其支者別跗上入大指間出其端
此支自跗上冲陽穴別行入大指間斜出足厥陰行間
穴之外循大指下出其端以交於太陰
此經多血多氣辰時氣血注此○受手陽明之交
○凡四十五穴左右共九十穴○足陽明五藏六府
之海也其脉大血多氣盛壯熱不深不散不留不瀉
刺深六分留六呼
承泣○目下七分直瞳子陷中陽蹻脉任脉胃脉之會○
銅人灸三壯禁鍼鍼之令人目烏色○明堂鍼四分半不
宜灸灸後令人目下大如拳息肉日加如桃至三十日
定不見物資生云當不灸不鍼○東垣曰魏邦彥夫人
目醫自下侵上者自陽明來也○主目冷淚出上觀瞳
子痒遠視䀮䀮昏夜無見目瞤動與項口相引口眼喎
斜口不能言面葉葉牽動眼赤痛耳鳴耳聾
四白○目下一寸直瞳子令病人正視取之○素註鍼四分
甲乙銅人灸七壯鍼三分凡用鍼穩當方得下鍼刺
太深令人目烏色○主頭痛目眩目赤痛僻淚不明目

抵，至也。股外①为髀，髀前膝上起肉处为伏兔，伏兔后交纹为髀关，挟膝筋中为膑，胫骨为骭。跗，足面也。既相合气冲中，乃下髀关，抵伏兔，历阴市、梁丘，下入膝膑中，经犊鼻，下循跗之冲阳、陷谷，入中指外间之内庭，至厉兑穴而终也。

其支者，下膝三寸而别，以下入中指外间。

此支自膝下三寸循三里穴之外别下，历上廉、条口、下廉、丰隆、解溪、冲阳、陷谷，以至内庭、厉兑而合也。

其支者，别跗上，入大指间，出其端。

此支自跗上冲阳穴别行，入大指间，斜出足厥阴行间穴之外，循大指下出其端，以交于太阴。

此经多血多气，辰时气血注此，受手阳明之交。凡四十五穴，左右共九十穴。足阳明，五脏六腑之海也，其脉大，血多气盛，壮热，不深不散，不留不泻。刺深六分，留六呼。

承泣　目下七分，直瞳子陷中。阳跷脉、任脉、胃脉之会。《铜人》：灸三壮；禁针，针之令人目乌色。《明堂》：针四分半；不宜灸，灸后令人目下大如拳，息肉日加如桃，至三十日，定不见物。《资生》云：当不灸不针。东垣曰：魏邦彦夫人目医，自下侵上者，自阳明来也。主目冷泪出，上观，瞳子痒，远视䀮䀮，昏夜无见，目眴动，与项口相引，口眼㖞斜，口不能言，面叶叶牵动，眼赤痛，耳鸣耳聋。

四白　目下一寸，直瞳子，令病人正视取之。《素注》：针四分。《甲乙》《铜人》：灸七壮，针三分。凡用针，稳当方得下针，刺太深，令人目乌色。主头痛，目眩目赤痛，僻泪不明，目

①外：原作"内"，据《灵枢·经脉》改。

痒目膚翳口眼喎辟不能言

巨髎 挾鼻孔旁八分直瞳子平水溝蹻脈足陽明之會○銅人鍼三分得氣即瀉灸七壯明下灸七七壯○主瘈瘲唇頰腫痛口喎辟目障無見青盲無見遠視䀮䀮淫膚白膜翳覆瞳子面風鼻頞腫痛痛招搖視瞻脚氣膝腫

地倉 夾口吻旁四分外如近下有脈微動手足陽明任蹻脈之會○銅人鍼三分明堂三分半留五呼得氣即瀉日可灸二七壯重者七七壯炷如粗釵股脚大炷若大口轉喎灸承漿七七壯即愈○主偏風口喎目不得閉脚腫失音不語飲水不收水漿漏落眼瞤動不止瞳子痒遠視䀮䀮昏夜無見○病左治右病右治左宜頻鍼灸以取盡風氣口眼喎斜者以正爲度

大迎 曲頷前一寸三分骨陷中動脈又以口下當兩肩是穴○素註鍼三分留七呼灸三壯○主風痙口喑啞口噤不開唇吻瞤動頰腫牙疼寒熱頸痛瘰癧舌強舌緩不收不能言目痛不得閉

頰車一名機關一名曲牙耳下曲頰端近前陷中開口有空○銅人鍼四分得氣即寫日灸七壯止七七壯明堂灸三壯素註鍼三分○主中風牙關不開口噤不語失音牙關痛頷頰腫牙不可嚼物頸強不得回顧口眼喎

下關○客主人下耳前動脈下廉合口有空開口則閉口有穴○足陽明少陽之會○素註鍼三分留七呼灸三壯銅人鍼四分得氣即瀉禁灸○素註鍼三分留七呼灸三又不得久留鍼鍼經云

痒目肤翳，口眼㖞辟，不能言。

巨髎 挟鼻孔旁八分，直瞳子，平水沟。跷脉、足阳明之会。《铜人》：针三分，得气即泻；灸七壮。《明下》：灸七七壮。主瘈疭，唇颊肿痛，口㖞辟，目障无见，青盲无见，远视䀮䀮，淫肤白膜，翳覆瞳子，面风鼻頞肿，痛痛，招摇视瞻，脚气膝肿。

地仓 夹口吻旁四分外，如近下有脉微动。手足阳明、任、跷脉之会。《铜人》：针三分。《明堂》：三分半，留五呼，得气即泻；日可灸二七壮，重者七七壮，炷如粗钗股脚大，炷若大，口转㖞，灸承浆七七壮即愈。主偏风口㖞，目不得闭，脚肿，失音不语，饮水不收，水浆漏落，眼睸动不止，瞳子痒，远视䀮䀮，昏夜无见，病左治右，病右治左，宜频针灸，以取尽风气。口眼㖞斜者，以正为度。

大迎 曲颔前一寸三分骨陷中动脉，又以口下当两肩是穴。《素注》：针三分，留七呼；灸三壮。主风痉口喑哑，口噤不开，唇吻睸动，颊肿牙疼，寒热，颈痛瘰疬，舌强舌缓不收，不能言，目痛不得闭。

颊车一名机关，一名曲牙。耳下曲颊端近前陷中，开口有空。《铜人》：针四分，得气即写；日灸七壮，止七七壮。《明堂》：灸三壮。《素注》：针三分。主中风牙关不开，口噤不语，失音，牙关痛，颔颊肿，牙不可嚼物，颈强不得回顾，口眼㖞。

下关 客主人下，耳前动脉下廉，合口有空，开口则闭，闭口有穴。足阳明、少阳之会。《素注》：针三分，留七呼；灸三壮。《铜人》：针四分，得气即泻；禁灸①。又不得久留针。《针经》云：

---

① 灸：底本版蚀，据正保体补。

氣户○巨骨下俞府两旁各二寸陷中仰而取之去中行
热不巳
痹汗出寒热缺盆中腫外癀則生胸中热満傷寒胸中
内陷氣泄令人喘嗽○主息奔胸満喘急水腫瘰癧喉
鍼二分留七呼不宜大深則使人逆息素問刺缺盆中
缺盆一名尺盖○肩下横骨陷中○銅人灸三壯鍼三分素註
不下瘿瘤
○主欬逆上氣肩腫不得顧喉痹哽噎咽腫不消食飲
氣舍○頸直人迎下夹天突陷中○銅人灸五壯鍼三分
卧
灸三壯○主欬逆上氣咽喉癰腫呼吸短氣喘息不得
水突一名水門○頸大筋前直人迎下氣舍上○銅人鍼三分
○主吐逆霍乱胸中満喘呼不得息咽喉癰腫瘰癧
氣口人迎○銅人禁鍼明堂鍼四分素註刺過深殺人
喉两旁為氣口人迎至晋王叔和直以左右手寸口為
取之以候五藏氣足陽明少陽之會○滑氏曰古以夾
人迎一名五會○頸大脉動應手夹結喉两旁一寸五分仰而
不明
灸○主頭痛如破目痛如脱目瞤目風淚出偏風視物
足少陽陽明二脉之會○銅人鍼三分素註鍼五分禁
頭維○額角入髮際本神旁一寸五分神庭旁四寸五分
汁出
牙車脱臼目眩齒痛偏風口眼㖞斜耳鳴耳聾耳痛膿
刺之則欠不能欬耳中有乾耵摘之不得灸○主失欠

刺之则欠不能欬，耳中有干耵摘之，不得灸。主失欠，牙车脱臼，目眩齿痛，偏风口眼㖞斜，耳鸣耳聋，耳痛脓汁出。

头维 额角入发际，本神旁一寸五分，神庭旁四寸五分。足少阳、阳明二脉之会。《铜人》：针三分。《素注》：针五分，禁灸。主头痛如破，目痛如脱，目瞤，目风泪出，偏风，视物不明。

人迎一名五会。颈大脉动应手，夹结喉两旁一寸五分，仰而取之，以候五脏气。足阳明、少阳之会。滑氏曰：古以夹喉两旁为气口、人迎，至晋王叔和直以左右手寸口为人迎、气口。《铜人》：禁针。《明堂》：针四分。《素注》：刺过深杀人。主吐逆霍乱，胸中满，喘呼不得息，咽喉痛肿，瘰疬。

水突一名水门。颈大筋前，直人迎下，气舍上。《铜人》：针三分，灸三壮。主咳逆上气，咽喉痛肿，呼吸短气，喘息不得卧。

气舍 颈直人迎下，夹天突陷中。《铜人》：灸五壮，针三分。主咳逆上气，肩肿不得顾，喉痹哽噎，咽肿不消，食饮不下，瘿瘤。

缺盆一名尺盖。肩下横骨陷中。《铜人》：灸三壮，针三分。《素注》：针二分，留七呼，不宜大深，深则使人逆息。《素问》：刺缺盆①中内陷气泄，令人喘咳。主息奔胸满，喘急水肿，瘰疬喉痹，汗出寒热，缺盆中肿，外溃则生，胸中热满，伤寒胸中热不已。

气户 巨骨下，俞府两旁各二寸陷中，仰而取之，去中行

①盆：原无，据《素问·禁刺论》补。

各四寸，去膺窗四寸八分。《铜人》：针三分，灸五壮。主咳逆上气，胸背痛，咳逆不得息，不知味，咳嗽，胸胁支满，喘急。

库房 气户下一寸六分陷中，去中行各四寸，仰而取之。《铜人》：灸五壮，针三分。主胸胁满，咳逆上气，呼吸不至息，唾脓血浊沫。

屋翳 库房下一寸六分陷中，气户下三寸二分，去中行各四寸，巨骨下四寸八分，仰而取之。《素注》：针四分。《铜人》：灸五壮，针二分。主咳逆上气，唾血多浊沫脓血，痰饮，身体肿，皮肤痛不可近，不禁衣，淫泺，瘛疭不仁。

膺窗 屋翳下一寸六分陷中，去中行各四寸。《铜人》：针四分，灸五壮。主胸满短气不得卧，肠鸣注泄，乳痈寒热。

乳中 当乳中是。《铜人》：微刺三分；禁灸，灸则不幸生蚀疮，疮中有脓血清汁可治，疮中有息肉，若蚀疮者死。《素问》云：刺乳上，中乳房，为肿根蚀。丹溪曰：乳房，阳明胃所经；乳头，厥阴肝所属。乳去声。子之母，不知调养，忿怒所逆，郁闷所遏，厚味所酿，以致厥阴之气不行，窍不得通，汁不得出，阳明之血沸腾，热甚化脓。亦有所乳之子，膈有滞痰，口气焮热，含乳而睡，热气所吹，遂生结核。初起时，便须忍痛揉令稍软，吮令汁透，自可消散。失此不治，必成痈疖。若加以艾火两三壮，其效尤捷。粗工便用针刀，卒恚拙病。若夫不得夫与舅姑，忧怒郁闷，脾气消阻，肝气横逆，遂成结核如棋子，不痛不痒，十数年后为疮陷，名曰奶岩。以此疮形如嵌凹，似岩穴也，不可治矣。若于始生之际便能消息病根，使心清神安，然后施治，亦有可安之理。

乳根　乳中下一寸六分陷中，去中行各四寸，仰而取之。《铜人》：灸五壮，针三分。《素注》：针四分，灸三壮。主胸下满闷，胸痛鬲气，不下食，馀病，臂痛肿，乳痛乳痈，凄凄寒热，痛不可按，咳逆，霍乱转筋，四厥。

不容　幽门旁，相去各一寸五分，去中行任脉各三寸，上脘两旁各一寸，直四肋间。《铜人》：灸五壮。《明堂》：三壮，针五分。《素注》：针八分。主腹满痃癖，唾血，肩胁痛，口干，心痛与背相引，不可咳，咳则引肩痛，嗽喘疝瘕，不嗜食，腹虚鸣，呕吐痰癖。

承满　不容下一寸，去中行各三寸。《铜人》：针三分，灸五壮。《明堂》：三壮。主肠鸣腹胀，上气喘逆，食饮不下，肩息唾血。

梁门　承满下一寸，去中行各三寸。《铜人》：针二分，灸五壮。主胁下积气，食饮不思，大肠滑泄，完谷不化。

关门　梁门下一寸，去中行各三寸。《铜人》：针八分，灸五壮。主善满积气，肠鸣卒痛，泄利，不欲食，腹中气走，挟脐急痛，身肿，痰疟振寒，遗溺。

太乙　关门下一寸，去中行各三寸。《铜人》：灸五壮，针八分。主心烦，癫狂吐舌。

滑肉门　太乙下一寸，下夹脐下一寸至天枢，去中行各三寸。《铜人》：灸五壮，针八分。主癫狂，呕逆，吐血，重舌

舌强

天枢一名长溪，一名谷门。去肓俞半寸，夹脐中两傍各二寸陷中。大肠之募。《铜人》：灸五壮。《济生拔萃》：灸百壮；针五分，留十呼。《千金》云：魂魄之舍，不可针。《素注》：针五分，留七呼。主奔豚，泄泻，胀疝，赤白痢、水痢不止，食不下，水肿腹胀肠鸣，上气冲胸，不能久立，久积冷气，绕脐切痛，时上冲心，烦满呕吐，霍乱，冬月感寒泄利，疟寒热，狂言，伤寒饮水过多，腹胀气喘，妇人女子癥瘕，血结成块，漏下赤白，月事不时。

外陵 天枢下一寸，去中行各二寸。《素注》：一寸半。《铜人》：灸五壮，针三分。《素注》[1]：针八分。主腹痛，心下如悬，下引脐痛。

大巨 外陵下一寸，天枢下二寸。《素注》：一寸，去中行各二寸。《素注》作"一寸半"。《铜人》：针五分，灸五壮。《素注》：针八分。主小腹胀满，烦渴，小便难，癀疝，偏枯，四肢不收，惊悸不眠。

水道 大巨下二寸。《素注》：三寸，去中行各二寸。《铜人》：灸五壮，针三分半。《素注》：针二分半。主肩背酸疼，三焦、膀胱、肾中热气，妇人小腹胀满，痛引阴中，月水至则腰背痛，胞中瘕，子门寒，大小便不通。

归来 水道下二寸。《素注》：三寸，去中行各二寸。《铜人》：灸五壮，针五分。《素注》：针八分。主奔豚，卵上入腹，引茎中痛，妇人血脏积冷。

气冲一名气街。归来下。《素注》：腹下夹脐相去四寸，鼠鼷上一寸，

---

① 《素注》：原脱，据正保本补。

动脉应手宛宛中。冲脉所起。《铜人》：灸七壮，禁针。《素问》：刺中脉，血不出，为肿鼠仆。《明堂》：针三分，留七呼，气至即泻；灸三壮。主腹满不得正卧，癫疝，大肠中热，身热腹痛，大气石水，阴痿茎痛，两丸寒痛，小腹奔豚，腹有逆气上攻心，腹胀满，上抢心，痛不得息，腰痛不得俯仰，淫泺，伤寒胃中热，妇人无子，小腹痛，月水不利，妊娠子上冲心，字难，包衣不出。东垣曰：脾胃虚弱，感湿成痿，汗大泄，妨食，三里、气街以三棱针出血。又曰：吐血多不愈，以三棱针于气街出血，立愈。

髀关 膝上伏兔后交分中。《铜人》：针六分，灸三壮。主腰痛，足麻木，膝寒不仁，痿痹，股内筋络急，不屈伸，小腹引喉痛。

伏兔 膝上六寸起肉，正跪，坐而取之。一云：膝盖上七寸，以左右各三指按捺，上有肉起如兔之状，因以此名。《此事难知》：定痛疽死地分有九，伏兔居一。刘宗厚曰：脉络所会也。主膝冷不得温，风劳痹逆，狂邪，手挛缩，身瘾疹，腹胀少气，头重脚气，妇人八部诸疾。

阴市一名阴鼎。膝上三寸，伏兔下陷中，拜而取之。《铜人》：针三分，禁灸。《明堂》：灸三壮。主腰脚如冷水，膝寒，痿痹不仁，不屈伸，卒寒疝，力痿小气，小腹痛，胀满，脚气，脚以下、伏兔上寒，消渴。

梁丘 膝上二寸两筋间。《铜人》：灸三壮，针三分。《明堂》：针五分。膝脚腰痛，冷痹不仁，难跪，不可屈伸，足寒，大惊，乳肿痛。

　　犊鼻　膝膑下，䯒骨上，侠解大筋陷中，形如牛鼻，故名。《素注》：针六分。《铜人》：针三分，灸三壮。《素问》：刺犊鼻出液为跛。主膝中痛不仁，难跪起，脚气，膝膑肿。膝膑肿溃者不可治，不溃可治。若犊鼻坚硬，不便攻，先洗熨，微刺之，愈。

　　三里　膝下三寸，䯒骨外廉大筋内宛宛中，两筋肉分间，举足取之，极重按之，则跌上动脉止矣。又云：犊鼻下[①]三寸。足阳明胃脉所入，为合土。《素注》：刺一寸，留一呼，灸三壮。《铜人》：灸三壮，针五分。《明堂》：针八分，留十呼，泻七吸；日灸七壮，止百壮。《素注》：刺一寸。《千金》：灸五百壮，少亦一二百壮。主胃中寒，心腹胀满，肠鸣，脏气虚惫，真气不足，腹痛食不下，大便不通，心闷不已，卒心痛，腹有逆气上攻，腰痛不得俯仰，少肠气，水气蛊毒，鬼击，疟癖，四肢满，膝䯒酸痛，目不明，产妇血晕，不省人事。秦承祖云：诸病皆治。华佗云：主五劳羸瘦，七伤虚乏，胸中瘀血，乳痛。《千金翼》云：主腹中寒，胀满，肠中雷鸣，气上冲胸，喘不能久立，腹痛，胸腹中瘀血，小腹胀皮肿，阴气不足，小腹坚，伤寒热不已，热病汗不出，喜呕口苦，壮热，身反折，口噤鼓颔，肿痛不可回顾，顾而有所见，喜悲上下求之，口僻，乳肿，喉痹不能言，胃气不足，久泄利，食不化，胁下支满，不能久立，膝痿寒热，中消谷苦饥，腹热身烦，狂言，乳痛，喜噫，恶闻食臭，狂歌妄笑，恐怒大骂，霍乱，遗尿失气，阳厥，凄凄恶寒，头眩，小便不利，喜哕，脚气。《外台秘要》云：人年三十已上，若不灸三里，令人气上冲目。东垣

①下：原脱，据正保本补。

曰：饮食失节及劳役形质，阴火乘于坤土之中，致谷气、荣气、清气、胃气、元气不得上升滋于六腑之阳气。是五阳之气先绝于外，外者天也，下流入于坤土阴火之中，皆由喜、怒、悲、忧、恐为五贼所伤，而后胃气不行，劳役、饮食不节，继之则元气乃伤，当于胃合三里穴中推而扬之，以伸元气。又曰：气在于肠胃者，取之足太阴、阳明；不下者，取之三里。又曰：气逆霍乱者，取三里，气下乃止，不下复始。又曰：胃病者，胃脘当心而痛，上支两胁，鬲噎不通，饮食不下，取三里以补之。脾胃虚弱，感湿成痿，汗大泄，妨食，三里、气街以三棱针出血。若汗不减不止者，于三里穴下三寸上廉出血，禁酒湿面。又曰：六淫客邪及上热下寒、筋骨皮肉血脉之病，错取于胃之合三里。大危。又曰：有人年少气弱，常于三里、气海灸之，节次约五七十壮，至年老热厥头痛，虽大寒犹喜风寒，痛愈恶暖处及烟火，皆灸之过也。

巨虚上廉一名上巨虚。三里下三寸，举足取之。足阳明胃合手阳明大肠。《铜人》：灸三壮，针三分。甄权：随年为壮。《明堂》：针八分，得气即泻；灸日七壮，下至三壮。主藏气不足，偏风脚气，腰腿手足不仁，脚胫酸痛，屈伸难，不能久立，风水膝肿，骨髓冷疼，大肠冷，食不化，飧泄，劳瘵，夹脐腹胁痛，肠中切痛雷鸣，气上冲胸，喘息不能行，不能久立，伤寒胃中热。东垣曰：脾胃虚弱，湿痿，汗泄，妨食，三里、气街出血；不愈，于上廉出血。

条口　下廉上一寸，举足取之。《铜人》：针五分。《明堂》：八分，灸三壮。主足麻木，风卧，足下热，不能久立，足寒膝痛，胫寒湿痹，脚痛胻肿，转筋，足缓不收。

巨虚下廉一名下巨虚。上廉下三寸，蹲地举足取之。足阳明胃与手太阳小肠合。《铜人》：针八分，灸三壮。《素注》：针三分。《明堂》：针六分，得气即泻。《甲乙》：灸日七七壮。主小肠气不足，面无颜色，偏风腿痿，足不履地，热风冷痹不遂，风湿痹，喉痹，脚气不足、沉重，唇干，涎出不觉，不得汗出，毛发焦肉脱，伤寒胃中热，不嗜食，泄脓血，胸胁小腹控睾而痛，时窘之后，当耳前热，若寒甚，若独肩上热甚，及小指次指之间热，痛暴惊狂，言语非常，女子乳痛，足跗不收，跟痛。

丰隆　外踝上八寸，下胻外廉陷中。足阳明络，别走太阴。《铜人》：针三分，灸三壮。《明下》：七壮。主厥逆，大小便难，怠惰，腿膝酸，屈伸难，胸痛如刺，腹若刀切痛，风痰头痛，风逆四肢肿，足清身寒湿，喉痹不能言，登高而歌，弃衣而走，见鬼好笑。气逆则喉痹卒暗，实则癫狂，泻之；虚则足不收、胫枯，补之。

解溪　冲阳后一寸五分，腕上陷中，足大指次指直上，跗上陷者宛宛中。足阳明胃脉所行，为经火。胃虚补之。《铜人》：灸三壮；针五分，留三呼。主风面浮肿，颜黑，厥气上冲，腹胀，大便下重，瘈惊，膝股胻肿，转筋目眩，头痛癫疾，烦心悲泣，霍乱，头风，面赤目赤，眉攒疼不可忍。

冲阳　足跗上五寸，去陷谷三寸骨间动脉。足阳明胃脉所过，为原。胃虚实皆拔之。《素注》：针三分，留十呼。《素问》：刺足跗上动脉，血出不止，死。《铜人》：针五分，灸三壮。主偏风口眼㖞，跗肿，齿龋，发寒热，腹坚大，不嗜食，伤寒病振寒而欠，久狂，登高而歌，弃衣而走。足缓履不收，身前痛。

陷谷　足大指次指外间，本节后陷中，去内庭二寸。足阳明胃脉所注，为俞木。《素注》：针五分，留七呼；灸三壮。主面目浮肿及水病善噫，肠鸣腹痛，热病无度，汗不出，振寒疟疾。东垣曰：气在于臂，足取之，先去血脉，后取其阳明、少阴之荥俞内庭、陷谷，深取之。

内廷　足大指次指外间陷中。足阳明胃脉所溜，为荥水。《铜人》：灸三壮；针三分，留十呼。《甲乙》：留二十呼。主四肢厥逆，腹胀满，数欠，恶闻人声，振寒，咽中引痛，口㖞，上齿龋，疟不嗜食，脑皮肤痛，鼻衄不止，伤寒手足逆冷，汗不出，赤白痢。仲景曰：太阳若欲作再经者，针足阳明，使不传则愈。

厉兑　足大指次指之端，去爪甲角如韭叶。足阳明胃脉所出，为井金。胃实泻之。《铜人》：针一分，灸一壮。一云三壮。主尸厥，口噤气绝，状如中恶，心腹胀满，水肿，热病汗不出，寒疟不嗜食，面肿，足胻寒，喉痹，上齿龋，恶寒鼻不利，多惊好卧，狂欲登高而歌，弃衣而走，黄疸衄衄，口㖞唇胗，颈肿，膝膑肿痛，循胸、乳、气街、股、伏兔、胻外廉、足跗上痛，消谷善饥，溺黄。

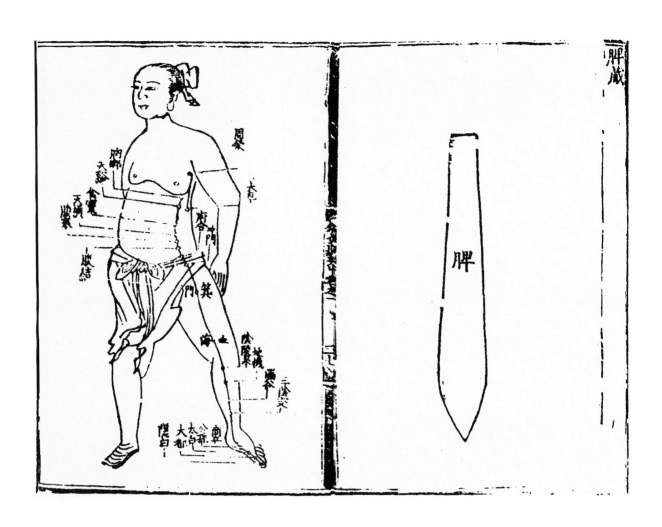

脾脏（图见上）

脾重二斤三两，扁广三寸，长五寸，有散膏半斤，居脊之第十二椎，掩乎太仓胃。主裹血，温五脏。

中央黄色，入通于脾，开窍于口，藏精于脾，故病在舌本。其味甘，其类土，其畜牛，其谷稷，其应四时，上为镇星，是以知病之在肉也。其音宫，其数五，其臭焦，其液涎，其色黄。

中央生湿，湿生土，土生甘，甘生脾，脾生肉，肉生肺，脾主口。其在天为湿，在地为土，在体为肉，在脏为脾，在色为黄，在音为宫，在声为歌，在变动为哕，在窍为口，在味为甘，在志为思。思伤脾，怒胜思，湿伤肉，风胜湿，甘伤肉，酸胜甘。

脾之合肉也，其荣唇也，其主肝也。脾胃者，仓廪之官，五味出焉。

脾者，仓廪之本，营之居也。其华在唇四白，其充在肌，此至阴之类，通于土气。从滑氏改正。脾者，土也，孤脏以灌四旁。

脾主四肢，为胃行其津液。丹溪曰：脾具坤静之德而有乾健之用。《易》"牝马地类，行地无疆"之意。

脾主治中央，常以四时长四脏，各十八日寄治。不独主于时也。

脾气通于口，口和则知谷味矣。

脾气虚，则梦饮食不足，得其时则梦筑垣墙盖屋。长夏及四季。

脾色黄。欲如罗裹雄黄。不欲如黄土。一云枳实。

脾气绝，则脉不荣其唇。口唇者，肌肉之本也。脉不荣则肌肉不滑泽，肌肉不滑泽则肉满，肉满则唇反，唇反则肉先死。甲日笃，乙日死。

足太阴经脉穴[1]

---

[1]足太阴经脉穴：原作"脾经太阴穴"，据原目录改。

足太陰之脈，起於大指之端，循指內側白肉際，過覈骨後，上內踝前廉。

覈骨，一作"核骨"，俗云孤拐骨是也。足跟後兩傍起骨為踝骨。足太陰起大指之端隱白穴，受足陽明之交也，由是循大指內側白肉際大都穴，過核骨後，歷太白、公孫、商丘，上內踝前廉之三陰交也。

上腨內，循䯒骨後，交出厥陰之前。腨，示究切。

腨，腓腸也。由三陰交上腨內，循䯒骨後之漏谷，上行二寸，交出足厥陰經之前，至地機、陰陵泉。

上循膝股內前廉，入腹，屬脾，絡胃。

髀內為股，臍上下[1]為腹。自陰陵泉上循膝股內前廉之血海、箕門，迤邐入腹，經衝門、府舍，會中極、關元，復循腹結、大橫，會下脘，歷腹哀，過日月、期門之分，循本經之里，下至中脘之際，以屬脾絡胃也。

上膈，挾咽，連舌本，散舌下。

咽，所以咽物，居喉之前，至胃長一尺六寸，為胃系也。舌本，舌根也。由腹哀上膈，循食竇、天溪、胸鄉、周榮，由周榮外曲折向下至大包，又自大包外曲折向上會中府，上行人迎之里，挾喉，連舌本，散舌下而終。

其支別者，復從胃，別上膈，注心中。

此支由腹哀別行，再從胃部中脘穴之外上膈，注於膻中之里，心之分，以交於手少陰。

此經多氣少血，已時氣血注此。凡二十一穴，左右共四十二穴。

①下：原無，據正保本補。

隐白　足大指端内侧，去爪甲角如韭叶。脾脉所出，为井木。《素注》：针一分，留三呼。《铜人》：针三分，留三呼；灸三壮。主腹胀喘满不得安卧，呕吐食不下，胸中热，暴泄，衄血，卒尸厥不识人，足寒不能温，妇人月事过时不止，小儿客忤，慢惊风。

大都　足大指本节后内侧陷中，骨缝赤白肉际。脾脉所溜，为荥火。脾虚补之。《铜人》：针三分，灸三壮。主热病汗不出，不得卧，身重骨疼，伤寒手足逆冷，腹满善呕，烦热闷乱，吐逆，目眩，腰痛不可俯仰，绕踝风，胃心痛，腹胀胸满，心蛔痛，小儿客忤。

太白　足大指内侧，内踝前核骨下陷中。脾脉所注，为俞土。《铜人》：针三分，灸三壮。主身热烦满，腹胀食不化，呕吐，泄泻脓血，腰痛，大便难，气逆霍乱，腹中切痛，肠鸣，膝股䯒酸转筋，身重骨痛，胃心痛，腹胀胸满，心痛脉缓。

公孙　足大指本节后一寸，内踝前。脾之络脉，别走阳明胃经。《铜人》：针四分，灸三壮。主寒疟，不嗜食，痫气，好太息，多寒热汗出，病至则喜呕，呕已乃衰，头面肿起，烦心狂言[1]，多饮胆虚。厥气上逆则霍乱，实则肠中切痛，泻之；虚则鼓胀，补之。

商丘　足内踝骨下微前陷中。脾脉所行，为经金。脾实泻之。《铜人》：灸三壮，针三分。主腹胀，肠中鸣、不便，脾虚令人不乐，身寒善太息，心悲，骨痹，气逆，痔疾，骨蛆蚀，魇梦，痫瘈，寒热好呕，阴股内痛，气痛，狐疝走上下、引小腹痛不可俯仰，脾积痞气，黄疸，舌本强痛，胃脘痛，腹胀，寒

---

[1]言：原脱，据《铜人》卷下补。

癖溏瘕泄水下　面黄善思善味食不消體重節痛怠惰

嗜卧婦人絶子小兒慢風

三陰交○内踝上三寸骨下陷中足太陰少陰厥陰之交

會○銅人鍼三分灸三壮○主脾胃虚弱心腹脹滿不

思飲食脾痛身重四肢不舉腹脹腸鳴溏泄食不化

癖腹寒膝内廉痛小便不利陰莖痛足痿不能行疝氣

小便遺失膽虚食後吐水夢遺失精霍乱手足逆冷

欠頬車蹉開張口不合男子陰莖痛元藏發動臍下痛

不可忍小兒客忤婦人臨經行房羸瘦癥瘕漏血

月水不止妊娠胎動横生産後恶露不行去血過多血

崩暈不省人事如經脉閉塞不通瀉之立通經脉虚耗

不行者補之經脉益盛則通

按宋太子出苑逢妊婦診曰女徐文伯曰一男一女

太子性急欲視文伯瀉三陰交補合谷胎應鍼而下

果如文伯之診後世遂以三陰交合谷為妊婦禁鍼

然文伯瀉三陰交補合谷而堕胎今獨不可補三陰

交瀉合谷而安胎乎盖三陰交腎肝脾三脉之交會

主陰血血當補不當瀉合谷為大腸之原大腸為肺

之府主當氣瀉不當補文伯瀉三陰交以補合谷是

血衰氣旺也今補三陰交瀉合谷是血旺氣衰矣故

劉元賓亦曰血衰氣旺定無妊血旺氣衰應有體

漏谷一名太陰絡内踝上六寸骺骨下陷中○銅人鍼三分灸

三壮○主腸鳴強欠心悲逆氣腹脹滿急疝癖冷氣

飲不為肌膚膝痹足不能行

疟，溏瘕泄水下，面黄，善思，善味，食不消，体重节痛，怠惰嗜卧，妇人绝子，小儿慢风。

　　三阴交　内踝上三寸，骨下陷中。足太阴、少阴、厥阴之交会。《铜人》：针三分，灸三壮。主脾胃虚弱，心腹胀满，不思饮食，脾痛身重，四肢不举，腹胀肠鸣，溏泄，食不化，疝癖，腹寒，膝内廉痛，小便不利，阴茎痛，足痿不能行，疝气，小便遗失，胆虚，食后吐水，梦遗失精，霍乱手足逆冷，失欠颊车蹉开、张口不合；男子阴茎痛，元藏发动，脐下痛不可忍；小儿客忤；妇人临经行房，羸瘦，癥瘕，漏血不止，月水不止，妊娠胎动横生，产后恶露不行，去血过多，血崩晕，不省人事。如经脉闭塞不通，泻之立通；经脉虚耗不行者补之，经脉益盛则通。

　　按：宋太子出苑，逢妊妇，诊曰：女。徐文伯曰：一男一女。太子性急欲视。文伯泻三阴交，补合谷，胎应针而下，果如文伯之诊。后世遂以三阴交、合谷为妊妇禁针。然文伯泻三阴交、补合谷而堕胎，今独不可补三阴交、泻合谷而安胎乎？盖三阴交，肾、肝、脾三脉之交会，主阴血，血当补不当泻；合谷为大肠之原，大肠为肺之腑，主当气泻不当补。文伯泻三阴交以补合谷，是血衰气旺也，今补三阴交、泻合谷，是血旺气衰矣。故刘元宾亦曰：血衰气旺定无妊，血旺气衰应有体。

　　漏谷一名太阴络。内踝上六寸，骺骨下陷中。《铜人》：针三分，灸三壮。主肠鸣强欠，心悲逆气，腹胀满急，疝癖冷气，食饮不为肌肤，膝痹足不能行。

地机 一名脾舍。膝下五寸，膝内侧辅骨下陷中，伸足取之。足太阴郄，别走上一寸有空。《铜人》：灸三壮，针五分。主腰痛不可俯仰，溏泄，腹胁胀，水肿胀坚，不嗜食，小便不利，精不足，女子癥瘕，按之如汤沃股内至膝。

阴陵泉 膝下内侧辅骨下陷中，伸足取之，或曲膝取之，与阳陵泉穴相对。足太阴脾脉所入，为合水。《铜人》：针五分。主腹中寒，不嗜食，胁下满，水胀腹坚，喘逆不得卧，腰痛不可俯仰，霍乱疝瘕，遗尿失禁不自知，小便不利，气淋，寒热不节，阴痛，胸中热，暴泄，飧泄。

血海 膝膑上内廉白肉际二寸半。《铜人》：针五分，灸三壮。主气逆腹胀，女子漏下恶血，月事不调。东垣曰：女子漏下恶血，月事不调，暴崩不止，多下水浆之物，皆由饮食不节，或劳伤形体，或素有气不足，灸太阴脾经七壮。

箕门 鱼腹上越筋间，阴股内动脉应手。一云：股上起筋间。《铜人》：灸三壮。主淋[1]，小便不通，遗溺，鼠鼷肿痛。

冲门 一名上慈宫。去大横五寸，府舍下，横骨两端约中动脉，去腹中行四寸半。《铜人》：针七分，灸五壮。主腹寒气满，腹中积聚疼，癥，淫泺，阴疝，妇人难乳，妊娠子冲心不得息。

府舍 腹结[2]下三寸，去腹中行各四寸半。足厥阴、太阴，阴维之会。三脉上下三入腹，络肝脾，结心肺，从胁上至肩。此太阴郄，三阴、阳明之别。《铜人》：灸五壮，针七分。主疝癖，痹疼，腹满上抢心，积聚，霍乱。

①淋：原作“麻”，据正保本改。
②腹结：原作“腹哀”，据《铜人》卷中改。

腹結陽窠 十四經發揮云大橫下一寸三分去腹中行四

寸半○銅人鍼七分灸五壯○主欬逆臍痛腹寒瀉利

心痛

大橫○腹結下三寸五分直臍旁二寸五分去腹中行四

寸半足太陰陰維之會○銅人鍼七分灸三壯○主大

風逆氣多寒善悲四肢不可舉動多汗洞痢

腹哀○日月下一寸五分去腹中行四寸半足太陰陰維

之會○銅人鍼三分○主寒中食不化大便膿血

食竇○天谿下一寸六分舉臂取之○銅人鍼四分灸五

壯○主胸脅支滿膈間雷鳴常有水聲膈痛

天谿○胸鄉下一寸六分陷中仰而取之○銅人鍼四分

灸五壯○主胸中滿痛欬逆上氣喉中作聲婦人乳腫

胸鄉○周榮下一寸六分陷中仰而取之○銅人鍼四分灸五

壯○主胸脅支滿引胸背痛不得卧轉側難

周榮○中府下一寸六分仰而取之○銅人鍼四分灸五

壯○主胸脅滿不得俯仰食不下喜飲欬唾稠膿欬逆

多淫涎作唾

癭瘤

大包○淵液下三寸布胸脅中出九肋間脾之大絡總統

陰陽諸絡由脾灌溉五臟○銅人灸三壯鍼三分○主

胸脅中痛喘氣○實則身盡痛瀉之虛則百節盡皆縱

補之

　　腹结一名阳窠。《十四经发挥》云：大横下一寸三分，去腹中行四寸半。《铜人》：针七分，灸五壮。主咳逆，脐痛，腹寒泻利，心痛。

　　大横　腹哀[①]下三寸五分，直脐旁二寸五分，去腹中行四寸半。足太阴、阴维之会。《铜人》：针七分，灸三壮。主大风逆气，多寒善悲，四肢不可举动，多汗洞痢。

　　腹哀　日月下一寸五分，去腹中行四寸半。足太阴、阴维之会。《铜人》：针三分。主寒中食不化，大便脓血。

　　食窦　天溪下一寸六分，举臂取之。《铜人》：针四分，灸五壮。主胸胁支满，膈间雷鸣，常有水声，膈痛。

　　天溪　胸乡下一寸六分陷中，仰而取之。《铜人》：针四分，灸五壮。主胸中满痛，咳逆上气，喉中作声，妇人乳肿，痹痛。

　　胸乡　周荣下一寸六分陷中，仰而取之。《铜人》：针四分，灸五壮。主胸胁支满，引胸背痛不得卧，转侧难。

　　周荣　中府下一寸六分，仰而取之。《铜人》：针四分，灸五壮。主胸胁满不得俯仰，食不下，喜饮，咳唾稠脓，咳逆，多淫。淫，恐作"唾"。

　　大包　渊液下三寸，布胸胁中，出九肋间。脾之大络，总统阴阳诸络，由脾灌溉五脏。《铜人》：灸三壮，针三分。主胸胁中痛，喘气。实则身尽痛，泻之；虚则百节尽皆纵，补之。

---

　　①哀：原作"结"，据《针灸甲乙经》卷三第二十二改。

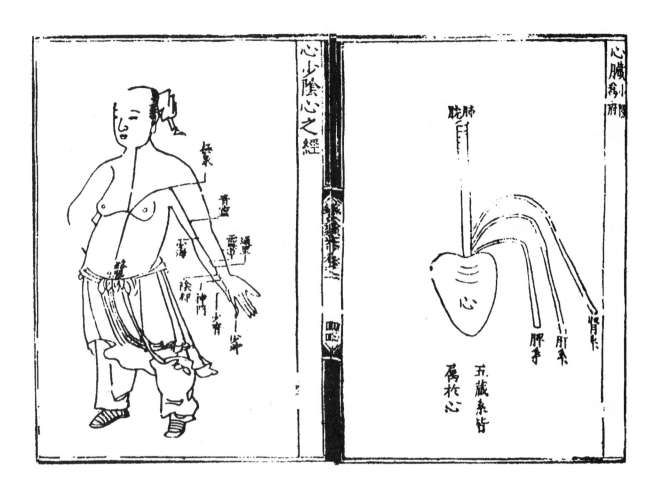

心少陰心之經

心脏小肠为腑 （图见上）

心少阴心之经 （图见上）

心重一十二两，附著于脊之第五椎。居肺下膈上。中有七孔三毛。一云：惟上智之人有之。形如未敷莲花。

南方赤色，入通于心，开窍于耳，当言"舌"，舌非窍，故言耳。藏精于心，故病在五脏。其味苦，其类火，其畜羊，其谷黍，其应四时，上为荧惑星，是以知病之在脉也。其音徵，其数七，其臭焦，其味苦，其声言，其液汗。

南方生热，热生火，火生苦，苦生心，心生血，血生脾，心主舌。其在天为热，在地为火，在体为脉，在脏为心，在色为赤，在音为徵，在声为笑，在变动为忧，在窍为舌，在味为苦，在志为喜。喜伤心，恐胜喜，苦伤气，咸胜苦。心者，君主之官也，神明出焉。

心者，生之本，神之变也。其华在面，其充在血脉，为阳中之太阳，通于夏气。心之合脉也，其荣色也，其主肾也。心气通于舌，舌和则知五味矣，心气虚则梦救火阳物，得其时则梦燔灼。夏三月。心色赤，欲如帛裹朱，不欲如赭。《素问》。

五脏俱等，而肺独在膈上者何也？然，心者血，肺者血气为荣，气为卫，相随上下，谓之荣卫，通行经络，营周于身，故令心肺在膈上也。

陈氏曰：心肺能以血气生育人身，则此身之父母也。父母之尊，理当居上，故曰膈膜之上，中有父母。

心气绝则脉不通，脉不通则血不流，血不流则色泽去，故面色黑如黎，此血先死。壬日笃，癸日死。

手少阴经脉穴[1]

手少阴之脉，起于心中，出属心系，下膈络小肠。

---

[1]手少阴经脉穴：原作"手少阴心经穴"，据原目录改。

心系有二：一則上與肺相通而入肺兩大葉間；一則由肺葉而下，曲折向後，並脊裏細絡相連，貫脊髓，與腎相通，正當七節之間。蓋五藏系皆通於心，而心通五藏系也。手少陰經起於心，循任脉之外，屬心系，下膈，當臍上二寸之分絡小腸。

其支者，從心系，上挾咽，系目。

支者，從心系，出任脉之外，上行而挾咽，系目也。

其直者，復從心系，却上肺，出腋下，

直者，復從心系直上，至肺藏之分，出循腋下，抵極泉也。穴在臂內腋下筋間，動脉入胸。

下循臑內後廉，行太陰、心主之後，下肘內廉。

自極泉下循臑內後廉，行太陰、心主兩經之後，歷青靈穴，下肘內廉，抵少海。

循臂內後廉，抵掌後兌骨之端，入掌內廉，循小指之內，出其端。

腕下踝為兌骨。自少海而下，循臂內後廉，歷靈道、通里，至掌後兌骨之端，經陰郄、神門，入掌內廉，至少府，循小指端之少衝而終，以交於手太陽也。滑氏曰：心為君主之官，示尊於他藏，故其交經授受，不假支別云。

此經多血少氣，午時氣血注此，受足太陰之交。凡九穴，左右共一十八穴。

極泉 臂內腋下筋間，動脉入胸。《銅人》：針三分，灸七壯。主臂肘厥寒，四支厥，心痛，乾嘔煩滿，脅痛悲愁。

青靈 肘上三寸，伸肘舉臂取之。《銅人》：灸七壯。《明堂》：三壯。主目黃，頭痛振寒，脅痛，肩臂不舉，不能帶衣。

少海一名曲节。肘内廉节后，大骨外，去肘端五分，屈肘向头得之。心脉所入，为合水。《铜人》：针三分，灸三壮。甄权云：不宜灸，针五分。《甲乙》：针二分，留三呼，泻五吸；不宜灸。《素注》：灸五壮。《资生》云：数说不同，要之非大急不灸。主寒热，齿龋痛，目眩发狂，呕吐涎沫，项不得回顾，肘挛，腋胁下痛，四肢不得举，脑风头痛，气逆噫哕，瘰疬，心疼，手颤，健忘。

灵道　掌后一寸五分。心脉所行，为经金。《铜人》：针三分，灸三壮。主心痛，干呕，悲恐，相引瘛疭，肘挛，暴喑不能言。

通里　腕后一寸陷中。手少阴心脉之络，别走太阳小肠经。《铜人》：针三分，灸三壮。《明堂》：七壮。主目眩头痛，热病先不乐，数日懊憹，数欠频伸悲，面热无汗，头风，暴喑不言，目痛，心悸，肘臂臑痛，苦呕，喉痹，少气，遗溺，妇人经血过多，崩中。实则支满鬲肿，泻之；虚则不能言，补之。

阴郄　掌后脉中，去腕五分。《铜人》：针三分，灸七壮。主鼻衄，吐血，洒淅畏寒，厥逆气惊，心痛。

神门一名锐中，一名中都。掌后锐骨端陷中。手少阴心脉所注，为俞土。心实泻之。《铜人》：针三分，留七呼；灸七壮。主疟，心烦甚，欲得冷饮，恶寒则欲处温中，咽干不嗜食，心痛数噫，恐悸，少气不足，手臂寒，面赤喜笑，掌中热而哕，目黄胁痛，喘逆身热，狂悲笑，呕血、吐血，振寒上气，遗溺，失音，心性痴呆，健忘，心积伏梁，大小人五痫。东垣曰：胃气下溜，五脏气皆乱，其为病互相出见。气在于心者，取之手少陰之俞神門，大陵同精導氣，以復其本位。《靈樞經》曰：少陰無俞，心不病乎？其外經病而臟不病，故獨取其經於掌後銳骨之端。心者，五藏六府之大主，精神之所舍。其藏堅固，邪不能容，容邪則身死，故諸邪皆在心之包絡。包絡者，心主之脉也。

少府○小指本節後骨縫陷中，直勞宮。手少陰心脉所流，為滎火。○銅人鍼二分，灸七壯。明堂三壯。○主煩滿少氣，悲恐畏人，掌中熱，臂痠，肘腋攣急，胸中痛，手拳不伸，瘧疾久不愈，振寒陰挺出，陰癢陰痛，遺尿，偏墜，小便不利，太息。

少衝一名經始。手小指內廉端，去爪甲角如韭葉。手少陰心脉所出，為井木。心虛補之。○銅人鍼一分，灸三壯。明堂一壯。○主熱病煩滿，上氣嗌乾渴，目黃，臑臂內後廉痛，厥心痛，痰冷，少氣，悲恐善驚，太息，煩滿，掌中熱，脅痛胸中痛，口中熱，咽中酸，乍寒乍熱，手拳不伸，引肘腋痛，悲驚。○東垣曰：一富者前陰臊臭，求先師古也。治之曰：夫前陰，足厥陰之脉絡循陰器，出其挺末。凡臭者，心之所主，散入五方為五臭，入肝為臊，此其一也。當於肝經瀉行間，是治其本後於心經中瀉少衝是治其標

手少阴之俞神门，大陵同精导气，以复其本位。《灵枢经》曰：少阴无俞，心不病乎？其外经病而脏不病，故独取其经于掌后锐骨之端。心者，五脏六腑之大主，精神之所舍。其脏坚固，邪不能容，容邪则身死，故诸邪皆在心之包络。包络者，心主之脉也。

少府　小指本节后骨缝陷中，直劳宫。手少阴心脉所流，为荥火。《铜人》：针二分，灸七壮。《明堂》：三壮。主烦满少气，悲恐畏人，掌中热，臂酸，肘腋挛急，胸中痛，手拳不伸，疟疾久不愈，振寒阴挺出，阴痒阴痛，遗尿，偏坠，小便不利，太息。

少冲一名经始。手小指内廉端，去爪甲角如韭叶。手少阴心脉所出，为井木。心虚补之。《铜人》：针一分，灸三壮。《明堂》：一壮。主热病烦满，上气嗌干渴，目黄，臑臂内后廉痛，厥心痛，痰冷，少气，悲恐善惊，太息，烦满，掌中热，胁痛胸中痛，口中热，咽中酸，乍寒乍热，手挛不伸，引肘腋痛，悲惊。东垣曰：一富者前阴臊臭，求先师张洁古也。治之。曰：夫前阴，足厥阴之脉络循阴器，出其挺末。凡臭者，心之所主，散入五方为五臭，入肝为臊，此其一也。当于肝经泻行间，是治其本；后于心经中泻少冲，是治其标。

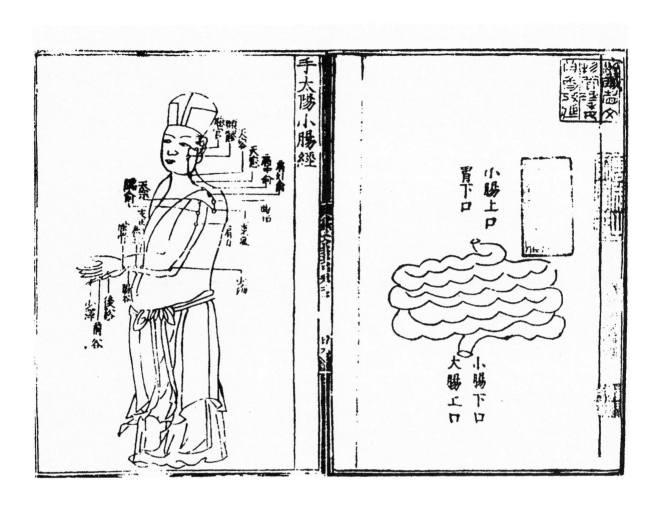

小肠上口，胃下口

小肠下口，大肠上口

手太阳小肠经（图见上）

手太陽小腸經穴

小腸重二斤十四兩，長三丈二尺，廣二寸半，徑八分分之少半，左回叠積十六曲，盛穀二斗四升，水六升三合之大半。胃之下口，小腸上口也，在臍上二寸，水穀於是入焉。大腸上口，小腸下口也，至是而秘別清濁，水液入膀胱，滓穢入大腸。○小腸者，受盛之官，化物出焉。○小腸為赤腸。○食下則腸實而胃虛。以此推之，則知糟粕下于大腸，小腸亦虛矣。

手太陽之脈，起於小指之端，循手外側上腕，出踝中。

臂骨盡處為腕，腕下兌骨為踝。本經起小指端少澤穴，由是循手外側之前谷、後溪，上腕，出踝中。歷腕骨、陽谷、養老穴也。

直上循臂骨下廉，出肘內側兩骨之間，上循臑外後廉，出肩解，繞肩胛，交肩上。

脊兩傍為膂，膂上兩角為肩解，肩解下成片骨為肩胛。自養老穴直上，循臂骨下廉支正穴，出肘內側兩骨之間，歷少海穴，上循臑外廉，行手陽明、少陽之外，上肩，循肩貞、臑俞、天宗、秉風、曲垣、肩外俞、肩中俞諸穴，乃上會大椎，因左右相交於兩肩之上。

入缺盆，絡心，循咽下膈，抵胃，屬小腸。

自交肩上入缺盆，循肩向腋下行，當膻中之分絡心，循胃系下膈，過上脘抵胃，下行任脈之外，當臍上二寸之分屬小腸。

其支者，從缺盆貫頸上頰，至目銳眥，卻入耳中。

目外角為銳眥。支者，別從缺盆循頸之天窗、天容，上頰

小肠重二斤十四两，长三丈二尺，广二寸半，径八分分之少半，左回叠积十六曲，盛谷二斗四升，水六升三合合之大半。胃之下口，小肠上口也，在脐上二寸，水谷于是入焉。大肠上口，小肠下口也，至是而秘别清浊，水液入膀胱，滓秽入大肠。小肠者，受盛之官，化物出焉。小肠为赤肠。食下则肠实而胃虚。以此推之，则知糟粕下于大肠，小肠亦虚矣。

手太阳经脉穴①

手太阳之脉，起于小指之端，循手外②侧上腕，出踝中。

臂骨尽处为腕，腕下兑骨为踝。本经③起小指端少泽穴，由是循手外侧之前谷、后溪，上腕，出踝中。历腕骨、阳谷、养老穴也。

直上循臂骨下廉，出肘内侧两骨之间，上循臑外后廉，出肩解，绕肩胛，交肩上。

脊两傍为膂，膂上两角为肩解，肩解下成片骨为肩胛。自养老穴直上，循臂骨下廉支正穴，出肘内侧两骨之间，历少海穴，上循臑外廉，行手阳明、少阳之外，上肩，循肩贞、臑俞、天宗、秉风、曲垣、肩外俞、肩中俞诸穴，乃上会大椎，因左右相交于两肩之上。

入缺盆，络心，循咽下膈，抵胃，属小肠。

自交肩上入缺盆，循肩向腋下行，当膻中之分络心，循胃系下膈，过上脘抵胃，下行任脉之外，当脐上二寸之分属小肠。

其支者，从缺盆贯颈上颊，至目锐眦，却入耳中。

目外角为锐眦。支者，别从缺盆循颈之天窗、天容④，上颊

①手太阳经脉穴：原作"手太阳小肠经穴"，据原目录改。
②外：原作"大"，据《灵枢·经脉》改。
③本经：原作"大经"，据正保本改。
④天容：原作"天窗"，据正保本改。

抵顴髎，上至目銳眥，過童子髎，却入耳中，循聽宮而終也。

其支別者，別循頰上䪼，䪼，音拙。抵鼻，至目內眥。

目下為䪼，目大角為內眥。其支者，別循頰上䪼，抵鼻，至目內眥睛明穴，以交於足太陽也。

此經多血少氣，未時氣血注此，受手少陰之交。凡一十九穴，左右共三十八穴。

少澤一名小吉。手小指端外側，去爪甲角下一分陷中。手太陽小腸脉所出，為井金。《素注》：灸三壯。《銅人》：灸一壯；針一分，留二呼。主瘧寒熱汗不出，喉痺舌強，口干心煩，臂痛瘲瘲，咳嗽，口中涎唾，頸項急不可顧，目生肤翳覆瞳子，頭痛。

前谷手小指外側，本節前陷中。手太陽小腸脉所溜，為滎水。《銅人》：針一分，留三呼；灸一壯。《明堂》：灸三壯。主熱病汗不出，瘈疭，癲疾，耳鳴，頸項腫，喉痺，頰腫引耳後，鼻塞不利，咳嗽吐衄，臂痛不得舉，婦人產後無乳。

后溪手小指外側，本節後陷中，捏拳取之。手太陽小腸脉所注，為俞木。小腸虛補之。《銅人》：針一分，留二呼；灸一壯。主瘧寒熱，目赤生翳，鼻衄耳聾，胸滿，頭項強不得回顧，癲疾，臂肘攣急，痂疥。

腕骨手外側腕前，起骨下陷中。手太陽小腸脉所過，為原。小腸虛實皆拔之。《銅人》：針二分，留三呼；灸三壯。主熱病汗不出，脅下痛不得息，頸頷腫，寒熱耳鳴，目冷泪生翳，狂惕，偏枯，肘不得屈伸，痃瘧頭痛，煩悶，驚風瘈疢，五指挛，头痛。

阳谷　手外侧腕中，锐骨下陷中。手太阳小肠[1]脉所行，为经火。《素注》：灸三壮；针二分，留三呼。《甲乙》：留二呼。主癫疾狂走，热病汗不出，胁痛，颈颔肿，寒热，耳聋耳鸣，齿龋痛，臂外侧痛不举，吐舌，戾颈，妄言，左右顾，目眩，小儿瘈疭，舌强不嗍乳。

养老　手踝骨前上，一云腕骨后一寸陷中。《铜人》：针三分，灸三壮。主肩臂酸疼，肩欲折，臂如拔，手不能自上下，目视不明。

支正　腕后五寸。手太阳络脉，别走少阴。《铜人》：针三分，灸三壮。《明堂》：灸五壮。主风虚，惊恐悲愁，癫狂，五劳，四肢虚弱，肘臂挛难屈伸，手不握，十指尽痛，热病先腰颈酸，喜渴，强项，疣目。实则节弛肘废，泻之；虚则生疣，小如指痂疥，补之。

少海　肘内大骨外，去肘端五分陷中，屈手向头取之。手太阳小肠脉所入，为合土。小肠实泻之。《素注》：针二分，留七呼；灸五壮。主颈、颔、肩、臑、肘、臂外后廉痛，寒热齿根肿，风眩颈项痛，疡肿振寒，肘腋痛肿，小腹痛，痫发羊鸣，戾颈，瘈疭狂走，颔肿不可回顾，肩似拔，臑似折，耳聋目黄，颊肿。

肩贞　曲胛下两骨解间，肩髃后陷中。《铜人》：针五分。《素注》：针八分，灸三壮。主伤寒寒热，耳鸣耳聋，缺盆、肩中热痛，风痹手足，麻木不举。

臑俞　挟肩髎手少阳穴[2]。后大骨下，胛上廉陷中，举臂取之。手

①小肠：原作"大肠"，据《针灸大成》卷六改。
②手少阳穴：原作"手阳明穴"，据正保本改。

聽會一名多所聞○耳中珠子大如赤小豆手足少陽手太陽之會○銅人鍼三分灸三壯明堂鍼一分甲乙鍼三

顴髎○面頄骨下廉銳骨端陷中手少陽太陽之會○素註鍼三分銅人鍼二分○主口喎面赤眼瞤動不止頄腫齒痛

天容○耳下曲頰後○灸三壯○主癭頸項痛不可回顧不能言胸痛胸滿不得息嘔逆吐沫齒噤耳聾耳鳴

天窗一名窗籠○頸大筋間前曲頰下扶突後動脈應手陷中○銅人灸三壯鍼三分素註六分○主痔瘻頸痛肩胛引項不得回顧耳聾頰腫齒噤中風

肩中俞○肩胛內廉去脊二寸陷中○素註鍼六分灸三壯銅人鍼三分留七呼灸十壯○主欬嗽上氣唾血寒熱目視不明

肩外俞○肩胛上廉去脊三寸陷中○銅人鍼六分灸三壯明堂一壯○主肩胛痛周痹寒至肘

曲垣○肩中央曲胛陷中按之應手痛○銅人灸三壯鍼五分明堂鍼九分○主肩痹熱痛氣注肩胛拘急痛悶

秉風○天髎外肩上小髃後舉臂有空手太陽陽明手少陽足少陽四脈之會○銅人灸五壯鍼五分○主肩痛不能舉

天宗○秉風後大骨下陷中○銅人灸三壯鍼五分留六呼○主肩臂痠疼肘外後廉痛頰頷腫

太陽陽維陽蹻三經之會○銅人鍼八分灸三壯○主臂痠無力肩痛引胛寒熱氣腫痙痛

太阳、阳维、阳跷三经之会。《铜人》：针八分，灸三壮。主臂酸无力，肩痛引胛，寒热气肿痉痛。

　　天宗　秉风后大骨下陷中。《铜人》：灸三壮；针五分，留六呼。主肩臂酸疼，肘外后廉痛，颊颔肿。

　　秉风　天髎外，肩上小髃后，举臂有空。手太阳、阳明、手少阳，足少阳四脉之会。《铜人》：灸五壮，针五分。主肩痛不能举。

　　曲垣　肩中央曲胛陷中，按之应手痛。《铜人》：灸三壮，针五分。《明堂》：针九分。主肩痹热痛，气注肩胛，拘急痛闷。

　　肩外俞　肩胛上廉，去脊三寸陷中。《铜人》：针六分，灸三壮。《明堂》：一壮。主肩胛痛，周痹寒至肘。

　　肩中俞　肩胛内廉，去脊二寸陷中。《素注》：针六分，灸三壮。《铜人》：针三分，留七呼，灸十壮。主咳嗽上气，唾血寒热，目视不明。

　　天窗一名窗笼。颈大筋间前曲颊下，扶突后动脉应手陷中。《铜人》：灸三壮，针三分。《素注》：六分。主痔瘘，颈痛，肩胛引项不得回顾，耳聋颊肿，齿噤中风。

　　天容　耳下曲颊后。灸三壮。主瘿颈项痛不可回顾、不能言，胸痛胸满不得息，呕逆吐沫，齿噤，耳聋耳鸣。

　　颧髎　面頄骨下廉，锐骨端陷中。手少阳、太阳之会。《素注》：针三分。《铜人》：针二分。主口㖞面赤，眼瞤动不止，頄肿齿痛。

　　听会一名多所闻。耳中珠子，大如赤小豆。手足少阳、手太阳三脉之会。《铜人》：针三分，灸三壮。《明堂》：针一分。《甲乙》：针三

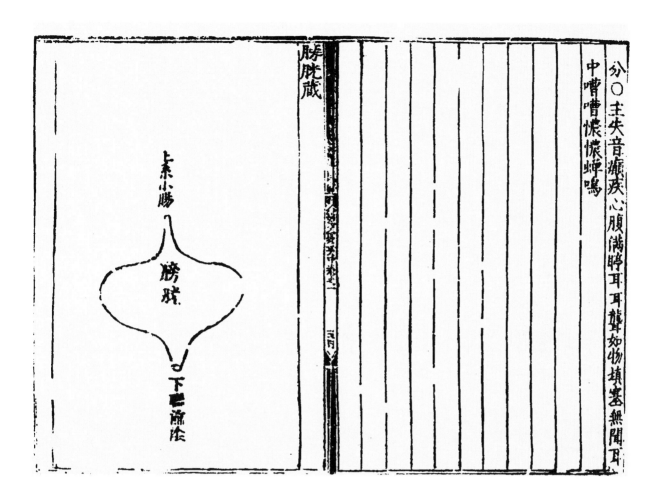

分。主失音癫疾，心腹满，聤耳耳聋，如物填塞无闻，耳中嘈嘈㦬㦬蝉鸣。

膀胱脏（图见上）

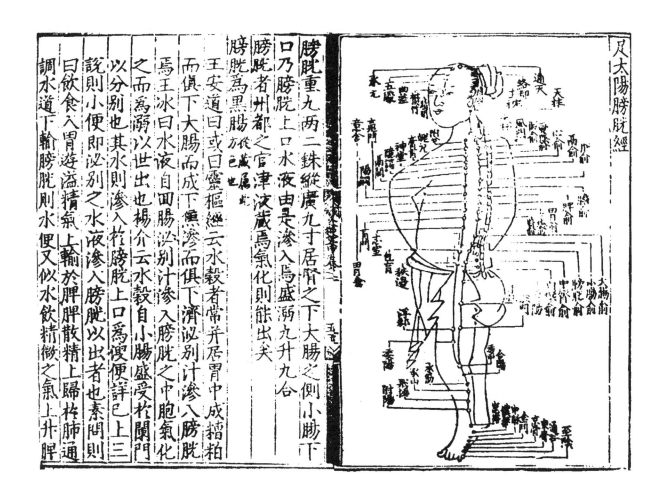

足太阳膀胱经

膀胱重九两二铢，纵广九寸，居肾之下，大肠之侧。小肠下口，乃膀胱上口，水液由是渗入焉，盛溺九升九合。

膀胱者，州都之官，津液藏焉，气化则能出矣。

膀胱为黑肠。从脏属北方色也。

王安道曰：或曰《灵枢》经云：水谷者，常并居胃中，成糟粕而俱下大肠。而成下焦，渗而俱下，济泌别汁，渗入膀胱焉。王冰曰：水液自回肠泌别汁，渗入膀胱之中，胞气化之而为溺以世出也。杨介云：水谷自小肠盛受于阑门以分别也，其水则渗入于膀胱上口为溲便。详已上三说，则小便即泌别之水液渗入膀胱以出者也。《素问》则曰饮食入胃，游溢精气，上输于脾，脾气[1]散精，上归于肺，通调水道，下输膀胱。则小便又似水饮精微之气上升，脾

---

① 气：原脱，据《素问·经脉别论》补。

肺運化而後成者也。將何所同，將何所憑乎？余曰：憑夫理耳。且夫溲溺者，果何物耶？水而已矣。水之下流，其性則然也。故飲入於胃，其精氣雖上升，其飲之本體，固不能上升也。惟其不能上升者，必有待於上升者為之先道。故《素問》又曰膀胱者，津液藏焉，氣化則能出矣。且水者氣之子，氣者水之母，氣行則水行，氣滯則水滯。或者又謂小便純由泌別，不由運化，蓋不明此理故也。雖然，膀胱固曰津液之府，至於受盛津液，則又有胞而居膀胱之中焉。故《素問》曰胞移熱於膀胱；《靈樞》曰膀胱之泡，薄以濡；《類纂》曰膀胱者，胞之室。且夫胞之居於膀胱也，有上口而無下口，津液既盛於胞，無由自出，必因乎氣化而後能漸浸潤於膀胱，外積於胞下之空處，遂為溺。以出於前陰也。《素問》所謂膀胱津液藏焉者，蓋舉膀胱以該胞也。若曰胞下無空處，則人溺急時至廁焉能即出乎？夫惟積滿胞下空處而不可再容，故急，急則至廁即出矣。或言胞有上口而無下口，或言胞上下皆有口，或言胞有小竅而為注泄之路，不亦妄歟。

足太陽經脉穴[1]

足太陽膀胱之脉，起於目內眥，上額，交巔上。

目大角為內眥，發際前為額，腦上為巔。巔，頂也。足太陽之脉，起目內眥睛明穴，上額，循攢竹，過神庭，歷曲差、五處、承光、通天，自通天斜行。左右相交於頂上百會也。

其支別者，從巔至耳上角。

支別者，從巔至百會，抵耳上角，過率谷、浮白、竅陰穴。所

[1] 足太陽經脉穴：原作"太陽膀胱經穴"，據原目錄改。

以散养于经脉也。

其直行者，从巅入络脑，还出别下项。

脑，头髓也。颈上为脑[1]。脑后为项。此直行者，由通天穴循络却、玉枕，入络脑，复出下项，抵天柱也。

循肩膊内，挟脊抵腰中，入循膂，络肾，属膀胱。

肩后之下为肩膊，椎骨为脊，尻上横骨为腰，挟脊为膂。自天柱而下，过大椎、陶道。却循肩转内挟背两旁下行，历大杼、风门、肺俞、厥阴俞、心俞、膈俞、肝俞、胆俞、脾俞、胃俞、三焦俞、肾俞、大肠俞、小肠俞、膀胱俞、中膂内俞、白环俞，由是抵腰中，入循膂，络肾，下属膀胱也。

其支别者，从腰中下贯臀，入腘中。

臀，尻也。挟腰髋骨两傍为机，机后为臀。腓肠上，膝后曲处为腘。其支别者，从腰中，循腰踝下挟脊，历上髎、次髎、中髎、下髎。按：腰髁即腰监骨。人脊椎骨有二十一节，自十六椎节而下为腰监骨挟脊附着之处。其十七至二十，凡四椎为腰监骨所掩附，而八髎穴则挟脊第一、二空云云也。会阳在尾髎骨两旁，则廿一椎乃复见而终焉。又按：督脉当中起于长强，在廿一椎下。等而上之至第十六椎下为阳关穴。其二十椎至十七椎皆无穴，乃知为腰监骨所掩，明矣。会阳，下贯臀，至承扶、殷门、浮郄、委阳，入腘中之委中穴也。

其支别者，从膊内左右别下贯胛，挟脊内，过髀枢。

膂内曰胛，挟脊肉也。其支别者，为挟脊两旁第三行相去各三寸之诸穴，自天柱而下，从膊内左右别行，下贯胛膂，历附分、魄户、膏肓、神堂、噫嘻、膈关、魂门、阳纲、意舍、胃仓、肓门、志室、胞肓、秩边，下历尻臀，过髀枢也。股外为髀，楗骨之下为髀枢。

---

① 颈上为脑：此四字原无，据正保本补。

循髀外后廉，下合腘中。以下贯腨内，出外髁之后，循京骨，至小指外侧端。

腨，腓肠也。循髀后廉，髀枢之里、承扶之外一寸五分之间而下，与前之入腘中者相合，下行循合阳穴，下贯腨①内，历承筋、承山、飞扬、附阳，出外踝后之昆仑、仆参、申脉、金门，循京骨、束骨、通谷，至小指外侧端之至阴穴，以交于足少阴也。

此经多血少气，申时气血注此，受手太阳之交。凡六十三穴，左右共一百二十六穴。刺深五分，留六呼。

睛明 一名泪空。目内眦。《明堂》云：内眦头外一分宛宛中。手足太阳、足阳明、阴跷、阳跷五脉之会。《铜人》：针一寸半，留三呼。雀目者可久留针，然后速出②针，禁灸。《明堂》：针一分半。《资生》云：面部所针，浅者一分，深者四分。《素注》亦云一分，是《铜人》误以一分为一寸也。《素注》：针一分，留六呼；灸三壮。主目远视不明，恶风泪出，憎寒头痛，目眩，内眦赤痛，眈眈无见，眦痒，浮肤白翳，大眦攀睛，弩肉侵睛，雀目，瞳子生瘁，小儿疳眼。

按：东垣曰：刺太阳、阳明出血，则目愈明。盖此经多血少气，故目翳与赤痛从内眦起者，刺睛明、攒竹，以宣泄太阳之热。然睛明刺一分半，攒竹刺一分三分为适，浅深之宜。今医家刺攒竹，卧针直抵睛明，不补不泻而又久留针，非古人意也。

攒竹 一名始元，一名员柱，一名光明。两眉头少陷宛宛中。《素注》：针三分，

---

①腨：原作"腨"，据正保本改。

②出：原脱，据《铜人》卷中补。

留六呼；灸三壯。《銅人》：禁灸；鍼一分，留三呼，瀉三吸，徐徐出鍼。宜以細三棱鍼刺之，宣泄熱氣，三度刺，目大明。《明堂》：宜細三棱鍼三分出血，灸一壯。○主目眈眈，視物不明，淚出目眩，瞳子瘍，目晻，眼中赤痛，及瞼瞤動不得卧，頰痛面痛，尸厥癲邪，神狂鬼魅，風眩，嚏。

曲差○神庭旁一寸五分，入髮際。《銅人》：鍼三分，灸三壯。○主目不明，鼽衄鼻塞，鼻瘡，心煩滿，汗不出，頭頂痛，項腫，身體煩熱。

五處○夾上星旁一寸五分。《銅人》：鍼三分，留七呼；灸五壯。《明堂》：灸五壯。○主脊強反折，瘈瘲癲疾，頭風熱，目眩，目不明，目上戴，不識人。

承光○五處後一寸五分，又云一寸。《銅人》：鍼三分，禁灸。○主風眩頭風，嘔吐心煩，鼻塞不利，目生白翳。

通天○承光後一寸半。《銅人》：鍼三分，留七呼；灸三壯。○主癭氣，鼻衄鼻瘡，鼻窒，鼻多清涕，頭旋，尸厥，口喎，喘息，項痛重，暫起僵仆，癭瘤。

絡却一名強陽，一名腦蓋○通天後一寸五分。《素註》：刺三分，留五呼。《銅人》：灸三壯。○主頭旋耳鳴，狂走瘈瘲，恍惚不樂，腹脹，青盲內障，目無所見。

玉枕○絡却後一寸五分，又云七分，夾腦戶旁一寸三分，起肉枕骨上，入髮際二寸。《銅人》：灸三壯；鍼三分，留三呼。○主目痛如脫，不能遠視，內連系急，失枕，頭項痛，風眩，頭寒多汗，鼻窒不聞。

天柱○挾項後髮際，大筋外廉陷中。《銅人》：鍼五分，得氣

留六呼；灸三壮。《铜人》：禁灸；针一分，留三呼，泻三吸，徐徐出针。宜以细三棱针刺之，宣泄热气，三度刺，目大明。《明堂》：宜细三棱针三分出血，灸一壮。主目眈眈，视物不明，泪出目眩，瞳子痒，目晻，眼中赤痛，及睑瞤动不得卧，颊痛面痛，尸厥癫邪，神狂鬼魅，风眩，嚏。

曲差 神庭旁一寸五分，入发际。《铜人》：针三分，灸三壮。主目不明，鼽衄鼻塞，鼻疮，心烦满，汗不出，头顶痛，项肿，身体烦热。

五处 夹上星旁一寸五分。《铜人》：针三分，留七呼；灸三壮。《明堂》：灸五壮。主脊强反折，瘈瘲癫疾，头风热，目眩，目不明，目上戴，不识人。

承光 五处后一寸五分，又云一寸。《铜人》：针三分，禁灸。主风眩头风，呕吐心烦，鼻塞不利，目生白翳。

通天 承光后一寸半。《铜人》：针三分，留七呼；灸三壮。主瘿气，鼻衄鼻疮，鼻窒，鼻多清涕，头旋，尸厥，口喎，喘息，项痛重，暂起僵仆，瘿瘤。

络却 一名强阳，一名脑盖。通天后一寸五分。《素注》：刺三分，留五呼。《铜人》：灸三壮。主头旋耳鸣，狂走瘈瘲，恍惚不乐，腹胀，青盲内障，目无所见。

玉枕 络却后一寸五分，又云七分，夹脑户旁一寸三分，起肉枕骨上，入发际二寸。《铜人》：灸三壮；针三分，留三呼。主目痛如脱，不能远视，内连系急，失枕，头项痛，风眩，头寒多汗，鼻窒不闻。

天柱 挟项后发际，大筋外廉陷中。《铜人》：针五分，得气

即泻。《明堂》：针二分，留三呼，泻五吸；灸不及针，日七壮至百壮。《下经》：三壮。《素注》：针二分，留六呼。主头旋脑痛头风，鼻不知香臭，脑重如①脱，项如拔，项强不可回顾。

大杼 项后第一椎下，两旁相去脊中各一寸五分陷中，正坐取之。督脉别络，手足太阳、少阳之会。《难经》曰：骨会大杼。疏曰：骨病治此。袁氏曰：肩能负重，以骨会大杼也。《铜人》：针五分，灸七壮。《明堂》：禁灸。《下经》《素注》：针三分，留七呼；灸三壮。《资生》云：非大急不灸。主膝痛不可屈伸，伤寒汗不出，腰脊痛，胸中郁郁，热甚不已，头风振寒，项强不可俯仰，痎疟头旋，劳气咳嗽，身热目眩，腹痛，僵仆不能久立，烦满里急，身不安，筋挛癫疾，身蜷急大。东垣曰：五脏气乱，在于头，取之天柱、大杼，不补不泻，以导气而已。

风门 一名热府。二椎下，两旁相去脊各一寸五分，正坐取之。《铜人》：针五分。《素注》：三分，留七呼。《明堂》：灸五壮。若频刺，泄诸阳热气，背永不发痈疽，灸五壮。主发背痈疽，身热，上气短气，咳逆胸背痛，风呕吐，伤寒头项强，目瞑，胸中热。

肺俞 第三椎下，两旁相去各一寸五分。《千金》：对乳引绳度之。甄权以搭手，左取右，右取左，当中指末是，正坐取之。《难经》曰：阴病行阳，故五脏俞皆在阳。滑氏曰：背为阳俞。《史记·扁鹊传》作"输"，犹委输经气，由此而输彼也。《甲乙》：针三分，留七呼，得气即泻。甄权：针五分，留七呼；灸百壮。《明下》：三壮。《素问》：刺中肺，三日死，其动为咳。又曰

①如：原作"加"，据正保本改。

五日死。主瘿气，黄疸，劳瘵，口舌干，劳热上气，腰脊强痛，寒热喘满，虚烦，传尸骨蒸，肺痿咳嗽，肉痛皮痒，呕吐，支满不嗜食，狂走欲自杀，背偻，肺中风，偃卧，胸满短气，督闷汗出，百毒病，食后吐水，小儿龟背。仲景曰：太阳与少阳并病，头项强痛，或眩冒，时如结胸，心下痞硬者，当刺太阳肺腧、肝腧。

按：《素问》云刺胸腹者，必避五脏，中肺者，三日死云云。《铜人》乃于背部各俞穴言之，则固矣。

厥阴俞一名阙俞。四椎下，两旁各一寸五分，正坐取之。《铜人》：针三分，灸七壮。主咳逆，牙痛心痛，胸满呕吐，留结烦闷。

或曰：脏腑皆有俞在背，独心包络无俞，何也？曰：厥阴俞即心包络俞也。

心俞　五椎下，两旁相去脊各一寸五分，正坐取之。《铜人》：针三分，留七呼，得气即泻；不可灸。《明堂》：灸三壮。《资生》云：刺中心，一日死，其动为噫。又曰：还死，岂可妄针！《千金》言：中风心急，灸心俞百壮，当权其缓急可也。主偏风半身不遂，心气乱恍惚，心中风偃卧不得倾侧，闷乱冒绝，汗出唇赤，狂走发痫，语悲泣，胸闷乱，咳吐血，黄疸，鼻衄，目瞤目昏，呕吐不下食，丹毒，白狸，健忘，小儿心气不足，数岁不语。

鬲俞　七椎下，两旁相去脊中一寸五分，正坐取之。《难经》曰：血会鬲俞。疏曰：血病治此。盖上则心俞，心主血；下则肝俞，肝藏血，故鬲俞为血会。又足太阳多血，血乃水之象也○銅人鍼三分留七呼灸三壯素問刺中膈爲傷中其病難愈不過一歳必死○主心痛周痺吐食翻胃骨蒸四支怠惰嗜卧痃癖咳逆嘔吐鬲胃寒痰食飲不下熱病汗不出身重常溫不能食食則心痛身痛膔脹脇腹滿自汗盗汗

肝俞○九椎下兩旁相去脊中各一寸五分正坐取之○經曰東風傷於春病在肝俞○銅人鍼三分留六呼灸三壯明堂灸七壯素問刺中肝五日死其動爲咳○主多怒黄疸鼻酸熱病後目暗淚出目眩氣短咳血目上視欬逆口乾寒疝筋寒熱痙筋急相引轉筋入腹將死○千金云欬引兩脇急痛不得息轉側難撼肋下與脊相引而反折目上視目眩循眉頭驚狂衂衁起則目䀮䀮生白翳欬引胸中痛寒疝小腹痛唾血短氣熱病差後食五辛目暗肝中風踞坐不得低頭繞兩目連額上色微青積聚痞痛

膽俞○十椎下兩旁相去脊中各一寸五分正坐取之○銅人鍼五分留七呼灸三壯明堂鍼三分下經灸五壯素問刺中膽一日半死○主頭痛振寒汗不出腋下腫心腹脹口苦舌乾咽痛乾嘔吐骨蒸勞熱食不下目黄

按資生經所載崔知悌平取四花穴上二穴是鬲俞下二穴膽俞四穴主血故取此以治勞瘵後世誤以四花爲斜取非也

脾俞○十一椎下兩旁相去脊中各一寸五分正坐取之○銅人鍼三分留七呼灸三壯明堂灸五壯素問刺中

之象也。《铜人》：针三分，留七呼；灸三壮。《素问》：刺中鬲，皆为伤中，其病难愈，不过一岁必死。主心痛周痹，吐食翻胃，骨蒸，四支怠惰，嗜卧，痃癖，咳逆，呕吐，鬲胃寒痰，食饮不下，热病汗不出，身重常温，不能食，食则心痛，身痛胪胀，胁腹满，自汗、盗汗。

肝俞 九椎下，两旁相去脊中各一寸五分，正坐取之。经曰：东风伤于春，病在肝俞。《铜人》：针三分，留六呼；灸三壮。《明堂》：灸七壮。《素问》：刺中肝，五日死，其动为咳。主多怒，黄疸，鼻酸，热病后目暗泪出，目眩，气短咳血，目上视，咳逆，口干，寒疝，筋寒热，痉筋急相引，转筋入腹将死。《千金》云：咳引两胁，急痛不得息，转侧难，撼肋下与脊相引而反折，目上视，目眩循眉头，惊狂，衄衁，起则目眈眈，生白翳，咳引胸中痛，寒疝小腹痛，唾血短气，热病差后食五辛，目暗，肝中风，踞坐不得低头，绕两目连额上色微青，积聚痞痛。

胆俞 十椎下，两旁相去脊中各一寸五分，正坐取之。《铜人》：针五分，留七呼；灸三壮。《明堂》：针三分。《下经》：灸五壮。《素问》：刺中胆，一日半死。主头痛，振寒汗不出，腋下肿，心腹胀，口苦舌干咽痛，干呕吐，骨蒸劳热，食不下，目黄。

按：《资生经》所载崔知悌平取四花穴，上二穴是鬲俞，下二穴胆俞，四穴主血，故取此以治劳瘵。后世误以四花为斜取，非也。

脾俞 十一椎下，两旁相去脊中各一寸五分，正坐取之。《铜人》：针三分，留七呼；灸三壮。《明堂》：灸五壮。《素问》：刺中脾，十日死，其动为吞。又曰五日死。主多食身疲瘦，吐咸汁，疝癖积聚，胁下满，泄利，痰疟寒热，水肿气胀引脊痛，黄疸，善欠，不嗜食。

胃俞 十二椎下，两旁相去脊中各一寸五分，正坐取之。《铜人》：针三分，留七呼；灸随年为壮。《明堂》：灸三壮。《下经》：七壮。主霍乱，胃寒腹胀而鸣，翻胃呕吐，不嗜食，多食羸瘦，目不明，腹痛，胸胁支满，脊痛筋挛，小儿羸瘦，不生肌肤。东垣曰：中湿者，治在胃俞。

三焦俞 十三椎[1]下，两旁相去脊中各一寸五分，正坐取之。《铜人》：针五分，留七呼；灸三壮。《明堂》：针三分，灸五壮。主脏腑积聚，胀满，羸瘦，不能饮食，伤寒头痛，饮食吐逆，肩背急，腰脊强不得俯仰，水谷不化，泄注下利，腹胀肠鸣，目眩头痛。

肾俞 十四椎下，两旁相去脊中各一寸五分，与脐平，正坐取之。欲知背俞，先度其两乳间，中折之，更以他草度去半已，即以两隅相拄也。乃举以度其背，令其一隅居上，齐脊大椎，两隅在下，当其下隅者，肺之俞也；复下一度，心之俞也；复下一度，肝之俞也、脾之俞也；复下一度，肾之俞也。《铜人》：针三分，留七呼；灸以年为壮。《明堂》：灸三壮。《素问》：刺中肾，六日死，其动为嚏。又五日死。主虚劳羸瘦，耳聋肾虚，水脏久冷，心腹填满胀急，两胁满引小腹急痛，胀热，小便淋，目视䀮䀮，少气，溺血，小便浊，出精梦泄，肾中风，踞坐而腰痛，消渴，五劳七伤，虚惫，脚膝拘急，腰寒如冰，头重身热，振栗，食多羸瘦，面黄黑，肠

①十三椎：原作"十二椎"，据正保本改。

鳴，膝中、四肢淫泺，洞泄食不化，身肿如水，女人積冷氣

成勞乘經交接羸瘦寒熱往来
鳴膝中四肢淫泺洞泄食不化身肿如水女人積冷氣
大腸俞○十六椎下两旁相去脊中各一寸五分伏取之○銅人鍼三分留六呼灸三壮○主脊強不得俯仰腰
痛腹中氣脹繞臍切痛腸鳴引脊痛多食身瘦腹中雷
鳴大腸中風而鳴大腸灌沸腸癖泄利白痢食不化小
腹絞痛大小便難○東垣云中燥治在大腸俞
小腸俞○十八椎下两旁相去脊中各一寸五分伏而取之○銅人鍼三分留六呼灸三壮○主膀胱三焦津液
少大小腸寒熱小便赤不利淋瀝遺溺小腹脹滿疼痛
泄痢膿血五色赤痢下重腫痛脚腫五痔頭痛虛乏消渴
口乾不可忍婦人帶下○東垣云中暑治在小腸俞

膀胱俞○十九椎下两旁相去脊中各一寸五分伏取之
銅人鍼三分留六呼灸三壮○明堂云灸七壮○主風勞脊
急強小便赤黄遺溺陰生瘡少氣脛寒拘急不得屈
伸腹滿大便難泄利腹痛脚膝無力女子瘕聚
中膂内俞一名脊内俞○二十椎下两旁相去脊中各一寸五
分夾脊伸起肉伏取之○銅人鍼三分留十呼灸三壮
明堂云腰痛夾脊裏痛上下按之應者從項至此穴痛
皆宜灸○主腎虛消渴腰脊強不得俯仰腸冷赤白痢
疝痛汗不出腹脹脅痛
白環俞○二十一椎下两旁相去脊中各一寸五分伏取
之一云挺伏地端身两手相重支額縱息令皮膚俱緩
乃取其穴○素註鍼五分得氣則先瀉瀉訖多補之不

鸣，膝中、四肢淫泺，洞泄食不化，身肿如水，女人积冷气成劳，乘经交接，赢瘦，寒热往来。

　　大肠俞　十六椎下，两旁相去脊中各一寸五分，伏取之。《铜人》：针三分，留六呼；灸三壮。主脊强不得俯仰，腰痛，腹中气胀，绕脐切痛，肠鸣引脊痛，多食身瘦，腹中雷鸣，大肠中风而鸣，大肠灌沸，肠癖泄利，白痢，食不化，小腹绞痛，大小便难。东垣云：中燥，治在大肠俞。

　　小肠俞　十八椎下，两旁相去脊中各一寸五分，伏而取之。《铜人》：针三分，留六呼；灸三壮。主膀胱、三焦津液少，大小肠寒热，小便赤、不利，淋沥遗溺，小腹胀满，疗痛，泄痢脓血，五色赤痢下重，肿痛，脚肿，五痔，头痛，虚乏消渴，口干不可忍，妇人带下。东垣云：中暑①治在小肠俞。

　　膀胱俞　十九椎下，两旁相去脊中各一寸五分，伏取之。《铜人》：针三分，留六呼；灸三壮。《明堂》：灸七壮。主风劳脊急强，小便赤黄，遗溺，阴生疮，少气，胫寒拘急，不得屈伸，腹满，大便难，泄利腹痛，脚膝无力，女子瘕聚。

　　中膂内俞一名脊内俞。二十椎下，两旁相去脊中各一寸五分，夹脊伸起肉，伏取之。《铜人》：针三分，留十呼；灸三壮。《明堂》云：腰痛夹脊里痛，上下按之应者，从项至此穴痛，皆宜灸。主肾虚消渴，腰脊强不得俯仰，肠冷赤白痢，疝痛，汗不出，腹胀胁痛。

　　白环俞　二十一椎下，两旁相去脊中各一寸五分，伏取之。一云挺伏地，端身两手相重支额，纵息令皮肤俱缓，乃取其穴。《素注》：针五分，得气则先泻，泻讫多补之；不

———
①暑：原作"者"，据正保本改。

宜灸。《明堂》云：灸三壮。主手足不仁，腰脊痛，疝痛，大小便不利，腰髋疼，脚膝不遂，温疟，腰脊冷疼不得久卧，劳损虚风，腰背不便，筋挛痹缩，虚热闭塞。

上髎　第一空腰踝下一寸，夹脊陷中。足太阳、少阳之络。《铜人》：针三分，灸七壮。主大小便不利，呕逆，膝冷痛，鼻衄，寒热疟，阴挺出，妇人白沥绝嗣。大理赵卿患偏风不能起跪，甄权针上髎、环跳、阳陵泉、巨虚下廉，即能起跪。八髎总治腰痛。

次髎　第二空夹脊陷中。《铜人》：针三分，灸七壮。主大小便不利，腰痛不得转摇，背膝寒，小便赤，心下坚胀，疝气下坠，足清不仁，阴气痛，肠鸣注泄，偏风，妇人赤白淋。

中髎　三空夹脊陷中。足厥阴、少阳所结之会。《铜人》：针二分，留十呼；灸三壮。主大小便不利，腹胀下利，五劳七伤六极，大便难，小便淋沥，飧泄，妇人带下，月事不调。

下髎　四空夹脊陷中。《铜人》：针二分，留十呼；灸三壮。主大小便不利，肠鸣注泻，寒湿内伤，大便下血，腰不得转，痛引卵，女子下苍汁不禁，中痛引小肠急痛。

会阳一名利机。阴尾尻骨两旁。《铜人》：针八分，灸五壮。主腹寒，热气冷气泄泻，久痔，肠癖下血，阳气虚乏，阴汗湿。

承扶一名肉郄，一名阴关，一名皮部。尻臀下，股阴上纹中。又云：尻臀下陷文中。《铜人》：针七分，灸三壮。主腰脊相引如解，久痔，尻臀膇肿，大便难，阴胞有寒，小便不利。

殷门　肉郄下六寸。《铜人》：针七分。主腰脊不可俯仰，举重恶血泄注，外股肿。

浮郄　委阳上一寸，展膝得之。《铜人》：针五分，灸三壮。主霍乱转筋，小肠热，大肠结，胫外经筋急，髀枢不仁，小便热，大便坚。

委阳　承扶下一寸六分，屈身①取之。足太阳之前，少阳之后，出于腘中外廉两筋间。三焦下辅俞，足太阳之别络。《素注》：针七分，留五呼；灸三壮。主腰脊痛不可俯仰，引阴中不得小便，瘈疭癫疾，小腹坚，伤寒热甚。

委中一名血郄。腘中央约文动脉陷中，令人面挺伏地卧取之。足太阳膀胱脉所入，为合土。《素注》：针五分，留七呼。《铜人》：针八分，留三呼，泻七吸。《甲乙》：针五分，灸三壮。《素问》：刺委中大脉，令人仆脱色。主膝痛及拇指，腰夹脊沉沉然，遗溺，腰重不能举，小腹坚满，体风痹，髀枢痛。可出血，痼疹皆愈。伤寒四肢热，热病汗不出，取其经血立愈。委中者，血郄也，大风发眉堕落，刺之出血。

附分　二椎下，附项内廉，两旁相去脊中各三寸，正坐取之。手、足太阳之会。《铜人》：针三分。《素注》：刺八分，灸五壮。主肘不仁，肩背拘急，风冷客于腠理，颈痛不得回顾。

魄户　直附分下，三椎下，两傍相去脊中行各三寸，正坐取之。《铜人》：针五分，得气即泻，又宜久留针；日灸七壮至百壮。《素注》：五壮。主背膊痛，虚劳肺痿，三尸走疰，项强急不得回顾，喘息咳逆，呕吐烦满。

膏肓俞　四椎下，近五椎上，两旁相去脊中各三寸，正坐曲脊，伸两手，以臂著膝前，令端直，手大指与膝头齐，以物支肘，毋令摇动取之。《铜人》：灸百壮，多至五百壮。当

---

①身：原作"伸"，据正保本改。

觉砉砉然似水流之状亦当有所下，若无停痰宿饮则无所下也。如病人已困，不能正坐，当令侧卧，挽上臂，令取穴久之。又当灸脐下气海、丹田、关元、中极，四穴中取一穴，又灸足三里以引火气实下。主无所不疗，羸瘦虚损，传尸骨蒸，梦中失精，上气咳逆，发狂健忘，痎病。《左传》成公十年，晋侯疾病，求医于秦，秦使医缓秦医名缓。为之。未至，公梦疾为二竖子曰：彼良医也，惧伤我，焉逃之？其一曰：居肓之上、膏之下，若我何？医至曰：疾不可为也，在肓之上、膏之下，攻之不可，达之不及，药不至焉，不可为也。公曰：良医也。厚为之礼而归之。孙思邈曰：特人拙，不能得此穴，所以宿疴难遣。若能用心方便，求得灸之，无疾不愈矣。

按：先儒谓左氏失之诬，其所载固未足信，而思邈所讥，恐未中理，何者？如使天下无不可医之疾，则思邈所著《千金》《翼方》二书具存，其方其法，岂能百发百中哉？以是知镜川上工十全之论有为而发也。又按：肓，鬲也，心下为膏。又曰：凝者为脂，释者为膏。又曰：膏，连心脂膏也。

杨文懿《文集》云：《周官》论医事，以十全为上，失一二三四次之，十失四为下。吾尝疑之。夫疾有浅深，则医有难易。浅者，虽庸医可十全也。使越人逢若齐侯者三四，使和、缓逢若晋侯者三四，则皆失之矣，果孰为上下乎？

神堂 五椎下，两旁相去脊中各三寸陷中，正坐取之。

《铜人》：针三分，灸五壮。《明堂》：灸三壮。《素注》：针五分。主腰背脊强急不可俯仰，洒淅寒热，胸腹满，气逆上攻，时饐。

噫嘻　肩膊内廉，侠六椎下，两旁相去脊中各三寸，正坐取之，以手重按，病人言"噫嘻"应手。《素注》：留七呼。《铜人》：针六分，留三呼，泻五吸；灸二七壮，止百壮。《明堂》：灸五壮。主大风汗不出，劳损不得卧，温疟寒疟，背闷气满，腹胀气眩，胸中痛引腰背，腋拘胁痛，目眩目痛，鼻衄喘逆，臂膊内廉痛不得俯仰，小儿食时头痛，五心热。

鬲关　七椎下，两旁相去脊中行各三寸陷中，正坐开肩取之。《铜人》：针五分，灸三壮。主背痛恶寒，脊强俯仰难，食饮不下，呕哕多涎唾，胸中噫闷，大便不节，小便黄。

魂门　九椎下，两旁相去脊中各三寸陷中，正坐取之。《外台》云：十椎下。《铜人》：针五分，灸三壮。主尸厥走疰，胸背连心痛，食饮不下，腹中雷鸣，大便不节，小便赤黄。

阳纲　十椎下，两旁相去脊中行各三寸，正坐阔肩取之。《外台》云：十一椎下。《铜人》：针五分，灸三壮。《下经》：灸七壮。主肠鸣腹痛，饮食不下，小便赤涩，腹胀身热，大便不节，泄痢赤黄，不嗜食，怠惰。

意舍　十一椎下，两旁相去脊中各三寸，正坐取之。《外台》云：九椎下。《铜人》：针五分，灸五十壮至百壮。《明堂》：五十壮。《下经》：灸七壮。《素注》：二壮。《甲乙》：三壮，针五分。主腹满虚胀，大便滑泄，小便赤黄，背痛恶风寒，食饮不下，呕吐，消渴，身热目黄。

胃仓　十二椎下，两旁相去脊中各三寸，正坐取之。《铜

①七椎：原作"大椎"，据正保本改。

人鍼五分灸五十壯甲乙三壯○主腹滿虛脹水腫食
飲不下惡寒背脊痛不得俯仰
肓門○十一椎下兩旁相去脊中行各三寸陷中乂肋間
與鳩尾相直正坐取之○銅人灸三十壯鍼五分又云
灸二壯○主心下痛大便堅婦人乳疾
志室○十四椎下兩旁相去脊中行各三寸陷中正坐取
之○銅人鍼五分灸三壯明堂灸七壯○主陰腫陰痛
背痛腰脊強直俛仰不得飲食不消腹強直夢遺失精
淋瀝吐逆兩脅急痛霍亂
胞肓○十九椎下兩旁相去脊中行各一寸陷中伏而取
之○銅人鍼五分灸五七壯明堂三七壯甲乙三壯○
主腰脊急痛食不消腹堅急腸鳴淋瀝不得大小便癃
閉下腫
秩邊○二十椎下兩旁相去脊中行各三寸陷中伏取之
○銅人鍼五分明堂灸三壯鍼三分○主五痔發腫小
便赤腰痛
或曰太陽膀胱行背第二行自大杼至白環俞十七
穴云第幾椎下兩旁相去各一寸半第三行自附分
至秩邊十四穴云某椎下兩旁相去各三寸當除去
脊骨一寸外量取之不然不應太近椎也曰旁者指
第二第三行髎穴皆在脊之旁也按滑氏云自大杼
至白環諸穴並第二行相去脊中各一寸五分歌云
自從大杼至白環相去脊中三寸間夫既曰脊中則
自脊骨中間量取而非骨外量取明矣○大按背部

人》：针五分，灸五十壮。《甲乙》：三壮。主腹满虚胀，水肿，食饮不下，恶寒，背脊痛不得俯仰。

　肓门　十三椎[1]下，两旁相去脊中行各三寸陷中又肋间，与鸠尾相直，正坐取之。《铜人》：灸三十壮，针五分。又云：灸二壮。主心下痛，大便坚，妇人乳疾。

　志室　十四椎下，两旁相去脊中行各三寸陷中，正坐取之。《铜人》：针五分，灸三壮。《明堂》：灸七壮。主阴肿阴痛，背痛腰脊强直，俯仰不得，饮食不消，腹强直，梦遗失精，淋沥，吐逆，两胁急痛，霍乱。

　胞肓　十九椎下，两旁相去脊中行各三寸陷中，伏而取之。《铜人》：针五分，灸五七壮。《明堂》：三七壮。《甲乙》：三壮。主腰脊急痛，食不消，腹坚急，肠鸣，淋沥，不得大小便，癃闭下肿。

　秩边　二十椎下，两旁相去脊中行各三寸陷中，伏取之。《铜人》：针五分。《明堂》：灸三壮，针三分。主五痔发肿，小便赤，腰痛。

　或曰：太阳膀胱行背第二行，自大杼至白环俞十七穴，云第几椎下两旁相去各一寸半。第三行自附分至秩边十四穴，云某椎下两旁相去各三寸，当除去脊骨一寸外量取之。不然，不应太近椎也。曰旁者，指第二第三行髎穴皆在脊之旁也。

　按：滑氏云：自大杼至白环诸穴，并第二行相去脊中各一寸五分。歌云：自从大杼至白环，相去脊中三寸间。夫既曰脊中，则自脊骨中间量取，而非骨外量取明矣。大按：背部

① 十三椎：原作"十一椎"，据正保本改。

穴共五行督脈在中太陽經四行在兩旁其穴又皆揣摩脊骨各開取之如瘦人骨露易取肥人脊隱難摸取穴多不得其真須先將瘦人量取定將瘦人同身尺寸自某處起至本處是穴然後將肥人同身尺寸若干亦自某處起量至某處是穴假如取膏肓穴先將瘦人揣摸得四椎下五椎上用墨點記却將稻稈心一條自結喉下圍轉到墨點處截斷稻稈兩頭用瘦人中指兩文角寸法量得此稻稈二十一寸強又別將稻稈一條量取肥人中指節兩文頭寸法二十一寸強截斷自肥人結喉下圍量至稻稈並頭盡處用墨點記即是膏肓矣餘仿此○或曰素問論五藏俞灸之則可刺之則不可故王燾亦以鍼能殺生人不能起死人取灸而不取鍼蓋亦有所據也而銅人明堂千金諸書於五藏俞穴鍼灸並載何如曰按素問血氣形志論及遺篇俱論藏俞刺法以是知素問非成於一人之手也如背俞止鍼三四分漢書所載魏樊阿得鍼法於華陀其刺胸背深入二三寸巨闕藏俞乃五寸而病皆瘳是又不以繩墨拘也

合陽 ○約文中下三寸○銅人鍼六分灸五壯○主腰脊強引腹痛陰股熱腨痠腫步履難寒疝陰偏痛女子崩

承筋 一名腨腸一名直腸腨腸中央陷中脛後從腳跟上七寸○銅人灸三壯禁鍼明堂鍼三分千金禁鍼資生云三說不同不刺可也○主腰背拘急大便秘腋腫痔痛痙痺

穴共五行，督脉在中，太阳经四行在两旁，其穴又皆揣摩脊骨，各开取之。如瘦人骨露易取，肥人脊隐难摸，取穴多不得其真。须先将瘦人量取定，将瘦人同身尺寸，自某处起至本处是穴，然后将肥人同身尺寸若干，亦自某处起量至某处是穴。假如取膏肓穴，先将瘦人揣摸，得四椎下、五椎上，用墨点记，却将稻秆心一条，自结喉下围转到墨点处，截断稻秆两头，用瘦人中指两文角寸法，量得此稻秆二十一寸强；又别将稻秆一条，量取肥人中指节两文头寸法，二十一寸强截断，自肥人结喉下围量至稻秆并头尽处，用墨点记，即是膏肓矣。余仿此。或曰：《素问》论五脏俞，灸之则可，刺之则不可。故王焘亦以针能杀生人，不能起死人，取灸而不取针，盖亦有所据也。而《铜人》《明堂》《千金》诸书于五脏俞穴，针灸并载，何如？曰：按《素问·血气形志》论及遗篇俱论脏俞刺法，以是知《素问》非成于一人之手也。如背俞止针三四分，《汉书》所载魏樊阿得针法于华陀，其刺胸背深入二三寸，巨阙、脏俞乃五寸，而病皆瘳，是又不以绳墨拘也。

合阳 约文中下三寸。《铜人》：针六分，灸五壮。主腰脊强引腹痛，阴股热，腨酸肿，步履难，寒疝阴偏痛，女子崩中带下。

承筋 一名腨肠，一名直肠。腨肠中央陷中，胫后从脚跟上七寸。《铜人》：灸三壮，禁针。《明堂》：针三分。《千金》：禁针。《资生》云：三说不同，不刺可也。主腰背拘急，大便秘，腋肿，痔痛[1]，痉痹

---
①痔痛：原作"痔痔"，据《针灸资生经》卷三改。

不仁，腨酸，脚急跟痛，腰痛，鼻衄䶎，霍乱转筋。

　　丞山一名鱼腹，一名肉柱，一名伤山。兑腨肠下分肉间陷中，一云腿肚下分肉间。《针经》云：取穴[①]须用两手高托按壁上，两足指离地，用足大指尖坚起，上看足兑腨肠下分肉间。《铜人》：灸一壮，针七分。《明堂》：针八分，得气即泻，速出针；灸不及针，止七七壮。《下经》：灸五壮。主大便不通，转筋，痔肿，战栗不能立，脚气，膝肿，胫酸脚跟痛，筋急痛，脚气膝下肿，霍乱，急食不通，伤寒水结。

　　飞扬一名厥阳。外踝骨上七寸。足太阳络脉，别走少阴。《铜人》：针三分，灸三壮。《明堂》：灸五壮。主痔肿痛，体重，起坐不能，步履不收，脚腨酸肿，战栗，不能久立久坐，足指不能屈伸，目眩目痛，历节风，逆气，癫疾，寒疟。实则衄塞，头背痛，泻之；虚则衄䶎，补之。

　　附阳　外踝上三寸，太阳前，少阳后，筋骨之间。阳跷脉郄。《素注》：针六分，留七呼；灸三壮。《明堂》：灸五壮。主霍乱转筋，腰痛不能久立，坐不能起，髀枢股胻痛，痿厥，风痹不仁，头重频痛，时有寒热，四肢不举。

　　昆仑　足外踝后跟骨上陷中，细脉动应手。足太阳膀胱脉所行，为经火。《素注》：针五分，留十呼。《铜人》：针三分，灸三壮。妊妇刺之落胎。主腰尻脚气，足腨肿不得履地，衄䶎，胭如结，踝如裂，头痛肩背拘急，咳喘满，腰脊内引痛，伛偻，阴肿痛，目眩，目痛如脱，疟多汗，心痛与背相接，妇人字难，包衣不出，小儿发痫瘛疭。东垣曰：《针经》云：上气不足，脑为之不满，耳为之苦鸣，头为之倾，目为之

　　　①取穴：原作“取血”，据《针久大成》卷六改。

瞑；中气不足，溲便为之变，肠为之苦鸣；下气不足，则为痿厥心悗，补足外踝，留之。

　　仆参 一名安邪。足跟骨下陷中，拱足得之。阳跷之本。《铜人》：针三分，灸七壮。《明堂》：三壮。主足痿，失履不收，足跟痛，不得履地，霍乱转筋，吐逆，尸厥，癫痫，狂言见鬼，脚气膝肿。

　　申脉 即阳跷。外踝下五分陷中，容爪甲白肉际。阳跷脉所出。《铜人》：针三分。《素注》：留七呼，灸三壮。《甲乙》：七呼。《刺腰痛篇》注：留七呼。主风眩，腰脚痛，胻酸不能久立，如在舟中，劳极，冷气逆气，腰髋冷痹，脚膝屈伸难，妇人血气痛。洁古曰：痫病昼发，灸阳跷。

　　金门 一名梁关。外踝下，申脉下一寸。足太阳郄，阳维别属。《铜人》：针一分，灸三壮。主霍乱转筋，尸厥癫痫，暴疝，膝胻酸，身战不能久立，小儿张口摇头，身反。

　　京骨 足外侧大骨下，赤白骨际陷中，按而得之，小指本节后大骨名京骨，其穴在骨下。足太阳脉所过，为原。膀胱虚实皆拔之。《铜人》：针三分，留七呼；灸七壮。《明堂》：五壮。《素注》：三壮。主头痛如破，腰痛不可屈伸，身后痛，身侧痛，目内眦赤烂，白翳夹内眦起，目反白，目眩，发疟寒热，喜惊，不欲食，筋挛，足胻痛，髀枢痛，颈项强，腰背不可俯仰，伛偻，鼻衄不止，心痛。

　　束骨 足小指外侧本节后，赤白肉际陷中。足太阳脉所注，为俞木。膀胱实泻之。《铜人》：灸三壮；针三分，留三呼。主腰脊痛如折，髀不可曲，腘如结，踹如裂，耳聋，恶风寒，头囟项痛，目眩身热，目黄泪出，肌肉动，项强不可回

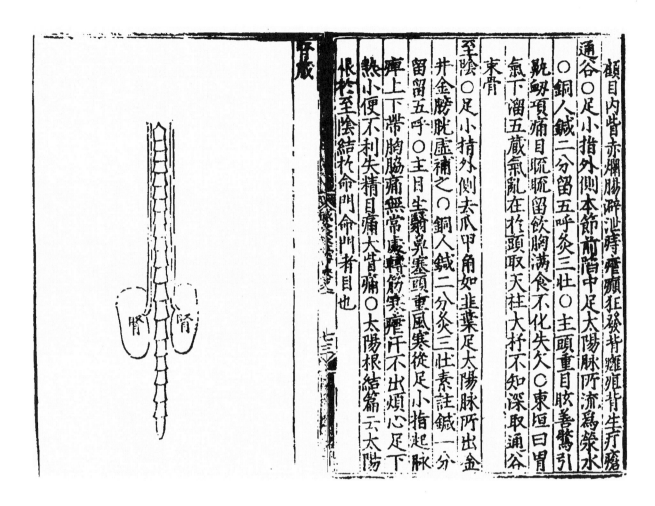

顾，目内眦赤烂，肠澼，泄，痔，疟，癫狂，发背痈疽，背生疔疮。

通谷　足小指外侧，本节前陷中。足太阳脉所流，为荥水。《铜人》：针二分，留五呼；灸三壮。主头重目眩，善惊引，鼽衄，项痛，目晾晾，留饮胸满，食不化，失欠。东垣曰：胃气下溜，五脏气乱，在于头，取天柱、大杼；不知，深取通谷、束骨。

至阴　足小指外侧，去爪甲角如韭叶。足太阳脉所出，为井金[①]。膀胱虚补之。《铜人》：针二分，灸三壮。《素注》：针一分，留[②]五呼。主目生翳，鼻塞头重，风寒从足小指起，脉痹上下，带胸胁痛无常处，转筋，寒疟，汗不出，烦心，足下热，小便不利，失精，目痛，大眦痛。太阳，《根结篇》云太阳根于至阴，结于命门。命门者，目也。

肾脏（图见上）

---

①为井金：原作"金井金"，据正保本改。
②留：此上原重一"留"字，据正保本删。

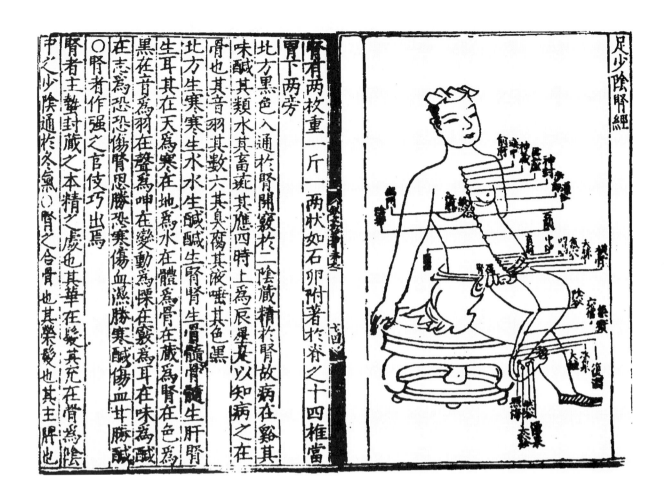

足少阴肾经（图见上）

肾有两枚，重一斤一两，状如石卵，附著于脊之十四椎，当胃下两旁。

北方黑色，入通于肾，开窍于二阴，藏精于肾，故病在溪。其味咸，其类水，其畜彘，其应四时，上为辰星，是以知病之在骨也。其音羽，其数六，其臭腐，其液唾，其色黑。

北方生寒，寒生水，水生咸，咸生肾，肾生骨髓，骨髓生肝，肾生耳。其在天为寒，在地为水，在体为骨，在脏为肾，在色为黑，在音为羽，在声为呻，在变动为栗，在窍为耳，在味为咸，在志为恐。恐伤肾，思胜恐，寒伤血，湿胜寒，咸伤血，甘胜咸。肾者，作强之官，伎巧出焉。

肾者，主蛰，封藏之本，精之处也，其华在发，其充在骨，为阴中之少阴，通于冬气。肾之合骨也，其荣发也，其主脾也。

《内经》。

脏各有一，肾独有两者，何也？然，两者非皆肾也，其左者为肾，右者为命门。命门者，谓精神之所舍，原气之所系也，男子以藏精，女子以系胞，故知肾有二也。

程可久曰：北方常配二物，故《易》惟坎加习，于物为龟、蛇，于方为朔为北，于大玄为玄为冥。

滑氏曰：肾虽有左右命门之分，其气相通，实皆肾也。合而观之，谓之五脏五腑可也，六脏六腑亦可也。

七节之旁，中有小心。

心为火，肾为相火，故曰小心。七节，自尾骶数上。又：心胞络为肾之配。

肾气通于耳，耳和则知五音矣。

肾气虚则梦见舟船溺人，得其时则梦伏水中，若有所畏恐。

肾色黑，欲如重漆色，不欲如炭色。

肾气绝，即骨枯。少阴者，冬脉也，伏行而温于骨髓。骨髓不温则肉不著骨，骨肉不相亲，即肉濡而却。故齿长而枯，发无润泽，骨先死，戊日笃，己日死。《原病式》曰：《仙经》云先生左肾则为男，先生右肾则为女。丹溪曰：钱仲阳肾有补无泻。又曰：主闭藏者肾也，施疏泄者肝也，二脏皆有火，而其系上属于心，心者君火也，为物所感则易动，心动则相火翕然而随，虽不交会，亦暗流而疏泄矣。又曰：火有二，曰君火，曰相火。以名而言，形质相生，配于五脏，故谓之君；以位而言，守位禀命，故谓之相。人有此生而恒于动者，以相

火助之也見扵天者出扵龍雷則本之氣出扵海則水之
氣具扵人者寄扵肝腎肝屬木而腎屬水人非此火不能
以有生天之火出扵木而本扵地故雷非蟄海非附扵地
則不能鳴不能飛不能波也鳴也飛也波也動而主火者
也肝腎之陰悉具相火人而同乎天也

王節齋曰古方滋補藥皆兼補右尺命門相火，如八味丸之類。不知左腎原虛右腎原王若兩腎平補依舊火勝扵水只補其左制其右，錢氏六味地黃丸、丹溪虎潛、補陰之類。庶得水火相平

足少陰腎經穴

足少陰之脉起扵小指之下斜趨足心

趨向也足少陰起小指之下斜趨足心之涌泉

出然谷之下循内踝之後別入跟中上腨内出腘内廉

跟足根也由涌泉轉出足内踝然谷穴下循内踝大溪穴別入跟中之大鍾照海水泉乃折自大鍾之外上循内踝行厥陰太陰之後經復溜交信過三陰交上腨内循築賓出腘内廉抵陰谷也

上股内後廉貫脊屬腎絡膀胱

由陰谷上股内後廉貫脊會扵脊之長強穴還出扵前循横骨大赫氣穴四滿中注肓俞當肓俞之所臍之左右屬腎下臍過關元中極而絡膀胱也

其直行者從腎上貫肝膈入肺中循喉嚨挟舌本

直行者從肓俞屬腎處上行循商曲石關陰都通谷諸穴貫肝上循幽門上膈歷步廊入肺中循神封靈墟

火助之也。见于天者，出于龙雷，则木之气出于海，则水之气具于人者，寄于肝肾。肝属木而肾属水，人非此火不能以有生。天之火出于木而本于地，故雷非蛰。海非附于地，则不能鸣，不能飞，不能波也。鸣也、飞也、波也，动而主火者也。肝肾之阴，悉具相火，人而同乎天也。

王节斋曰：古方滋补药，皆兼补右尺命门相火，如八味丸之类。不知左肾原虚，右肾原王。若两肾平补，依旧火胜于水，只补其左，制其右，钱氏六味地黄丸，丹溪虎潜、补阴之类。庶得水火相平也。

足少阴经脉穴[1]

足少阴之脉，起于小指之下，斜趋足心。

趋，向也。足少阴起小指之下，斜趋足心之涌泉。

出然谷之下，循内踝之后，别入跟中，上腨内，出腘内廉。

跟，足根也。由涌泉转出足内踝然谷穴下，循内踝大溪穴，别入跟中之大钟、照海、水泉，乃折自大钟之外，上循内踝，行厥阴、太阴之后，经复溜、交信，过三阴交，上腨内，循筑宾出腘内廉，抵阴谷也。

上股内后廉，贯脊，属肾，络膀胱。

由阴谷上股内后廉，贯脊，会于脊之长强穴，还出于前，循横骨、大赫、气穴、四满、中注、肓俞，当肓俞之所，脐之左右，属肾，下脐过关元、中极而络膀胱也。

其直行者，从肾上贯肝膈，入肺中，循喉咙，挟舌本。

直行者，从肓俞属肾处上行，循商曲、石关、阴[2]都、通谷诸穴，贯肝，上循幽门，上膈，历步廊，入肺中，循神封、灵墟、

①足少阴经脉穴：原作"足少阴肾经穴"，原目录作"足少阴经"，据前后文例改。
②阴：原重作"阴阴"，据正保本删。

神藏、或中、俞府而上循喉咙，并人迎，挟舌本而终也。

其支者，从肺出，络心，注胸中。

两乳间为胸。支者，自神藏别出，绕心，注胸之膻中，以交于手厥阴也。

此经多血少气，酉时气血注此，受足太阳之交。凡二十七穴，左右共五十四穴。刺深二分，留二呼。

涌泉一名地冲。足心陷中，屈足卷指宛宛中，跪取之。足少阴脉所出，为井木。实则泻之。《铜人》：针五分，无令出血；灸三壮。《明堂》：灸不及针。《素注》：刺三分，留三呼。主尸厥，面黑如炭色，咳吐有血，喝而喘，坐欲起，目䀮䀮无所见，善恐，惕惕如人将捕之，舌干咽肿，上气嗌干，烦心心痛，黄疸肠澼，股内后廉痛，痿厥，嗜卧，善悲欠，小腹急痛，泄而下重，足胫寒而逆，腰痛，大便难，心中结热，风疹，风痫，心病饥不嗜食，咳嗽身热，喉闭，舌急失音，卒心痛，喉痹，胸胁满闷，颈痛目眩，五指端尽痛，足不践地，足下热，男子如蛊，女子如娠，妇人无子，转胞不得尿。《千金翼》云：主喜喘，脊胁相引，忽忽喜忘，阴痹，腹胀，腰痛不欲食，喘逆，足下清至膝，咽中痛不可纳食，喑不能言，小便不利，小腹痛，风入肠中，癫病，夹脐痛急，衄不止，五疝，热病先腰酸，喜渴数引饮，身项痛而寒且酸，足热不欲言，头痛癫癫然，少气寒厥，霍乱转筋，肾积贲豚。汉济北王阿母病患热厥足热，淳于意刺足心，立愈。

然谷一名龙渊。足内踝前起大骨下陷中，一云内踝前在下一寸。别于太阴，跷脉之郄，足少阴脉所流，为荥火。《铜

照海〇足内踝下陰蹻脉所生〇素註鍼四分留六呼灸
三壯〇銅人鍼三分灸七壯明堂灸三壯〇主咽乾心

癃瀉之虛則腰痛補之

不得下善驚恐不樂喉中鳴欬唾氣逆煩悶〇實則閉

卧口中熱多寒欲閉戶而處少氣不足舌乾咽中食饐

胸脹喘息腹滿便難腰脊痛少氣淋瀝洒淅腹脊強嗜

大鍾〇足跟後踵中大骨上兩筋間足少陰絡別走太陽

〇銅人灸三壯鍼二分留七呼素註留三呼〇主嘔吐

其穴在太谿

成痿者以道濕熱引胃氣出行陽道不令濕土克腎水

熱欬嗽不嗜食腹脅痛瘦脊傷寒手足厥冷東垣曰

汗不出默默嗜卧溺黄消癉大便難咽腫唾血疢癖寒

手足寒至節嘔吐痰實口中如膠善噫寒疝熱病

分留七呼灸三壯〇主久瘧欬逆心痛如錐刺心脉沉

太谿一名吕細足内踝後跟骨上動脉陷中男子婦人病有此

脉則生無則死足少陰腎脉所注爲俞土〇素註鍼三

禁

泄婦人無子陰挺出月事不調陰癢初生小兒臍風口

出痿厥洞泄心痛如錐隳墮惡血留内腹中男子精

衂酸不能久立足一寒一熱舌縱煩滿消渴自汗盜汗

不能出唾心恐懼如人將捕涎出喘呼少氣足跗腫不

足下布絡中脉血不出爲腫〇主咽内腫不能内唾時

人灸三壯鍼三分留三呼不宜見血令人立飢欲食刺

人》：灸三壮；针三分，留三呼，不宜见血，令人立饥欲食，刺足下布络，中脉，血不出为肿。主咽内肿不能内唾，时不能出唾，心恐惧，如人将捕，涎出喘呼少气，足跗肿不得履地，寒疝，小腹胀，上抢胸胁，咳唾血，喉痹，淋沥白浊，衂酸不能久立，足一寒一热，舌纵，烦满消渴，自汗盗汗出，痿厥，洞泄，心痛如锥刺，坠堕恶血留内腹中，男子精泄，妇人无子，阴挺出，月事不调，阴痒，初生小儿脐风口噤。

太溪一名吕细。足内踝后，跟骨上动脉陷中。男子妇人病，有此脉则生，无则死。足少阴肾脉所注，为俞土。《素注》：针三分，留七呼；灸三壮。主久疟咳逆，心痛如锥刺心，脉沉，手足寒至节，喘息呕吐，痰实，口中如胶，善噫，寒疝，热病汗不出，默默嗜卧，溺黄，消瘅，大便难，咽肿唾血，疢癖寒热，咳嗽不嗜食，腹胁痛，瘦脊，伤寒手足厥冷。东垣曰：成痿者，以道湿热，引胃气出行阳道，不令湿土克肾水，其穴在太溪。

大钟　足跟后踵中，大骨上两筋间。足少阴络，别走太阳。《铜人》：灸三壮；针二分，留七呼。《素注》：留三呼。主呕吐胸胀，喘息腹满，便难，腰脊痛，少气，淋沥，洒淅，腹脊强，嗜卧，口中热，多寒，欲闭户而处，少气不足，舌干，咽中食饐不得下，善惊恐不乐，喉中鸣，咳唾气逆，烦闷。实则闭癃，泻之；虚则腰痛，补之。

照海　足内踝下。阴跷脉所生。《素注》：针四分，留六呼；灸三壮。《铜人》：针三分，灸七壮。《明堂》：灸三壮。主咽干，心悲不乐，四肢懈惰，久疟，卒疝，吐嗜卧，大风默默不知所痛，视如见星，小腹痛，妇女经逆，四肢淫泺，阴暴跳起或痒，漉清汁，小腹偏痛，淋，阴茎挺出，月水不调。洁古曰：痫病夜发，灸阴跷，照海穴也。

水泉　太溪下一寸，内踝下。少阴郄。《铜人》：灸五壮，针四分。主目䀮䀮不能远视，女子月事不来，来即心下多闷痛，阴挺出，小便淋沥，腹中痛。

复溜一名昌阳，一名伏白。足内踝上二寸筋骨陷中，前旁骨是复溜，后旁筋是交信，二穴止隔一条筋。足少阴脉所行，为经金。肾虚补之。《素注》：针三分，留七呼；灸五壮。《明堂》：七壮。主肠澼，腰脊内引痛不得俯仰起坐，目视䀮䀮，善怒，多言，舌干胃热，虫动涎出，足痿不收履，胻寒不自温，腹中雷鸣，腹胀如鼓，四肢肿；十种水病青赤黄白黑，青取井，赤取荥，黄取俞，白取经，黑取合；血痔，泄后肿，五淋血淋，小便如散火，骨寒热，盗汗汗注不止，龋齿，脉微细不见，或时无脉。

交信　足内踝骨上二寸，少阴前，太阴后廉筋骨间。阴跷之郄。《铜人》：针四分，留十呼；灸三壮。《素注》：留五呼。主气淋㿉疝，阴急，阴汗，泻痢赤白，气热癊，股枢䯊内痛，大小便难，淋，女子漏血不止，阴挺出，月水不来，小腹偏痛，四肢淫泺，盗汗出。

筑宾　内踝上五寸腨分中。阴维之郄①。《铜人》：针四分，留五呼；灸三壮。《素注》：刺三分，灸五壮。主癫疝，胎疝，癫疾狂易，妄言怒骂，吐舌，呕吐涎沫，足腨痛。

---

① 郄：原作"却"，据《针灸甲乙经》卷三第三十二改。

阴谷　膝下内辅骨后，大筋下，小筋上，按之应手，屈膝乃得之。足少阴脉所入，为合水。《铜人》：针四分，灸三壮。主膝痛如锥，不得屈伸，舌[1]纵涎下，烦逆，溺难，小便急引阴痛，阴痿，股内廉痛，妇人漏下不止，腹胀满不得息，小便黄，男子如蛊，女子少娠。

横骨　大赫下一寸，肓俞下五寸，阴上横骨中，宛曲如仰月，中央去腹中行各一寸半。《素注》：去中行一寸。足少阴、冲脉之会。《铜人》：灸三壮。《素注》：针一寸，灸五壮。主淋，小便不通，阴器下纵引痛，小腹满，目赤痛从内眦始，五脏虚竭，失精。

大赫　一名阴维，一名阴关。气穴下一寸，去腹中行各[2]一寸半。《素注》：一寸。足少阴、冲脉之会。《铜人》：灸五壮，针三分。《素注》：针一寸，灸三壮。主虚劳失精，阴痿精溢，阴上缩，茎中痛，目赤痛从内眦始，妇人赤沃。

气穴　一名胞门，一名子户。四满下一寸，去腹中行两旁各一寸半。足少阴、冲脉之会。《铜人》：灸五壮，针三分。《素注》：针一寸，灸五壮。主贲豚气上下引脊痛，泄利不止，目赤痛从内眦始，妇人月事不调。

四满　一名髓中。中注下一寸，气穴上一寸，去腹中行各一寸半。足少阴脉、冲脉之会。《铜人》：针三分，灸三壮。主积聚疝瘕，肠澼，大肠有水，脐下切痛，振寒，目内眦赤痛，妇人月水不调，恶血疗痛，奔豚上下，无子。

中注　肓俞下一寸，去腹中行各一寸半。足少阴、冲脉之会。《铜人》：针一分，灸五壮。主小腹有热，大便坚燥不

①舌：原脱，据《外台秘要》卷三十九引《明堂》补。
②各：原作"灸"，据正保本改。

利，泄气上下引腰脊痛，目内眦赤痛，女子月事不调。

肓俞　商曲下一寸，去脐中五分。《素注》：一寸。足少阴、冲脉之会。《铜人》：针一寸，灸五壮。主腹切痛寒疝，大便燥，腹满响响然不便，心下有寒，目赤痛从内眦始。

按：诸家俱以疝主于肾，故足少阴经腧穴多兼治疝。丹溪以疝本肝经，与肾绝无相干，足以正千古之讹。

商曲　石关下一寸，去腹中行各五分。《素注》：一寸。足少阴、冲脉之会。《铜人》：针一寸，灸五壮。主腹痛，腹中积聚，时切痛，肠中痛，不嗜食，目赤痛从内眦始。

石关　阴都下一寸，去腹中行各五分。《素注》：一寸。足少阴、冲脉之会。《铜人》：针一寸，灸三壮。主哕噫呕逆，腹痛，气淋，小便黄，大便不通，心下坚满，脊强不利，多唾，目赤痛从内眦始，妇人子脏有恶血，血上冲腹，痛不可忍。

阴都一名食宫　通谷下一寸，夹胃脘两边相去五分。《素注》：一寸。足少阴、冲脉之会。《铜人》：针三分，灸三壮。主心满逆气，肠鸣，肺胀，气抢胁下热痛，目赤痛从内眦始。

通谷　幽门下一寸，夹上脘两旁相去五分。《素注》：一寸。《十四经发挥》云：自商曲至通谷，去腹中行各五分。《素注》：自肓俞至幽门，去中行各一寸。足少阴、冲脉之会。《铜人》：针五分，灸五壮。《明堂》：灸三壮。主失欠口喎，食饮善呕，暴喑不能言，结积留饮，痃癖胸满，食不化，心恍惚，喜呕，目赤痛从内眦始。

幽门　夹巨阙两旁各五分陷中。《明堂》：云：巨阙旁一寸五分。《千金》云：夹巨阙一寸。按：幽门当在足阳明胃经、任脉二脉之中。冲脉所会。

《铜人》：针一寸，灸五壮。主小腹胀满，呕吐涎沫，喜唾，烦闷胸痛，胸中满，不嗜食，逆气咳，健忘，泄利脓血，目赤痛从内眦始，女子心腹逆气。

步廊　神封下一寸六分陷中，去胸中行二寸，仰而取之。《素注》：针四分。《铜人》：针三分，灸五壮。主胸胁支满痛引胸，鼻塞不通不得息，呼吸少气，咳逆，呕吐，不嗜食，不得举臂。

神封　灵墟下一寸六分陷中，胸中行各开二寸。《素注》：针四分。《铜人》：针三分，灸五壮。主胸胁支满，痛引胸不得息，咳逆，呕吐，胸满不嗜食。

灵墟　神藏下一寸六分陷中，去中行各开二寸①。《素注》：针四分。《铜人》：针三分，灸五壮。主胸胁支满，痛引胸不得息，咳逆，呕吐，胸满不嗜食。

神藏　彧中下一寸六分陷中，去胸中行二寸。《铜人》：灸五壮，针三分。《素注》：四分。主呕吐，咳逆，喘不得息，胸满不嗜食。

彧中　俞府下一寸六分，去胸中行二寸，仰而取之。《铜人》：针四分，灸五壮。《明堂》：灸三壮。主咳逆喘息不能食，胸胁支满，涎出多唾。

俞府　巨骨下旋玑旁二寸陷中，仰而取之。《素注》：刺四分。《铜人》：针三分，灸五壮。《下经》：灸三壮。主咳逆上气，呕吐，喘嗽，腹胀不下食饮，胸中痛。

按：钱氏于肾有补无泻，故于药亦止制补肾地黄丸，而无泻肾药也。

---

①二寸：原作"一寸"，据《针灸大成》卷六改。

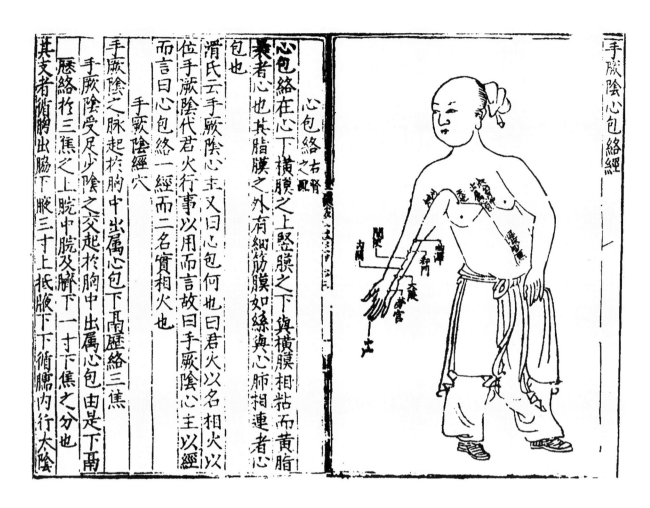

手厥阴心包络经（图见上）

心包络 右肾之配

心包络在心下横膜之上，竖膜之下，与横膜相粘，而黄脂裹者，心也，其脂膜之外有细筋膜如丝，与心肺相连者，心包也。

滑氏云：手厥阴心主又曰心包，何也？曰：君火以名，相火以位。手厥阴代君火行事，以用而言，故曰手厥阴心主，以经而言，曰心包络。一经而二名，实相火也。

手厥阴经脉穴[①]

手厥阴之脉，起于胸中，出属心包，下鬲，历络三焦。

手厥阴受足少阴之交，起于胸中，出属心包，由是下鬲，历络于三焦之上脘、中脘及脐下一寸下焦之分也。

其支者，循胸出胁，下腋三寸，上抵腋下，下循臑内，行太阴、

---

①手厥阴经脉穴：原作"手厥阴经穴"，据目录及体例改。

少阴之间，入肘中。

胁上际为腋。自属心包，上循胸出胁，下腋三寸天池穴，上行抵腋下，下循臑内之天泉穴，以介乎太阴、少阴两经之中间，入肘中之曲泽也。

下臂①行两筋之间，入掌中，循中指出其端。

由肘中下臂，行臂两筋之间，循郄门、间使、内关、大陵，入掌中劳宫穴，循中指，出其端之中冲云。

其支别者，从掌中循小指次指出其端。

小指次指，无名指也，自小指而逆数之则为次指。云其支别者，自掌中劳宫穴别行，循小指次指出其端，而交于手少阳也。

此经多血少气，戌时气血注此，受足少阴之交。凡九穴，左右共一十八穴。

天池一名天会。腋下三寸，乳后一寸，着胁直腋撅肋间。手足厥阴、少阳之会。《铜人》：灸三壮，针二分。《甲乙》：针七分。主胸中有声，胸膈烦满，热病汗不出，头痛，四肢不举，腋下肿，上气，寒热痎疟。

天泉一名天温。曲腋下二寸，举臂取之。《铜人》：针六分，灸三壮。主目䀮䀮不明，恶风寒，心病，胸胁支满，咳逆，膺、背、胛、臂内廉痛。

曲泽 肘内廉下陷中，屈肘得之。心包络脉所入，为合水。《铜人》：灸三壮；针三分，留七呼。主心痛善惊，身热烦渴，口干，逆气呕涎血，心下澹澹，身热，风胗，臂肘手腕善摇动，摇头，清汗出不过肩，伤寒逆气呕吐。

---

①臂：原作"循"，据《灵枢·经脉》改。

郤門○掌後去腕五寸手厥陰心包絡脈郤○銅人鍼三分灸五壯○主嘔血衄血心痛嘔噦驚恐畏人神氣不足

間使○掌後三寸兩筋間陷中心包絡脈所行爲經金○素註鍼六分留七呼銅人鍼三分灸五壯明堂七壯甲乙三壯○主傷寒結胸心懸如肌卒狂胸中澹澹惡風寒嘔沫怵惕寒中少氣掌中熱腋腫肘攣卒心痛多驚中風氣塞涎上昏危暗不得語咽中如梗鬼邪霍亂乾嘔婦人月水不調血結成塊小兒客忤

內關○掌後腕二寸兩筋間與外關相抵手心主之絡別走少陽○銅人鍼五分灸三壯○主手中風熱失志心痛目赤支滿肘攣○實則心暴痛瀉之虛則頭強補之

大陵○掌後骨下兩筋間陷中手厥陰心包絡脈所注爲俞土心包絡實瀉之○銅人鍼五分○素註鍼六分留七呼灸三壯○主熱病汗不出手心熱肘臂攣痛腋腫善笑不休煩心心懸若飢心痛掌熱喜悲泣驚恐目赤目黃小便如血嘔噦無度狂言不樂喉痺口乾身熱頭痛短氣胸脅痛癧疽疥癬○東垣曰胃氣下溜五臟氣亂在於心者取之心主之俞大陵同精導氣以復其本位

勞宮一名五里一名掌中○掌中央動脈○銅人屈無名指取之資生屈中指取之滑氏云以今觀之屈中指無名指兩者間取之爲允心包絡脈所溜爲榮火○素註鍼三分留六呼銅人灸三壯○明堂鍼二分得氣即瀉只一度針過兩度令人虛禁灸灸令人息肉日加○主中風善悲笑

郤门　掌后去腕五寸。手厥阴心包络脉郤。《铜人》：针三分，灸五壮。主呕血衄血，心痛呕哕，惊恐畏人，神气不足。

间使　掌后三寸两筋间陷中。心包络脉所行，为经金。《素注》：针六分，留七呼。《铜人》：针三分，灸五壮。《明堂》：七壮。《甲乙》：三壮。主伤寒结胸，心悬如肌，卒狂，胸中澹澹，恶风寒，呕沫怵惕，寒中少气，掌中热，腋肿肘挛，卒心痛，多惊，中风气塞，涎上昏危，暗不得语，咽中如梗，鬼邪，霍乱干呕，妇人月水不调，血结成块，小儿客忤。

内关　掌后腕二寸两筋间，与外关相抵。手心主之络，别走少阳。《铜人》：针五分，灸三壮。主手中风热，失志，心痛，目赤，支满肘挛。实则心暴痛，泻之；虚则头强，补之。

大陵　掌后骨下两筋间陷中。手厥阴心包络脉所注，为俞土。心包络实泻之。《铜人》：针五分。《素注》：针六分，留七呼；灸三壮。主热病汗不出，手心热，肘臂挛痛腋肿，善笑不休，烦心，心悬若饥，心痛掌热，喜悲泣惊恐，目赤目黄，小便如血，呕哕无度，狂言不乐，喉痹口干，身热头痛，短气，胸胁痛，病疮疥癣。东垣曰：胃气下溜，五脏气乱，在于心者，取之心主之俞大陵，同精导气，以复其本位。

劳宫一名五里，一名掌中。掌中央动脉。《铜人》：屈无名指取之。《资生》：屈中指取之。滑氏云：以今观之，屈中指、无名指两者之间取之为允。心包络脉所溜，为荥火。《素注》：针三分，留六呼。《铜人》：灸三壮。《明堂》：针二分，得气即泻，只一度，针过两度，令人虚；禁灸，灸令人息肉日加。主中风，善悲笑

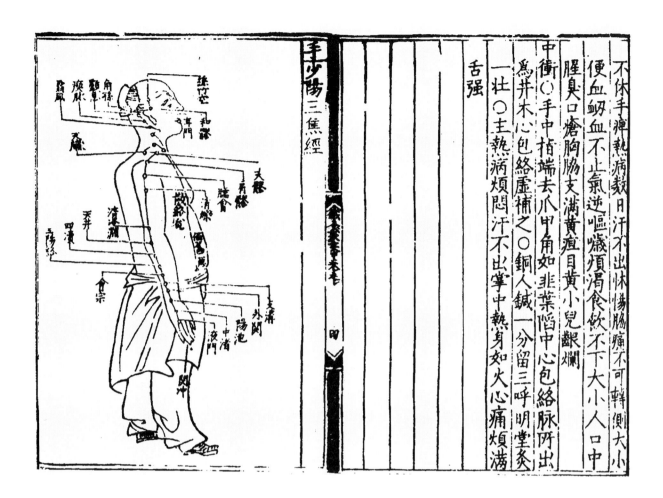

不休，手痹，热病数日汗不出，怵惕，胁痛不可转侧，大小便血，衄血不止，气逆呕哕，烦渴，食饮不下，大小人口中腥臭，口疮，胸胁支满，黄疸目黄，小儿龈烂。

中冲　手中指端去爪甲角如韭叶陷中。心包络脉所出，为井木。心包络虚补之。《铜人》：针一分，留三呼。《明堂》：灸一壮。主热病烦闷汗不出，掌中热，身如火，心痛烦满，舌强。

手少阳三焦经（图见上）

三焦門右尺命門之腑

三焦者水穀之道路氣之所終始也上焦者在心下下鬲在胃上口主內而不出其治在膻中玉堂下一寸兩乳間陷者中是也中焦者在胃中脘不上不下主腐熟水穀其治在臍旁下焦者當膀胱上口主分別清濁主內而出以傳道其治在臍下一寸故名三焦

三焦者決瀆之官水道出焉

滑氏曰三焦相火也火能火熟水穀萬物焦從火火亦腐物之氣命名取義或有在於此歟三焦有名無形又曰三焦者於鬲膜脂膏之內五藏五府之隙水穀流化之關其氣融會於其間薰蒸鬲膜發達皮膚分肉運行四旁上中下各隨其所屬部分而名之實元氣之別使也是故雖無其形倚內外之形而得名雖無其實合內外之實而為位者也

三因方云古人謂左為腎藏其腑膀胱右為命門其腑三焦三焦者有脂膜如手大正與膀胱相對有二白脈自中出夾脊而上貫於腦所以經云男子藏精女子繫胞以此推之三焦當如此說有形可見為是扁鵲乃云三焦有位無形而叔和輩失其旨意遂云無狀有名俾後學承謬不已且名以召實無實奚名果無其形尚何藏精繫胞為哉其所謂三焦者何也上焦在膻中內應心中焦在中脘內應脾下焦在臍下即腎間動氣分布人身有上中下之異方人湛寂欲想不興則精氣散在三焦榮華百脈及其想念一起慾火熾然翕撮三焦精氣

三焦右尺命门之腑

三焦者，水谷之道路，气之所终始也。上焦者，在心下下鬲，在胃上口，主内而不出，其治在膻中，玉堂下一寸六分[1]，两乳间陷者中是也；中焦者，在胃中脘，不上不下，主腐熟水谷，其治在脐旁；下焦者，当膀胱上口，主分别清浊，主内而出以传道，其治在脐下一寸，故名三焦。

三焦者，决渎之官，水道出焉。

滑氏曰：三焦，相火也。火能火熟水谷，万物焦从火，火亦腐物之气，命名取义，或有在于此软？三焦有名无形。又曰：三焦者，于鬲膜脂膏之内，五脏五腑之隙，水谷流化之关，其气融会于其间，熏蒸鬲膜，发达皮肤分肉，运行四旁上中下，各随其所属部分而名之，实元气之别使也。是故虽无其形，倚内外之形而得名；虽无其实，合内外之实而为位者也。

《三因方》云：古人谓左为肾脏，其腑膀胱；右为命门，其腑三焦。三焦者，有脂膜如手大，正与膀胱相对，有二白脉自中出，夹脊而上贯于脑，所以经云男子藏精，女子系胞。以此推之，三焦当如此说，有形可见为是。扁鹊乃云三焦有位无形，而叔和辈失其旨意，遽云无状有名，俾后学承谬不已。且名以召实，无实奚名？果无其形，尚何藏精系胞为哉？其所谓三焦者，何也？上焦在膻中，内应心；中焦在中脘，内应脾；下焦在脐下，即肾间动气。分布人身，有上中下之异。方人湛寂，欲想不兴，则精气散在三焦，荣华百脉。及其想念一起，欲火炽然，翕撮三焦，精气

---

①六分：原脱，据正保本补。

流溢，并于命门输泻而去，故号此腑为三焦耳。世承叔和之弊而不悟，可为长太息也！初甚异其说，及为齐从事，以下医说载之《龙川志》。有一举子徐遁者，石守道之婿也，少尝医疗病，有精思，曰：齐尝大饥，群丐相商而食。有一人皮肉尽而骨脉全者，视其五脏，见右肾之下有脂膜如手大者，正与膀胱相对，有二白脉，自其中出，夹脊而上贯脑。意此则导引家所谓夹脊双关者，而不悟脂膜如手大者之为三焦也。所见默合，可以证古人之谬。

丹溪朱氏曰：三焦以焦，而下焦司肝肾之分，皆阴而主乎下者也，天非此火不能以生物，人非此火不能以有生。

手少阳经脉穴[①]

手少阳之脉，起于小指次指之端，上出次指之间，循手表腕，出臂外两骨之间，上贯肘。

臂骨尽处为腕，臑尽处为肘。手少阳起小指次指之端关冲穴，上出次指之间，历液门、中渚，循手表腕之阳池，出臂外两骨之间，循外关、支沟、会宗、三阳、四渎，乃上贯肘，抵天井穴也。

循臑外上肩，交出足少阳之后，入缺盆，交膻中，散络心包，下膈，循属三焦。

肩肘之间，髆下对腋处为臑。从天井上行，循臂臑之外，历清冷渊、消烁，行太阳之里、阳明之外，上肩，循臂臑会、肩髎、天髎，交出足少阳之后，过秉风、肩井，下入缺盆，复由足阳明之外，而交会于膻中，散布络绕于心包，乃下

---

①手少阳经脉穴：原作"手少阳三焦经穴"，据原目录改。

膈当胃上口以属上焦柱中脘以属中焦柱阴交以属下焦也

其支者従膻中上出缺盆上项系耳后直上出耳上角以庇下颊至䪼

脑户后为项目下为䪼其支者従膻中而上出缺盆之外上项过大椎循天髎上耳后经翳风瘈脉颅息直上出耳上角孙过悬厘颔厌及过阳白睛明屈曲耳颊至䪼会颧髎之分也

其支者従耳后入耳中至目锐眦

此支従耳后翳风穴入耳中过听宫历耳门禾髎却出至目锐眦会童子髎循丝竹空而交柱足少阳也

○此经多血少气○亥时气血注此○受手厥阴之交

○凡二十三穴左右共四十六穴

关冲○手小指次指之端去爪甲角如韭叶手少阳三焦脉所出为井金○铜人针一分留三呼灸一壮○素注三壮○主喉痹喉闭舌卷口干头痛霍乱胸中气噎不嗜食臂肘痛不可举目生翳膜视物不明

液门○手小指次指间陷中握拳取之手少阳三焦脉所溜为荥水○素问铜人针二分留二呼灸三壮○主惊悸妄言咽外肿寒厥手臂痛不能自上下疟疾寒热目赤涩头痛暴得耳聋齿龈痛

中渚○手小指次指本节后间陷中在腋门下一寸手少阳三焦脉所注为俞木○三焦虚补之○素注针二分留三呼铜人灸三壮针三分明堂灸二壮○主热病汗

膈，当胃上口以属上焦，于中脘以属中焦，于阴交以属下焦也。

其支者，从膻中上出缺盆，上项，系耳后，直上出耳上角，以屈下颊至䪼。

脑户后为项，目下为䪼。其支者，从膻中而上出缺盆之外，上项，过大椎，循天髎，上耳后，经翳风、瘈脉、颅息，直上出耳上角，至角孙，过悬厘、颔厌，及过阳白、睛明，屈曲耳颊，至䪼，会颧髎之分也。

其支者，从耳后入耳中，至目锐眦。

此支从耳后翳风穴入耳中，过听宫，历耳门、禾髎，却出至目锐眦，会童子髎，循丝竹空而交于足少阳也。

此经多血少气，亥时气血注此，受手厥阴之交。凡二十三穴，左右共四十六穴。

关冲　手小指次指之端，去爪甲角如韭叶。手少阳三焦脉所出，为井金。《铜人》：针一分，留三呼；灸一壮。《素注》：三壮。主喉痹喉闭，舌卷口干，头痛，霍乱，胸中气噎，不嗜食，臂肘痛不可举，目生翳膜，视物不明。

液门　手小指次指间陷中，握拳取之。手少阳三焦脉所溜，为荥水。《素问》《铜人》：针二分，留二呼；灸三壮。主惊悸妄言，咽外肿，寒厥，手臂痛不能自上下，疟疾寒热，目赤涩，头痛，暴得耳聋，齿龈痛。

中渚　手小指次指本节后间陷中，在腋门下一寸。手少阳三焦脉所注，为俞木。三焦虚补之。《素注》：针二分，留三呼。《铜人》：灸三壮，针三分。《明堂》：灸二壮。主热病汗

不出目眩頭痛耳聾目生翳膜久瘧咽腫肘臂痛手五指不得屈伸

陽池一名別陽手表腕上陷中從指本節直摸下至腕中心手少陽三焦脉所過為原三焦虛實皆拔之○素註鍼二分留六呼灸三壯○銅人禁灸○指微賦云鍼透抵大陵穴不可破皮不可摇手恐傷鍼轉曲○主消渴口乾煩悶寒熱瘧或因折傷手腕捉物不得肩臂痛不得舉

外關○腕後二寸兩筋間陽池上一寸○手少陽絡別走心主○銅人鍼三分留七呼灸二壯○明堂三壯○主耳聾渾渾焞焞無聞五指盡痛不能握物○實則肘攣瀉之虛則不收補之

支溝一名飛虎○腕後臂外三寸兩骨間陷中手少陽脉所行為經火○銅人鍼三分灸二七壯○明堂五壯○素註鍼二分留七呼灸三壯○主熱病汗不出肩臂痠重胁腋痛四肢不舉霍亂嘔吐口噤不開暴瘖不能言心悶不巳卒心痛鬼擊傷寒結胸痼瘡疥癬婦人妊脉不通產後血運不省人事

會宗○腕後三寸空中一寸○銅人灸七壯○明堂五壯禁鍼○主五癇肌膚痛耳聾

三陽絡一名通門○臂上大交脉支溝上一寸○銅人灸七壯明堂五壯禁鍼○主暴瘖啞耳聾嗜卧四肢不欲動摇○

四瀆○在肘前五寸外廉陷中○銅人灸三壯鍼六分留七呼○主暴氣耳聾下齒齲痛

天井○肘外大骨後肘上一寸輔骨上兩筋义骨罅中屈

不出，目眩头痛，耳聋，目生翳膜，久疟，咽肿，肘臂痛，手五指不得屈伸。

阳池 一名别阳。手表腕上陷中，从指本节直摸下至腕中心。手少阳三焦脉所过，为原。三焦虚实皆拔之。《素注》：针二分，留六呼；灸三壮。《铜人》：禁灸。《指微赋》云：针透抵大陵穴，不可破皮，不可摇手，恐伤针转曲。主消渴口干，烦闷，寒热疟，或因折伤手腕，捉物不得，肩臂痛不得举。

外关 腕后二寸两筋间，阳池上一寸。手少阳络，别走心主。《铜人》：针三分，留七呼；灸二壮。《明堂》：三壮。主耳聋浑浑焞焞无闻，五指尽痛，不能握物。实则肘挛，泻之；虚则不收，补之。

支沟 一名飞虎。腕后臂外三寸，两骨间陷中。手少阳脉所行，为经火。《铜人》：针三分，灸二七壮。《明堂》：五壮。《素注》：针二分，留七呼；灸三壮。主热病汗不出，肩臂酸重，胁腋痛，四肢不举，霍乱呕吐，口噤不开，暴喑不能言，心闷不已，卒心痛，鬼击，伤寒结胸，痼疮疥癣，妇人妊脉不通，产后血运，不省人事。

会宗 腕后三寸，空中一寸。《铜人》：灸七壮。《明堂》：五壮，禁针。主五痫，肌肤痛，耳聋。

三阳络 一名通门。臂上大交脉，支沟上一寸。《铜人》：灸七壮。《明堂》：五壮，禁针。主暴喑哑，耳聋，嗜卧，四肢不欲动摇。

四渎 在肘前五寸，外廉陷中。《铜人》：灸三壮；针六分，留七呼。主暴气耳聋，下齿龋痛。

天井 肘外大骨后，肘上一寸，辅骨上两筋叉骨罅中，屈肘拱胸取之。甄权云：曲肘后一寸，叉手按膝头，取之两筋骨罅中。手少阳三焦脉所入，为合土。三焦实泻之。《素注》：针一寸，留七呼。《铜人》：灸三壮。《明堂》：五壮，针三分。主心胸痛，咳嗽上气，短气不得语，唾脓，不嗜食，寒热凄凄不得卧，惊悸，瘛疭癫疾，羊痫风痹，耳聋嗌肿，喉痹汗出，目锐眦痛，颊肿痛，耳后、臑、臂、肘痛，捉物不得，嗜卧，扑伤腰髋疼，振寒颈项痛，大风默默不知所痛，悲伤不乐，脚气上攻。

清冷渊 肘上二寸，伸肘举臂取之。《铜人》：针三分，灸三壮。主肩痹痛，臂臑不能举，不能带衣。

消泺 肩下臂外间，腋斜肘分下。《铜人》：针一分，灸三壮。《明堂》：针六分。《素注》：针五分。主风痹颈项强急，肿痛寒热，头痛癫疾。

臑会一名臑交。 肩前廉，去肩头三寸宛宛中。手少阳、阳维之会。《素注》：针五分，灸五壮。《铜人》：针七分，留三呼，得气即泻；灸七壮。臂痛酸无力，痛不能举，寒热，肩肿引胛中痛，项瘿气瘤。

肩髎 肩端臑上陷中，斜举臂取之。《铜人》：针七分，灸三壮。《明堂》：五壮。主臂痛肩重不能举。

天髎① 肩缺盆中，上毖骨际陷中央，须缺盆陷处，上有空，起肉上是穴。手足少阳、阳维之会。《铜人》：针八分，灸三壮，当缺盆陷上突起肉上针之。若误针陷处，伤人五脏气，令人卒死。主胸中烦闷，肩臂酸疼，缺盆中痛，汗不出，胸中烦满，颈项急，寒热。

---

① 天髎：此穴至页末多处版蚀漫漶，均据正保本补正。

天牖○颈大筋外缺盆上天容后天柱前完骨下发际上○铜人针一寸留七呼不宜补不宜灸灸即令人面肿眼合先取噫嘻后取天容天池即差若不针噫嘻即难疗明堂针五分得气即泻泻尽更留三呼泻三吸不宜补素注下经灸三壮资生云宜灸一壮三壮○主暴聋气目不明耳不聪夜梦颠倒到面青黄无颜色头风面肿项强不得回顾目中痛

翳风○耳后尖角陷中按之引耳中痛针经先以铜钱二十文令患人咬之寻取穴中手足少阳之会○素注针三分铜人针七分灸七壮明堂三壮刺灸俱令人咬钱令口开○主耳鸣耳聋口眼㖞斜脱颔颊肿口噤不开不能言口吃牙车急小儿喜欠

瘈脉一名资脉耳本后鸡足青络脉○铜人刺出血如豆汁不宜多出针一分灸三壮○主头风耳鸣小儿惊痫瘈疭呕吐泄利无时惊恐眵瞢目睛不明

颅息○耳后间青络脉中○铜人灸七壮禁针明堂灸三壮针一分不得多出血多出血杀人○主耳鸣痛喘息小儿呕吐涎沫瘈疭发痫胸胁相引身热头痛不得卧

角孙○耳郭中间上发际下开口有空手太阳手足少阳之会○铜人灸三壮明堂针八分○主目生翳肤齿龈肿唇吻强齿牙不能嚼物龋齿头项强

耳门○耳前起肉当耳缺者陷中○铜人针三分留三呼灸三壮○下经禁灸有病灸不过三壮○主耳鸣如蝉声聤耳脓汁出耳生疮齿龋唇吻强

天牖　颈大筋外，缺盆上，天容后，天柱前，完骨下，发际上。《铜人》：针一寸，留七呼，不宜补；不宜灸，灸即令人面肿眼合。先取噫嘻，后取天容、天池即差，若不针噫嘻即难疗。《明堂》：针五分，得气即泻，泻尽更留三呼，泻三吸，不宜补。《素注》《下经》：灸三壮。《资生》云：宜灸一壮三壮。主暴聋气，目不明，耳不聪，夜梦颠倒，面青黄无颜色，头风面肿，项强不得回顾，目中痛。

翳风　耳后尖角陷中，按之引耳中痛。《针经》：先以铜钱二十文令患人咬之，寻取穴中。手、足少阳之会。《素注》：针三分。《铜人》：针七分，灸七壮。《明堂》：三壮，刺灸俱令人咬钱，令口开。主耳鸣耳聋，口眼㖞斜，脱颔颊肿，口噤不开，不能言，口吃，牙车急，小儿喜欠。

瘈脉一名资脉。耳本后鸡足青络脉。《铜人》：刺出血，如豆汁，不宜多出。针一分，灸三壮。主头风耳鸣，小儿惊痫瘈疭，呕吐，泄利无时，惊恐，眵瞢目睛不明。

颅息　耳后间青络脉中。《铜人》：灸七壮，禁针。《明堂》：灸三壮；针一分，不得多出血，多出血杀人。主耳鸣痛，喘息，小儿呕吐涎沫，瘈疭发痫，胸胁相引，身热头痛不得卧。

角孙　耳郭中间，上发际下，开口有空。手太阳、手足少阳之会。《铜人》：灸三壮。《明堂》：针八分。主目生翳肤，齿龈肿，唇吻强，齿牙不能嚼物，龋齿，头项强。

耳门　耳前起肉，当耳缺者陷中。《铜人》：针三分，留三呼；灸三壮。《下经》：禁灸。有病，灸不过三壮。主耳鸣如蝉声，聤耳脓汁出，耳生疮，齿龋，唇吻强。

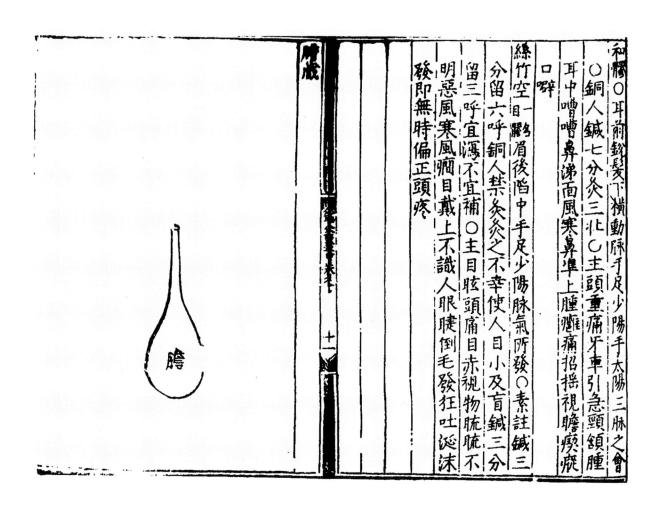

和髎　耳前锐发下横动脉。手足少阳、手太阳三脉之会。《铜人》：针七分，灸三壮。主头重痛，牙车引急，颈颔肿，耳中嘈嘈，鼻涕，面风寒，鼻准上肿，痈痛，招摇视瞻，瘈疭，口僻。

丝竹空一名目髎。眉后陷中。手、足少阳脉气所发。《素注》：针三分，留六呼。《铜人》：禁灸，灸之不幸，使人目小及盲；针三分，留三呼，宜泻不宜补。主目眩头痛，目赤，视物䀮䀮不明，恶风寒，风痫，目戴上，不识人，眼睫倒毛，发狂吐涎沫，发即无时，偏正头疼。

胆脏（图见上）

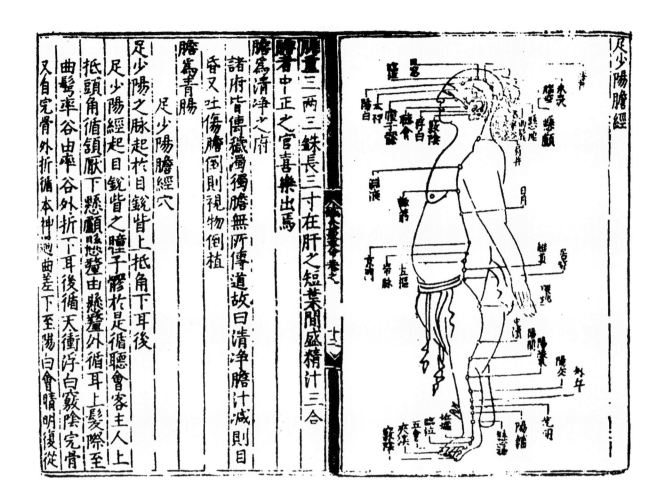

足少阳胆经 （图见上）

　　胆重三两三铢，长三寸，在肝之短叶间，盛精汁三合。

　　胆者，中正之官，喜乐出焉。

　　胆为清净之腑。

　　诸腑皆传秽浊，独胆无所传道，故曰清净。胆汁减则目昏。又：吐伤胆倒则视物倒植。

　　胆为青肠。

足少阳经脉穴[①]

　　足少阳之脉，起于目锐眦，上抵角，下耳后。

　　足少阳经起目锐眦之瞳子髎，于是循听会、客主人，上抵头角，循颔厌，下悬颅、悬厘，由悬厘外循耳上发际，至曲鬓、率谷，由率谷外折，下耳后，循天冲、浮白、窍阴、完骨，又自完骨外折，循本神，过曲差，下至阳白，会睛明，复从

---

①足少阳经脉穴：原作"足少阳胆经穴"，据原目录改。

晴明上行，循临泣、目窗、正营、承灵、脑空、风池云。

此经头部自瞳子髎至风池，凡二十六，作三折，向外而行。始瞳子髎至完骨是一折；又自完骨外折上至阳白，会晴明是一折；又自晴明上行，循临泣、风池是一折。缘其穴曲折外多，难为科牵，故此作一至二十，次第该之：一瞳子髎，二听会，三客主人，四颔厌，五悬颅，六悬厘，七曲鬓，八率谷，九天冲，十浮白，十一窍阴，十二完骨，十三本神，十四阳白，十五临泣，十六目窗，十七正营，十八承灵，十九脑空①，二十风池。

循颈，行手少阳之前，至肩上，却交出手少阳之后，入缺盆。

自风池循颈，过天牖穴，行手少阳脉之前，下至肩上，循肩井，却左右交出手少阳之后，过大椎、大杼、秉风，当秉风前，入缺盆之外。

其支者，从耳后入耳中，走耳前，至目锐眦后。此一节即手三焦，交经同。

其支者，从耳后颞颥间过翳风之分，入耳中，过听宫，出走耳前，复自听宫至目锐眦瞳子髎之分也。

窈，《广韵》作"力嘲切"，深空之貌，即穴隙之谓也。江西席横家针灸书中，诸窈字作"髎"，岂窈、髎声相近而然？今悉改定。虽然所改有不尽者，亦不必苦求之也。此本注。

其支者，别目锐眦，下大迎，合于手少阳，抵于顑，下加颊车，下颈，合缺盆。以下胸中，贯膈，络肝②，属胆。

其支者，别自目外瞳子髎而下大迎，合手少阳于顑，当颧髎之分，下临颊车，下颈，循本经之前，与前之入缺盆者相合，下胸中天池之外，贯膈，即期门之所络肝，下至

---

① 脑空：原作"脑户"，据正保本改。

② 络肝：原作"络脾"，据《灵枢·经脉》改。

循脇裏出氣衝繞毛際橫入髀厭中也

脇胠也腋下為脇曲骨之分為毛際毛際兩旁動脈中為氣衝樞骨之下為髀厭即髀樞也自屬膽處循脇內章門之裏出氣衝繞毛際遂橫入髀厭中之環跳也

其直者從缺盆下腋循胸過季脇下合髀厭中以下循髀陽出膝外廉

脇骨之下為季脇此直者從缺盆直下腋循胸歷淵液輒筋日月穴過季脇循京門帶脈五樞維道居髎入上髎中髎長強而下與前之入髀厭者相合乃下循髀外行太陽陽明之間歷中瀆陽關出膝外廉抵陽陵泉也

下外輔骨之前直下抵絕骨之端下出外踝之前循足跗上入小指次指之間

胻外為輔骨外踝以上為絕骨足面為跗自陽陵泉下外輔骨前歷陽交外丘光明直下抵絕骨之端循陽輔懸鍾而下出外踝之前至丘墟循足面之臨泣五會俠谿乃上入小指次指之間至竅陰而終也

其支者別跗上入大指之間循大指岐骨內出其端還貫入爪甲出三毛

足大指本節後為岐骨大指爪甲後為三毛其支者自足跗上臨泣穴別行入大指循岐骨內出大指端還貫入爪甲出三毛交於足厥陰也

是經多氣少血子時氣血注此受手少陽之交四十三穴左右共八十六穴刺深四分留五呼

日月之分，属于胆也。

循胁里，出气冲，绕毛际，横入髀厌中。

胁，胠也。腋下为胁。曲骨之分为毛际，毛际两旁动脉中为气冲。楗骨之下为髀厌，即髀枢也。自属胆处，循胁内章门之里，出气冲，绕毛际，遂横入髀厌中之环跳也。

其直者，从缺盆下腋，循胸，过季胁，下合髀厌中，以下循髀阳，出膝外廉。

胁骨之下为季胁。此直者，从缺盆直下腋，循胸，历渊液、辄筋、日月穴，过季胁，循京门、带脉、五枢、维道、居髎，入上髎、中髎、长强而下，与前之入髀厌者相合，乃下循髀外，行太阳、阳明之间，历中渎、阳关，出膝外廉，抵阳陵泉也。

下外辅骨之前，直下抵绝骨之端，下出外踝之前，循足跗上，入小指次指之间。

胻外为辅骨，外踝以上为绝骨，足面为跗。自阳陵泉下外辅骨前，历阳交、外丘、光明，直下抵绝骨之端，循阳辅、悬钟而下，出外踝之前，至丘墟，循足面之临泣、五会、侠溪，乃上入小指次指之间，至窍阴而终也。

其支者，别跗上，入大指之间，循大指岐骨内，出其端，还贯入爪甲，出三毛。

足大指本节后为岐骨，大指爪甲后为三毛。其支者，自足跗上临泣穴，别行入大指，循岐骨内，出大指端，还贯入爪甲，出三毛，交于足厥阴也。

是经多气少血，子时气血注此，受手少阳之交。四十三穴，左右共八十六穴。刺深四分，留五呼。

瞳子髎　一名太陽，一名前關。目外去眥五分。手太陽、手足少陽三脉之會。○素註：灸三壯，鍼三分。○主目痒，翳膜白，青盲無見，遠視䀮䀮，赤痛淚出多眵䁾，內眥痒，頭痛喉閉。

聽會　○耳微前陷中，上關下一寸，動脈宛宛中，張口得之。○銅人：鍼七分，留三呼，得氣即瀉，不須補；日灸五壯，止三七，十日後依前報灸。○明堂：鍼三分，灸三壯。○主耳鳴耳聾，牙車臼脫，相離三寸，牙車急不得嚼物，齒痛，惡寒物，狂走瘛疭，恍惚不樂，中風口喎斜，手足不隨。

客主人　○一名上關。耳前起骨上廉，開口有空，張口取之乃得。手足少陽、陽明之會。○銅人：灸七壯，禁鍼。○明堂：鍼一分，留之，得氣即瀉；日灸七壯至二百。○下經：灸一壯。素註：刺三分，留七呼。○素問：禁深刺，深則交脈破，為內漏耳聾，又欠而不得欤。○主唇吻強上，口眼偏邪，青盲，眯目顋顋，惡風寒，牙齒齲，口噤，嚼物鳴痛，耳鳴耳聾，瘛疭沫出，寒熱，痙引骨痛。

頷厭　○曲周下，顳顬上廉。手足少陽、陽明之交會。○銅人：灸三壯，鍼七分，留七呼，深刺令人耳聾。○主偏頭痛，頭風目眩，驚癇手拳，手腕痛，耳鳴，目無見，目外眥急，好嚏，頸痛，歷節風汗出。

懸顱　○曲角下，顳顬上廉。手足少陽、陽明三脉之會。○銅人：灸三壯，鍼三分，留三呼。○明堂：鍼二分。○素註：鍼七分，留七呼，刺深令人耳無所聞。○主頭痛，牙齒痛，面膚赤腫，熱病煩滿，汗不出，頭偏痛引目外眥赤，身熱，鼻洞濁下

瞳子髎一名太阳，一名前关。目外去眦五分。手太阳、手足少阳三脉之会。《素注》：灸三壮，针三分。主目痒，翳膜白，青盲无见，远视䀮䀮，赤痛泪出多眵䁾，内眦痒，头痛喉闭。

听会　耳微前陷中，上关下一寸，动脉宛宛中，张口得之。《铜人》：针七分，留三呼，得气即泻，不须补；日灸五壮，止三七，十日后依前报灸。《明堂》：针三分，灸三壮。主耳鸣耳聋，牙车臼脱，相离三寸，牙车急不得嚼物，齿痛，恶寒物①，狂走瘛疭，恍惚不乐，中风口㖞斜，手足不随。

客主人一名上关。耳前起骨上廉，开口有空，张口取之乃得。手足少阳、阳明之会。《铜人》：灸七壮，禁针。《明堂》：针一分，留之，得气即泻；日灸七壮至二百。《下经》：灸一壮。《素注》：刺三分，留七呼；灸三壮。《素问》：禁深刺，深则交脉破，为内漏耳聋，又欠而不得欤。主唇吻强上②，口眼偏斜，青盲，眯目䀮䀮，恶风寒，牙齿龋，口噤，嚼物鸣痛，耳鸣耳聋，瘛疭沫出，寒热，痉引骨痛。

颔厌　曲周下，颞颥上廉。手足少阳、阳明之交会。《铜人》：灸三壮；针七分，留七呼，深刺令人耳聋。主偏头痛，头风目眩，惊痫手拳，手腕痛，耳鸣，目无见，目外眦急，好嚏，颈痛，历节风汗出。

悬颅　曲角下，颞颥上廉。手足少阳、阳明三脉之会。《铜人》：灸三壮；针三分，留三呼。《明堂》：针二分。《素注》：针七分，留七呼，刺深令人耳无所闻。主头痛，牙齿痛，面肤赤肿，热病烦满，汗不出，头偏痛引目外眦赤，身热，鼻洞浊下

①齿痛，恶寒物：此下原衍"齿痛恶寒"四字，据正保本删。
②唇吻强上：《千金要方》卷三十、《外台秘要》卷三十九均作"唇吻强，上齿龋痛。"

不止，传为衄，瞢瞑目。

　　悬厘　曲周上，颞颥下廉。手足少阳、阳明四脉之会。《铜人》：针三分，灸三壮。《素注》：针三分，留七呼。主面皮赤肿，头偏痛，烦心不欲食，中焦客热，热病汗不出，目锐眦赤痛。

　　曲鬓一名曲发。在耳上发际曲隅陷中，鼓颔有空。足太阳、少阳之会。《铜人》：针三分，灸七壮。《明下》：灸三壮。主颔颊肿引牙车不得开，急痛，口噤不能言，颈项不得顾，脑两角痛为巅风，引目眇。

　　率谷　耳上入发际寸半陷者宛宛中，嚼而取之。足太阳、少阳之会。《铜人》：灸三壮，针三分。主痰气膈痛，脑两角强痛，头重，醉后酒风，皮肤肿，胃寒烦闷呕吐。

　　天冲　耳后发际二寸，耳上如前三分[1]。足太阳、少阳二脉之会[2]。《铜人》：灸七壮。《素注》：三壮，针三分。主癫疾风痓，牙龈肿，善惊恐，头痛。

　　浮白　耳后入发际一寸。足太阳、少阳之会。《铜人》：针三分，灸七壮。《明堂》：灸三壮，针三分。主足不能行，耳聋耳鸣，齿痛，胸满不得息，胸痛，颈项瘿，痈肿不能言，肩臂不举，发寒热，喉痹，咳逆痰沫，耳鸣嘈嘈无所闻。

　　窍阴一名枕骨。完骨上，枕骨下，动摇有空。足太阳、手足少阳之会。陈氏云：髓会绝骨。髓属肾，主骨，于足少阳无所关，脑为髓海，脑有枕骨穴，则当会枕骨，绝骨误也。髓病治此。

　　按：窍阴，正足少阳经，不知陈氏何以云此，岂《素问》云枕骨二穴者指督脉后顶、脑户而王注误之欤？《铜人》：

①三分：原作“三寸”，据正保本改。

②足太阳、少阳二脉之会：原作“足、太阳二脉之俞”，据《素问·气府论》改。

七壮。《甲乙》：灸五壮，针四分。《素注》：针三分，灸三壮。主四肢转筋，目痛，头项颔痛，引耳嘈嘈，耳鸣无所闻，舌本出血，骨劳，痛疽发厉，手足烦热，汗不出，舌强胁痛，咳逆喉痹，口中恶苦之。

完骨 耳后入发际四分。足太阳、少阳之会。《铜人》：针三分，灸七壮。《素注》：留七呼，灸三壮。《明堂》：针二分，灸依年为壮。主足痿失履不收，牙车急，颊肿，头面肿，颈项痛，头风，耳后痛，烦心，小便赤黄，喉痹齿龋，口眼㖞斜，癫疾。

本神 曲差旁一寸五分，直耳上入发际四分。阳维脉所止。《铜人》：针三分，灸七壮。主惊痫吐涎沫，颈项强急痛，目眩，胸相引不得转侧，癫疾，呕吐涎沫，偏风。

阳白 眉上一寸，直瞳子。手足阳明、少阳，阳维五脉之会。《素注》：针三分。《铜人》：针二分，灸三壮。主瞳子痒痛，目上视，远视䀮䀮，昏夜无见，目痛目眦，背膝寒栗，重衣不得温。

临泣 目上，直入发际五分陷中，令患人正睛取穴。足太阳、少阳，阳维之会。主目眩，目生白翳，目泪，枕骨合颅痛，恶寒鼻塞，惊痫，反视，大风，目外眦痛，卒中风不识人。

目窗 临泣后一寸。足少阳、阳维之会。《铜人》：针三分，灸五壮，三度刺，令人目大明。主目赤痛，忽头旋，目䀮䀮远视不明，头面浮肿，头痛，寒热汗不出，恶寒。

正营 目窗后一寸。足少阳、阳维之会。《铜人》：灸五壮，针三分。主目眩瞑，头项偏痛，牙齿痛，唇吻急强，齿龋痛。

承灵 正营后一寸五分。足少阳、阳维之会。主脑风头痛，恶风寒，衄衊鼻窒，喘息不利。

脑空一名颞颥。承灵后一寸五分，夹玉枕骨下陷中。足少阳、阳维之会。《素注》：针四分。《铜人》：针五分，得气即泻；灸三壮。主劳疾羸瘦，体热，颈项强不得回顾，头重痛不可忍，目瞑心悸，发即为癫风，引目眇，鼻痛。曹操患头风，发即心乱目眩，华佗针脑空，立愈。

按：《三国志》曹操患头风，久不愈，后陈琳草檄，操见之，喜，顿愈。盖喜则气舒，故头风解也。今医家所载不同，岂佗愈后复发而然欤？

风池 耳后颞颥后，脑空下，发际陷中，按之引于耳中。手足少阳、阳维之会。《素注》：针四分。《甲乙》：针三分。《铜人》：针七分，留三呼；灸三壮。《甲乙》：针一寸二分，患大风者，先补后泻，少可患者，以经取之，留五呼，泻七吸；灸不及针，日七壮至百壮。主洒淅寒热，伤寒温病汗不出，目眩苦，偏正头痛，痎疟，颈项如拔，痛不得回顾，目泪出，欠气多，鼻衄衊，目内眦赤痛，气发耳塞，目不明，腰背俱疼，腰伛偻引颈筋无力不收，大风中风，气塞涎上不语，昏危，瘿气。东垣曰：少阳头痛，风寒伤上，邪从外入，令人振寒，头痛身痛恶寒，治在风池、风府。平安公患偏风，甄权针风池、肩髃、曲池、支沟、五枢、阳陵泉、巨虚下廉即差。仲景曰：太阳病，初服桂枝汤，反烦不解者，先刺风池、风府，却与桂枝汤则愈。

肩井一名膊井。肩上陷中，缺盆上，大骨前一寸半，以三指按取，当中指下陷中。手足少阳、足阳明、阳维之会，连人五脏。《甲乙》：灸五壮。《素注》：针五分。若刺深，令人闷倒，如闷倒，速于三里下气补之，须臾苏。凡针肩井，须补三里，否则防后卒中之患。《明堂》：针四分，先补后泻；不宜灸。妇人堕胎微损，手足弱者，针肩井立差。日灸七壮，止二百壮。《素注》：三壮。主中风气塞，涎上不语，肾虚腰痛九漏，上气短气逆气，风劳百病，扑伤腰髋疼，头项痛，五劳七伤，颈项不得回顾，臂转痛闷，两手不得向头，妇人产难，堕胎后手足厥逆。

渊液一名泉液。腋下三寸宛宛中，举臂得之。《铜人》：禁灸，灸之令人生肿蚀马疡，内溃者死。《明堂》：针三分。主寒热马疡。

辄筋①

日月②一名神光，一名胆募。期门下五分陷中，第三肋端，横直蔽骨傍二寸五分，上直两乳，侧卧，屈上足取之。胆之募，足太阳、少阳之会。《铜人》：灸五壮，针五分。《素注》：七分。主太息善悲，小腹热，欲走，多唾，言语不正，四肢不收，呕吐宿汁，吞酸。

京门一名气俞，一名气府。监骨下，腰中季胁本夹脊。肾之募。《铜人》：灸三壮；针三分，留七呼。主肠鸣，小肠痛，肩背寒，痉，肩胛内廉痛，腰痛不得俯仰久立。

带脉　季胁下一寸八分陷中。足少阳、带脉二脉之会。《铜人》：针六分，灸五壮。《明堂》：灸七壮。主腰腹纵，溶溶如囊水之状，妇人小腹痛，里急后重，瘰疬，月事不调，赤白带下。

五枢　带脉下三寸，水道旁一寸半陷中。足少阳、带脉二

①辄筋：此穴内容，底本误作"日月"穴，现移至该穴下。
②日月：此穴名原缺，因文字内容均属本穴，故补。辄筋内容缺。

经之会。《铜人》：针一寸，灸五壮。《明下》：三壮。主疝癖，小肠膀胱肾余，小腹痛，阴疝，两睾丸上入腹，妇人赤白带下，里急瘭疚。

维道　章门下五寸三分。足少阳、带脉二经之会。《铜人》：针八分，留六呼；灸三壮。主呕逆不止，水肿，三焦不调，不嗜食。

居髎　章门下八寸三分，监骨上陷中。《素注》：章门下四寸三分。足少阳、阳维之会。《铜人》：针八分，留六呼；灸三壮。主腰引小腹痛，肩引胸臂挛急，手臂不得举以至肩。

环跳　髀枢中，侧卧，伸下足、屈上足，以右手摸穴，左摇撼取之。足少阳、太阳之会。《铜人》：灸五十壮。《素注》：三壮，针一寸，留二呼，灸三壮。《指微》云：已刺不可摇，恐伤针。主冷风湿痹不仁，风疹遍身，半身不遂，腰胯痛塞，膝不得转侧伸缩。仁寿宫患脚气偏风，甄权奉敕针环跳、阳陵泉、阳辅、巨虚下廉而能起行。环跳穴痛，恐生附骨疽。

中渎　髀外膝上五寸，分肉间陷中。足少阳络，别走厥阴。《铜人》：灸五壮；针五分，留七呼。主寒气客于分肉间，攻痛上下，筋痹不仁。

阳关一名阳陵。阳陵泉上三寸，犊鼻外陷中。《铜人》：针五分，禁灸。主风痹不仁，膝痛不可屈伸。

阳陵泉　膝下一寸，胻外廉陷中，蹲坐取之。胆脉所入，为合土。《难经》曰：筋会阳陵泉。疏曰：筋病治此。《铜人》：针六分，留十呼，得气即泻，又宜久留针；灸七壮至七七壮。

《素注》：三壮。《明下》：一壮。主膝伸不得屈，髀枢膝骨冷痹，脚气，膝股内外廉不仁，偏风半身不遂，脚冷无血色，苦嗌中介然，头面肿，足筋挛。

阳交一名别阳，一名足窌。足外踝上七寸，斜属三阳[1]分肉之间，阳维之郄。《铜人》：针六分，留七呼；灸三壮。主胸满肿，膝痛足不收，寒厥，惊狂，喉痹面肿。

外丘　外踝上七寸。《铜人》：针三分，灸三壮。主胸胀满，肤痛痿痹，颈项痛，恶风寒；猘犬伤，毒不出，发寒热；癫疾，小儿龟胸。

光明　外踝上五寸。足少阳之络，别走厥阴。《铜人》：针六分，留七呼；灸五壮。《明下》：七壮。主淫泺，胫酸胻疼不能久立，热病汗不出，卒狂。虚则痿痹，坐不能起，补之；实则足胻热，膝痛，身体不仁，善啮颊，泻之。

阳辅一名分肉。足外踝上四寸，辅骨前，绝骨端三分，去丘墟七寸。足少阳胆脉所行，为经火。胆实泻之。《难经》曰：髓会绝骨。疏云：髓病治此。《难经本义》曰：绝骨一名阳辅。袁氏曰：足能健步，以髓会绝骨也。诸髓皆属于肾，故为髓会。《素注》：针三分。又曰：针七分，留十呼。《铜人》：灸三壮；针五分，留七呼。主腰溶溶如坐水中，膝下肤肿，筋挛，百节酸疼，实无所知，诸节尽痛，痛无常处，腋下肿痿，喉痹，马刀挟瘿，膝胻酸，风痹不仁，厥逆，口苦太息，心胁痛，面尘，头角颔痛，目锐眦痛，缺盆中肿痛，汗出振寒，疟，胸中、胁、肋、髀、膝外至绝骨外踝前痛，善洁面青。

悬钟一名绝骨。足外踝上三寸动脉中。《针灸经》：寻摸尖骨者乃

---

[1]三阳：原作"二阳"，据正保本改。

是，绝骨两分开，足三阳之大络，按之阳明脉绝乃取之。前寻摸绝骨间尖如前离三分，高一寸许是阳辅穴，后寻摸绝骨间尖筋骨缝中是悬钟穴，按之阳明脉止乃取之。足三阳之大络。《铜人》：针六分，留七呼；灸三壮。《指微》云：斜入针二寸许，灸七壮或三壮。主心腹胀满，胃中热，不嗜食，脚气，膝胻痛，筋骨挛痛，足不收，逆气，虚劳寒损，忧恚，心中咳逆，泄注，喉痹，颈项强，肠痔瘀血，阴急，鼻衄，脑疽，大小便涩，鼻中干，烦满狂易，中风手足不随。

丘墟　足外踝下如前陷中，骨纵中，去临泣三寸。又夹溪穴中量上，外踝骨前五寸。足少阳脉所过，为原。胆虚实皆拔之。《铜人》：灸三壮。《素注》：针五分，留七呼。主胸胁满痛不得息，久疟振寒，腋下肿，痿厥，坐不能起，髀枢中痛，目生翳膜，腿胻酸，转筋，卒疝，小腹坚，寒热颈肿，腰胯疼，善太息。

临泣　足小指次指本节后间陷中，去夹溪一寸五分。足少阳胆脉所注，为俞木。《甲乙》：针二分，留五呼；灸三壮。主胸中满，缺盆中及腋下马刀疡瘘，善啮颊，天牖中肿，淫泺，胻酸，目眩，枕骨合颅痛，洒淅振寒，心痛，周痹痛无常处，厥逆气喘，不能行，痎疟日[1]发，妇人月事不利，季胁支满，乳痛。

地五会　足小指次指本节后陷中，去夹溪一寸。《铜人》：针一分；禁灸，灸之令人羸瘦，不出三年卒。主腋痛，内损唾血，足外无膏泽，乳痈。

夹溪　足小指次指岐骨间，本节前陷中。足少阳胆脉所

———

① 日：原作"目"，据正保本改。

溜，为荥水。胆实则泻之。《素注》：针三分，留三呼；灸三壮。主胸胁支满，寒热伤寒，热病汗不出，目外眦赤，目眩，颊颔肿，耳聋，胸中痛不可转侧，痛无常处。东垣曰：先师洁古病苦头痛，发时两颊青黄，眩运，目不欲开，懒言，身体沉重，兀兀欲吐。此厥阴、太阴合病，名曰风痰，灸夹溪，服局方玉壶丸愈。

窍阴　足小指次指之端，去爪甲角如韭叶。足少阳胆脉所出，为井金。《素注》：针一分，留一呼。《甲乙》：留三呼，灸三壮。《铜人》：灸三壮，针二分。主胁痛，咳逆不得息，手足烦热，汗不出，转筋，痈疽，头痛心烦，喉痹，舌强口干，肘不可举，卒聋不闻人语，魇梦，目痛小眦痛。少阳根于窍阴，结于窗笼。窗笼者，耳中也。又曰：少阳为枢，枢折即骨繇而不安于地。故骨繇者，取之少阳，视有余不足。骨繇者，节缓而不取也。所谓繇者，摇故也，当穷其本也。

今按：病筋痿而膲掉者，当取窍阴、窗笼。但窗笼未有所考，恐是太阳小肠听宫。是盖手足太阳、少阳三脉之会，否则听会未可知，俟当别考。

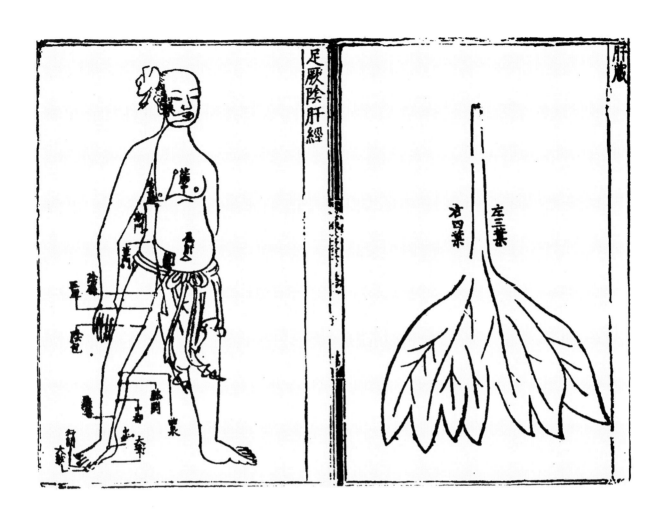

肝脏（图见上）

足厥阴肝经（图见上）

肝重四斤四两，左三叶，右四叶，共七叶，附着于脊之第九椎。其治在左。其脏在右，在肾之前并胃。

东方青色，入通于肝，开窍于目，藏精于肝。其病发惊骇，其味酸，其类草木，其畜鸡，其谷麦，其应四时，上为岁星，是以知春气在头也。其音角，其数八，是以知病之在筋也。其臭臊，其声呼，其液泣，其色青。

东方生风，风生木，木生酸，酸生肝，肝主筋，筋生心，肝主目。其在天为玄，在人为道，在地为化，化生五味，道生知，玄生神，神在天为风，在地为木，在体为筋，在脏为肝，在色为苍，在音为角，在声为呼，在变动为握，在窍为目，在味为酸，在志为怒。怒伤肝，悲胜怒，风伤筋，燥胜风，酸伤筋，辛胜酸。

肝者，将军之官，决断行焉。

肝者，罢极之本，魂之居也。其华在爪，其充在筋，以生血气，此为阳中之少阳，通于春气。肝之合筋也，其荣在爪，其主肺也。

肝气通于目，目和则知黑白矣。知，当作"见"。

肝气虚则梦见菌香生草，得其时则梦伏树下不敢起。春三月。

人卧则血归于肝，目受血而能视，足受血而能步，掌受血而能握，指受血而能摄。肝色青，欲如苍璧之泽，不欲如蓝。已上俱《素问》。

肝青象木，木得水而浮，肝得水而沉，何也？然，肝者，非为纯木也，乙角也。大言阴与阳，小言夫与妇。释其微阳而吸其微阴之气，其意乐金，又行阴道多，故令肝得水而沉，妻从夫也。肝热而反浮者，乙当归甲，极而反也。《难经》。

　　肝有两叶，何也？然，肝者，东方木也，春也。万物始生，其尚幼小，意无所亲，去太阴尚近，冬。离太阳不远，夏。犹有两叶，亦应木也。《难经》。

　　肝气绝，则筋缩引卵与舌卷。肝者，筋之合也。筋者，聚于阴器而络于舌本。故脉不荣则筋缩急，筋缩急则引卵与舌，故舌卷卵缩，此筋先死，庚日笃，辛日死。

足厥阴经脉穴[①]

　　足厥阴之脉，起于大指聚毛之际，上循足跗上廉，去内踝一寸。

　　足大指甲后为三毛，三毛后横纹为聚毛。去，相去也。足厥阴起于大指聚毛之大敦穴，循足跗上廉，历行间、太冲，抵内踝一寸之中封也。

　　上踝八寸，交出太阴之后，上腘内廉。

　　自中封上踝，过三阴交，历蠡沟、中都，复上一寸，交出太阴之后，上腘内廉，至膝关、曲泉。

　　循股，入阴中，环阴器，抵小腹，挟胃，属肝，络胆。

　　髀内为股，脐下为小腹。由曲泉上行，循股内之阴包、五里、阴廉，遂当冲门、府舍之分，入阴毛中，左右相交，环绕阴器，抵小腹，而上会曲骨、中极、关元，复循章门至期门之所，挟胃，属肝，下日月之分络于胆也。

　　上贯膈，布胁肋，循喉咙之后，上入颃颡，连目系，上出额，与督脉会于巅。

　　目内深处为目[②]系，颃颡，咽颡也。自期门上贯膈，行食窦之外、大包之里，散布胁肋，上云门、渊液之间，人迎之外，循

①足厥阴经脉穴：原作"足厥阴肝经穴"，据原目录改。
②目：原脱，据正保本补。

喉咙之后，上入颃颡，行大迎、地仓、四白、阳白之外，连目系，上出额，行临泣之里，与督脉相会于巅顶之百会也。

其支者，从目系下颊里，环唇内。

前此连目系，上出额，此支从目系下行任脉之外、本经之里，下颊里，交环于唇口之内。

其支者，复从肝别贯膈，上注肺。

此经之支，从期门属肝处别贯膈，行食窦之外、本经之里，上注肺，下行至中焦，挟中脘之分，以交于手太阴也。

是经多血少气，丑时气血注此，受足少阳之交。凡一十三穴，左右共二十六穴。刺深一分，留二呼。

大敦 足大指端，去爪甲如韭叶，及三毛中。一云：内侧为隐白，外侧为大敦。足厥阴肝脉所出，为井木。《铜人》：针三分，留十呼；灸三壮。主五淋，卒疝七疝，小便数遗不禁，阴头中痛，汗出，阴上入小腹，阴偏大，腹脐中痛，悒悒不乐，病左取右，病右取左；腹胀肿病，小腹痛，中热喜寐，尸厥状如死人，妇人血崩不止，阴挺出，阴中痛。

行间 足大指缝间，动脉应手陷中。足厥阴肝脉所流，为荥火。肝实则泻之。《素注》：针三分。《铜人》：灸三壮；针六分，留十呼。主呕逆洞泄，遗溺癃闭，消渴嗜饮，善怒，四肢满，转筋，胸胁痛，小腹肿，咳逆呕血，茎中痛，腰疼不可俯仰，腹中胀，小肠气，肝心痛，色苍苍如死状，终日不得息，癫疾短气，便溺难，七疝寒疝，中风，肝积肥气，发痎疟，妇人小腹肿，面尘脱色，经血过多不止，崩中，小儿急惊风。

东垣曰：前阴臊臭，前阴者，足厥阴脉络循阴器，出挺

末。凡臭心之所主入肝爲臊於肝經瀉行間是又治本後
於心經瀉少冲是治標
按難經謂肝臭臊心臭焦脾臭香肺臭腥腎臭腐五
藏各有臭而皆心主之故瀉行間爲治本次瀉少冲
是治標試效方序中治腋臭亦同此法盖腋下是極
泉穴心脉所發腋臭亦屬臊故治法與前陰臊臭不
殊藥用柴胡草龍膽車前子黃連以瀉心肝二經也
太衝○足大指本節後二寸或云一寸半内間動脉應手
陷中足厥陰肝脉所注爲俞土○素問女子二七太衝
脉盛月事以時下故能有子又診病人太衝脉有無可
以訣死生○銅人針三分留十呼灸三壮○主心痛
弦馬黃瘟疫肩腫吻傷虛勞浮腫腰引小腹痛兩丸
縮溏泄遺溺陰痛面目苍色胸脅支滿足寒肝心痛
然如死状終日不休息大便難便血小便淋小腸疝氣
痛癀疝小便不利嘔血嘔逆發寒嗌乾善渴肘腫内踝
前痛淫泺胻酸腋下馬刀瘍瘻唇腫女子漏下不止小
兒卒疝
中封○一名懸泉○足内踝骨前一寸筋裏宛宛中素註一寸半
仰足取陷中伸足乃得之足厥陰肝脉所行爲經金○
銅人針四分留七呼灸三壮○主痎瘧色苍苍振寒
小腹腫痛食快快繞臍痛五淋不得小便足厥冷身黃
有微熱不嗜食身體不仁寒疝腰中痛或身微熱痿厥
失精筋攣陰縮入腹相引痛
蠡溝○一名交儀○内踝上五寸足厥陰絡別走少陽○銅人針

末。凡臭，心之所主，入肝为臊。于肝经泻行间，是治本；后于心经泻少冲，是治标。

按：《难经》谓肝臭臊，心臭焦，脾臭香，肺臭腥，肾臭腐，五脏各有臭而皆心主之。故泻行间，为治本；次泻少冲，是治标。《试效方》序中治腋臭亦同此法。盖腋下是极泉穴，心脉所发，腋臭亦属臊，故治法与前阴臊臭不殊。药用柴胡、草龙胆、车前子、黄连，以泻心肝二经也。

太冲 足大指本节后二寸，或云一寸半内间，动脉应手陷中。足厥阴肝脉所注，为俞土。《素问》：女子二七，太冲脉盛，月事以时下，故能有子。又：诊病人太冲脉有无，可以诀死生。《铜人》：针三分，留十呼；灸三壮。主心痛脉弦，马黄，瘟疫，肩肿吻伤，虚劳浮肿，腰引小腹痛，两丸骞缩，溏泄遗溺，阴痛，面目苍色，胸胁支满，足寒，肝心痛，苍然如死状，终日不休息，大便难，便血，小便淋，小肠疝气痛，癀疝，小便不利，呕血呕逆，发寒，嗌干善渴，肘肿，内踝前痛，淫泺，胻酸，腋下马刀，疡瘘唇肿，女子漏下不止，小儿卒疝。

中封—一名悬泉。足内踝骨前一寸，筋里宛宛中。《素注》：一寸半，仰足取陷中，伸足乃得之。足厥阴肝脉所行，为经金。《铜人》：针四分，留七呼；灸三壮。主痎疟，色苍苍①，振寒，小腹肿痛，食快快绕脐痛，五淋不得小便，足厥冷，身黄有微热，不嗜食，身体不仁，寒疝，腰中痛，或身微热，痿厥失精，筋挛，阴缩入腹相引痛。

蠡沟—一名交仪。内踝上五寸。足厥阴络，别走少阳。《铜人》：针

①苍苍：此上原衍一"苍"字，"苍"，据文理删。

二分留三呼灸三壮○下經灸七壮○主疝痛小腹脹滿
暴痛如癃閉數噫恐悸少氣不足悒悒不樂悶中悶如
有息肉背拘急不可俯仰小便不利臍下積氣如石足
脛寒痠屈伸難女子赤白淫下月水不調○氣逆則睾
丸卒痛實則挺長瀉之虛則暴痒補之○
中都一名中郄○內踝上七寸胻骨中與少陰相直
三分灸五壮○主腸澼㿉疝小腹痛不能行立胻寒婦
人崩中產後惡露不絕
膝關○犢鼻下二寸傍陷中銅人鍼四分灸五壮○主風
痹膝內廉痛引臏不可屈伸咽喉中痛
曲泉○膝股上內側輔骨下大筋上小筋下陷中屈膝橫
文頭取之足厥陰肝脉所入為合水肝虛則補之○銅
人鍼六分留十呼灸三壮○主㿉疝陰股痛小便難腹
脅支滿癃閉少氣泄利四肢不舉實則身目眩痛汗不
出目䀮䀮膝關痛筋攣不可屈伸發狂衄血下血喘呼
小腹痛引咽喉房勞失精身體極痛泄水下痢膿血陰
腫陰莖痛胻腫膝胫冷疼女子血瘕按之如湯浸股內
小腹腫陰挺出陰痒
陰包○膝上四寸股內廉兩筋間蜷足取之看膝內側必
有槽中○銅人鍼六分灸三壮○下經七分○主腰尻引
小腹痛小便難遺溺婦人月水不調
五里○氣衝下三寸陰股中動脉應手○銅人鍼六分灸
五壮○主腸中滿熱閉不得溺風勞嗜卧
陰廉○羊矢下去氣衝二寸動脉中○銅人鍼八分留七

二分，留三呼；灸三壮。《下经》：灸七壮。主疝痛，小腹胀满，暴痛如癃闭，数噫，恐悸，少气不足，悒悒不乐，咽中闷如有息肉，背拘急不可俯仰，小便不利，脐下积气如石，足胫寒酸，屈伸难，女子赤白淫下，月水不调。气逆则睾丸卒痛，实则挺长，泻之；虚则暴痒，补之。

中都 一名中郄。内踝上七寸胻骨中，与少阴相直。《铜人》：针三分，灸五壮。主肠澼，㿉疝，小腹痛不能行立，胫寒，妇人崩中，产后恶露不绝。

膝关 犊鼻下二寸傍陷中。《铜人》：针四分，灸五壮。主风痹，膝内廉痛引膑，不可屈伸，咽喉中痛。

曲泉 膝股上内侧，辅骨下，大筋上，小筋下陷中，屈膝横文头取之。足厥阴肝脉所入，为合水。肝虚则补之。《铜人》：针六分，留十呼；灸三壮。主㿉疝，阴股痛，小便难，腹胁支满，癃闭，少气，泄利，四肢不举，实则身①目眩痛，汗不出，目䀮䀮，膝关痛，筋挛不可屈伸，发狂，衄血下血，喘呼，小腹痛引咽喉，房劳失精，身体极痛，泄水下痢脓血，阴肿，阴茎痛，胻肿，膝胫冷疼，女子血瘕，按之如汤浸股内，小腹肿，阴挺出，阴痒。

阴包 膝上四寸，股内廉两筋间，蜷足取之，看膝内侧必有槽中。《铜人》：针六分，灸三壮。《下经》：七分。主腰尻引小腹痛，小便难，遗溺，妇人月水不调。

五里 气冲下三寸，阴股中动脉应手。《铜人》：针六分，灸五壮。主肠中满，热闭不得溺，风劳嗜卧。

阴廉 羊矢下，去气冲二寸动脉中。《铜人》：针八分，留七

①身：此下《针灸资生经》卷三有"热"字。

章门一名长平,一名胁髎。大横外,直季胁肋端,在脐上二寸,两旁九寸,侧卧,屈上足、伸下足,举臂取之。又云肘尖尽处是穴。脾之募,足少阳、厥阴之会。《难经》:脏会章门。疏曰:脏病治此。《铜人》:针六分,灸百壮。《明堂》:日七壮,止五百壮。《素注》:针八分,留六呼;灸三壮。主肠鸣盈盈然,食不化,胁痛不得卧,烦热口干,不嗜食,胸胁痛支满,喘息,心痛而呕,吐逆,饮食却出,腰痛不得转侧,腰脊冷疼,溺多白浊,伤饱身黄瘦,贲豚积聚,腹肿如鼓,脊强,四支懒惰,善恐,少气厥逆,肩臂不举。东垣曰:气在于肠胃者,取之太阴、阳明,不下,取三里、章门、中脘。魏士珪妻徐病疝,自脐下上至于心皆胀满,呕吐烦闷,不进饮食。滑伯仁曰此寒在下焦,为灸章门、气海。

期门○直乳二肋端,不容傍一寸五分。又曰:乳直下一寸半。肝之募,足厥阴、太阴之会。《铜人》:针四分,灸五壮。主胸中烦热,贲豚上下,目青而呕,霍乱泄利,腹坚硬,大喘不得安卧,胁下积气,伤寒心切痛,喜呕酸,食饮不下,食后吐水,胸胁痛支满,男子妇人血结胸满,面赤大燥,口干消渴,胸中痛不可忍;伤寒过经不解,热入血室,男子则由阳明而伤,下血谵语,妇人月水适来,邪乘虚而入,及产后余疾。仲景曰:伤寒腹满谵语,寸脉微而紧,此肝乘脾也,名曰纵,刺期门。伤寒发热,啬啬恶寒,大渴欲水,其腹必满,自汗出,小便利,其病欲解,肝乘肺也,名曰

呼;灸三壮。主妇人绝产。若未经生产者,灸三壮,即有子。

章门一名长平,一名胁髎。大横外,直季胁肋端,在[1]脐上二寸,两旁九寸[2],侧卧,屈上足、伸下足,举臂取之。又云肘尖尽处是穴。脾之募,足少阳、厥阴之会。《难经》:脏会章门。疏曰:脏病治此。《铜人》:针六分,灸百壮。《明堂》:日七壮,止五百壮。《素注》:针八分,留六呼;灸三壮。主肠鸣盈盈然,食不化,胁痛不得卧,烦热口干,不嗜食,胸胁痛支满,喘息,心痛而呕,吐逆,饮食却出,腰痛不得转侧,腰脊冷疼,溺多白浊,伤饱身黄瘦,贲豚积聚,腹肿如鼓,脊强,四支懒惰,善恐,少气厥逆,肩臂不举。东垣曰:气在于肠胃者,取之太阴、阳明,不下,取三里、章门、中脘。魏士珪妻徐病疝,自脐下上至于心皆胀满,呕吐烦闷,不进饮食。滑伯仁曰此寒在下焦,为灸章门、气海。

期门 直乳二肋端,不容傍一寸五分。又曰:乳直下一寸半。肝之募,足厥阴、太阴之会。《铜人》:针四分,灸五壮。主胸中烦热,贲豚上下,目青而呕,霍乱泄利,腹坚硬,大喘不得安卧,胁下积气,伤寒心切痛,喜呕酸,食饮不下,食后吐水,胸胁痛支满,男子妇人血结胸满,面赤大燥,口干消渴,胸中痛不可忍;伤寒过经不解,热入血室,男子则由阳明而伤,下血谵语,妇人月水适来,邪乘虚而入,及产后余疾。仲景曰:伤寒腹满谵语,寸脉微而紧,此肝乘脾也,名曰纵,刺期门。伤寒发热,啬啬恶寒,大渴欲水,其腹必满,自汗出,小便利,其病欲解,肝乘肺也,名曰横,刺期门。又曰:太阳与少阳并病,头项强痛,或眩冒,

①在:原作"腑",据《神应经》改。
②九寸:《神应经》作"六寸"。

時如结胸，心下否硬者，当刺大椎第一间、肺俞、肝俞，慎不可发汗，发汗则谵语，五六日谵语不止，当刺期门。又曰：妇人中风，发热恶寒，经水适来，得之七八日，热除而脉迟身凉，胸胁下满，如结胸状，谵语者，此为热入血室，当刺期门。又曰：阳明病，下血谵语者，为热入血室，但头汗出者，刺期门。王叔和曰：少阴脉不至，肾气微，少精血，奔气促迫，上入胸膈，宗气反聚，血结心下，阳气退下，热归阴股，与阴相动，令身不仁，此为尸厥，当刺期门、巨阙。一妇人患热入血室，医者不识。许学士曰：小柴胡已迟，当刺期门，予不能针，请善针者针之。如言而愈。

按：伤寒发热，啬啬恶寒，大渴，饮食腹满，至于自汗出则表已解，小便利则里自和。故仲景曰：其病欲解，当俟其自愈。且肝乘肺，为侮所不胜，故曰横。今详文义，"刺期门"三字疑衍。故丹溪谓罗成之曰：仲景书非全书，其间或文有不备，或意有未尽，吾每思之，不能以无疑。此之谓欤？

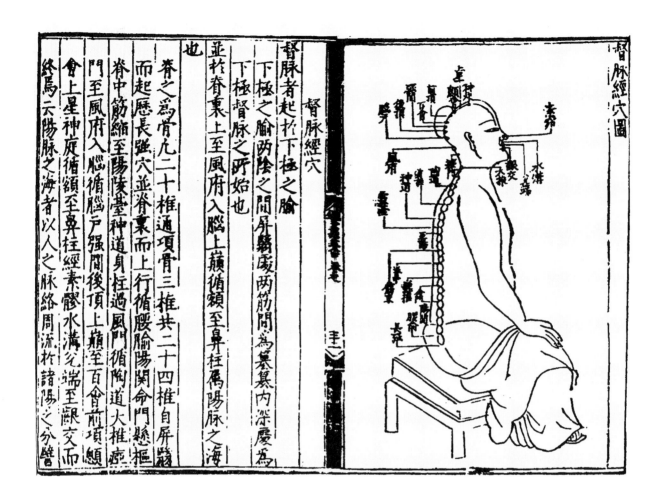

督脉经穴图（图见上）

督脉经穴

督脉者，起于下极之腧。

下极之腧，两阴之间屏翳处也。屏翳[①]两筋间为篡，篡内深处为下极，督脉之所始也。

并于脊里，上至风府，入脑上巅，循额至鼻柱，属阳脉之海也。

脊之为骨，凡二十椎。通项骨三椎。共二十四椎。自屏翳而起，历长强穴，并脊里而上行，循腰腧、阳关、命门、悬枢、脊中、筋缩、至阳、灵[②]台、神道、身柱，过风门，循陶道、大椎、哑门，至风府入脑，循脑户、强间、后顶上巅，至百会、前顶、卤会、上星、神庭，循额至鼻柱，经素髎、水沟、兑端，至龈交而终焉。云阳脉之海者，以人之脉络周流于诸阳之分，譬

①也。屏翳：此三字原无，据正保本补。
②灵：原作"陵"，据正保本改。

犹水也，而督脉则为之都纲，故曰阳脉之海。

行背中一行，凡二十七穴。

长强 一名气之阴郄，一名撅骨。脊骶骨端计三分，伏地取之乃得。足少阴、少阳结会，督脉别走任脉。《铜人》：针三分，转针以大痛为度；灸不及针，日灸三十壮，止二百壮，此痔根本。《甲乙》：针二分，留七呼。《明堂》：灸五壮。主肠风下血，久痔瘘，腰脊痛，狂病，大小便难，头重，洞泄，五淋，疳蚀下部䘌，小儿囟陷，惊痫瘛疭，呕血，惊恐失精，瞻视不正。实则脊强，泻之；虚则头肿，补之。

腰腧 一名背解，一名髓孔，一名腰柱，一名腰户。二十一椎节下间宛宛中，以挺身伏地舒身，两手相重支额，纵四体，后乃取其穴。《铜人》：针八分，留三呼，泻五吸，灸七壮至七七壮。《甲乙》：针二分，留七呼；灸七壮。忌房劳、举重强力。《明堂》：灸三壮。《下经》：灸五壮。《素注》：针一分。又云二寸。主腰髋腰脊痛不得俯仰，温疟汗不出，足清不仁，伤寒四肢热不已，妇人月水闭，溺赤。宋徐秋夫闻鬼斛斯泣腰痛，缚草作人，令依之针腰俞、肩井，明日一人谢云蒙君救济，忽不见。

按：秋夫疗鬼，事涉怪诞，然左氏记彭生、子产、立伯有。理或有，姑录以博闻见。

阳关 十六椎节下间，坐取之。《铜人》：针五分，灸三壮。主膝外不可屈伸，风痹不仁，筋挛不行。

命门 一名属累。十四椎节下间，伏取之。《铜人》：针五分，灸二壮。主头痛如破，身热如火，汗不出，寒热痎疟，腰腹相引，骨蒸五脏热，小儿发痫，张口摇头，身反折角弓。

悬枢　十三椎下，伏取之。《铜人》：针三分，灸三壮。主腰脊强不得屈伸，积气上下行，水谷不化，下痢，腹中留疾。

脊中一名神宗，一名脊俞。十一椎节下间，俯取之。《铜人》：针五分，得气即泻；禁灸，灸之令人腰伛偻。主风痫癫邪，黄疸腹满，不嗜食，五痔便血，温病，积聚，下利，小儿脱肛。《素问》：刺中髓，为伛，行针宜慎之。

筋缩　九椎节下间，俯取之。《铜人》：针五分，灸三壮。《明下》：灸七壮。主癫疾狂走，脊急强，目转反戴，上视目瞪，痫病多言，心痛。

至阳　七椎节下间，俯取之。《铜人》：针五分，灸三壮。《明下》：灸七壮。主腰脊痛，胃中寒气不能食，胸胁支满，身羸瘦，背中气上下行，腹中鸣，寒热解㑊，淫泺，胫酸，四肢重痛，少气难言，卒疰忤，攻心胸。

灵台　六椎节下间，俯取之。《铜人》缺治病。见《素问》。

按：灵台一穴，诸书缺主治。《资生经》集《铜人》《千金》《外台》《明堂》亦无考，惟曰见《素问》。考之《素问》，经文无所载，王冰注中惟言窌穴所在而已，主治亦未之见。窃意诸书，岂因灵道、灵墟名治相混而泯没欤？先儒谓心曰灵台，经谓心者君主之官，神明出焉。岂主病同手少阴神门，而针刺浅深、艾壮多寡同至阳、神道欤？或曰：手少阴神门主心矣，于督脉何与？而六椎节下又属之心，心之所出何多邪？曰：督为阳脉之都纲，犹五脏既有俞在背，而督又处太阳之中，故太阳有肾俞，而督有命门，灵台为心无疑。如紫薇垣有天皇大帝矣，心中星又为帝星，太薇垣又有帝座，天市垣又有帝星。盖心为一身之主，如帝王警跸所至曰行在所也。曰：《论语》示阙文，《春秋》存夏五，子何僭妄若此？曰：安国以郭公为虢公，晦庵补格致于《大学》，将以明经也。

神道 五椎节下间，俯取之。《铜人》：灸七七壮，止百壮。《明下》：灸三壮，针五分。《千金》：灸五壮。主伤寒发热头痛，进退往来，痎疟，恍惚，悲愁健忘，惊悸，失欠，牙车蹉，张口不合，小儿风痫。

身柱 三椎节骨下间，俯取之。《铜人》：针五分；灸七七壮，止百壮。《明堂》：灸五壮。《下经》：三壮。主腰脊痛，癫病狂走，瘈疭，怒欲杀人，身热妄言见鬼，小儿惊痫。《难知》云：治洪、长、伏三脉，风痫惊痫发狂，恶人与火，灸三椎、九椎。

陶道 大椎下间，俯取之。足太阳、督脉之会。《铜人》：灸五壮，针五分。主痎疟寒热，洒淅脊强，烦满汗不出，头重目瞑，瘈疭，恍惚不乐。

大椎 一椎上，陷者宛宛中。手足三阳、督脉之会。《铜人》：针五分，留三呼，泻五吸；灸以十年为壮。主肺胀胁满，呕吐上气，五劳七伤，乏力，温疟痎疟，气注背膊拘急，颈项强不得回顾，风劳食气，骨热，前板齿燥。仲景曰：太阳与少阳并病，颈项强痛，或眩冒，时如结胸，心下否硬者，当刺大椎第一间。

哑门 一名舌厌，一名舌横，一名喑门。在项风府后一寸，入发际五分，项中央宛宛中，仰头取之。督脉、阳维之会，入系舌本。《素注》：针四分。《铜人》：针三分，可绕针八分，留三呼，泻五吸，泻尽風府一名舌本○項後入髮際一寸大筋內宛宛中疾言其肉立起言休立下足太陽督脉陽維之會○銅人鍼三分禁灸灸之使人失音明堂鍼四分留三呼素註鍼四分○主中風舌緩不語振寒汗出身重惡寒頭痛項急不得回顧偏風半身不遂鼻衄咽喉腫痛傷寒狂走欲自殺目妄視頭中百病馬黃黃疸○仲景曰太陽病初服桂枝湯反煩不解先刺風池風府○岐伯曰巨陽者諸陽之屬也其脉連腑故為諸陽主氣○資生云風府者傷寒所自起北人以毛皮裹之今之護風領南人怯弱者亦以帛護其領今護領乃云蔽垢膩實存名亡矣○瘧論曰邪客於風府循膂而下衛氣一日夜大會於風府明日日下一節故其作晏每至於風府則腠理開腠理開則邪氣入則病作以此日作稍益晏也其出於風府日下一節二十五日下至骶骨二十六日入於脊內故日作益晏也○東垣曰少陽頭痛治在風池風府○按風府禁灸矣項疽發於腦之下項之上此正風府穴分也東垣先用火攻之策以大炷艾如兩核許者攻之至百壯豈瘡家與諸病異治歟○腦戶一名合顱○枕骨上強間後一寸半足太陽督脉之會○銅人禁灸灸之令人瘂或灸七壯妄灸令人喑○明堂鍼三分素註鍼四分素問刺腦戶入腦立死○主面赤目

更留针取之；禁灸，灸之令人哑。主舌急不语，重舌，诸阳热气盛，衄血不止，寒热风哑，脊强反折，瘛疭癫疾，头重风汗不出。

风府一名舌本。项后入发际一寸，大筋内宛宛中，疾言其肉立起，言休立下。足太阳、督脉、阳维之会。《铜人》：针三分；禁灸，灸之使人失音。《明堂》：针四分，留三呼。《素注》：针四分。主中风，舌缓不语，振寒汗出身重，恶寒头痛，项急不得回顾，偏风半身不遂，鼻衄，咽喉肿痛，伤寒狂走欲自杀，目妄视，头中百病，马黄黄疸。仲景曰：太阳病，初服桂枝汤，反烦不解，先刺风池、风府。岐伯曰：巨阳者，诸阳之属也，其脉连腑，故为诸阳主气。《资生》云：风府者，伤寒所自起，北人以毛皮裹之；今之护风领。南人怯弱者，亦以帛护其领。今护领乃云蔽垢腻，实存名亡矣。《疟论》曰：邪客于风府，循膂而下，卫气一日夜大会于风府，明日日下一节，故其作晏，每至于风府则腠理开，腠理开则邪气入，邪气入则病作，以此日作稍益晏也。其出于风府，日下一节，二十五日下至骶骨，二十六日入于脊内，故日作益晏也。东垣曰：少阳头痛，治在风池、风府。

按：风府禁灸矣，项疽发于脑之下、项之上，此正风府穴分也。东垣先用火攻之策，以大炷艾如两核许者，攻之至百壮，岂疮家与诸病异治欤？

脑户一名合颅。枕骨上，强间后一寸半。足太阳、督脉之会。《铜人》：禁灸，灸之令人哑，或灸七壮，妄灸令人喑。《明堂》：针三分。《素注》：针四分。《素问》：刺脑户，入脑立死。主面赤目黄，面痛，头重肿痛，瘿瘤。

按：脑户一穴，《资生》《明堂》《素问》所论深针妄灸，医家当知所戒矣。

强间 一名大羽。后顶后一寸半。《铜人》：针二分，灸七壮。《明堂》：灸五壮。主头痛目眩脑旋，烦心呕吐涎沫，项强，狂走不卧。

后顶 一名交冲。百会后一寸半，枕骨上。《铜人》：灸五壮，针二分。《明堂》：针四分。《素注》：三分。主头项强急，恶风寒风眩，目䀎䀎，额颅上痛，历节汗出，狂走癫疾不卧，痛发瘈疭，头偏痛。

百会 一名三阳五会，一名巅上，一名天满。前顶后一寸五分，顶中央旋毛中，可容豆，直两耳尖。性理北溪陈氏曰：略退些子，犹天之极星居北。手足三阳、督脉之会。《素注》：针二分。《铜人》：灸七壮，止七七壮。凡灸头顶，不得过七壮，缘头顶皮薄，灸不宜多。针二分，得气即泻。又《素注》：刺四分。主头风中风，言语謇涩，口噤不开，偏风半身不遂，心烦闷，惊悸健忘，忘前失后，心神恍惚，无心力，痎疟，脱肛，风痫，青风，心风，角弓反张，羊鸣多哭，语言不择，发时即死，吐沫，汗出而呕，饮酒面赤，脑重鼻塞，头痛目眩，食无味，百病皆治。虢太子尸厥，扁鹊取三阳五会，有间，太子苏。唐高宗头痛，秦鸣鹤曰：宜刺百会出血。武后曰：岂有至尊头上出血之理？已而刺之，微出血，立愈。

前顶 囟会后一寸半，骨间陷中。《铜人》：针一分；灸三壮，止七七壮。《素注》：刺四分。主头风目眩，面赤肿，水肿，小儿惊痫，瘈疭，肿肿。

囟会 上星后一寸陷中。《铜人》：灸二七壮至七七壮，初灸不痛，病去即痛，痛止灸。针二分，留三呼，得气即泻。八岁已下不得针，缘囟门未合，刺之恐伤其骨，令人夭。《素注》：针四分。主脑虚冷，或饮食酒过多，脑疼如破，衄血，面赤暴肿，头皮肿，生白屑风，头眩，颜青目眩，鼻塞不闻香臭，惊悸，目戴上，不识人。

上星一名神堂。神庭后，入发际一寸陷中，容豆。《素问》：针三分，留六呼，灸五壮。《铜人》：针四分，以细三棱针，宜泄诸阳热气，无令上冲头目。主面赤肿，头风，头肿皮肿，面虚，鼻中息肉，鼻塞头痛，痎疟振寒，热汗不出，目眩，目睛痛不能远视，口鼻出血不止。

神庭 直鼻上入发际五分。足太阳、督脉之会。《素注》：三壮。《铜人》：灸二七壮，止七七壮；禁针，针发发狂，目失睛。主登高而歌，弃衣而走，角弓反张，吐舌，癫疾风痫，戴目上视，不识人，头风目眩，鼻出清涕不止，目泪出，惊悸不得安寝，呕吐烦满，寒热头痛，喘渴。张子和曰：目痛目肿医瞳，针神庭、上星、囟会、前顶，医者可使立退，肿者可使立消。

素髎一名面正。鼻柱上端准头。《外台》：不宜灸，针一分。《素注》：三分。主鼻中息肉不消，多涕生疮，鼻窒，喘息不利，鼻㖞僻，衄血。

水沟一名人中。鼻柱下，人中近鼻孔陷中。督脉、手足阳明之会。《素注》：针三分，留六呼，灸三壮。《铜人》：针四分，留五呼，

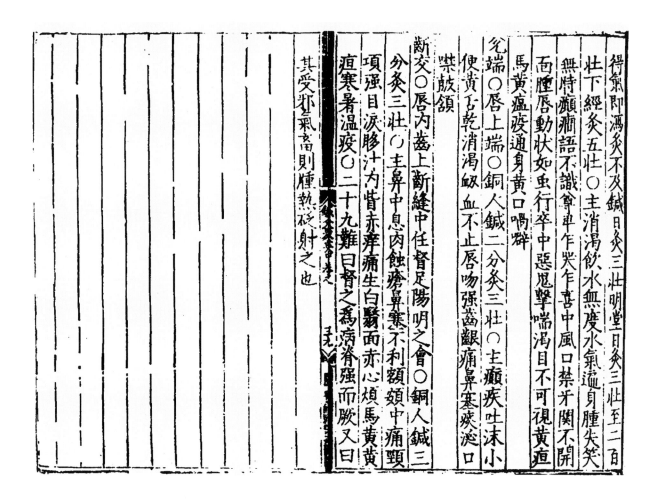

得气即泻；灸不及针，日灸三壮。《明堂》：日灸三壮至二百壮。《下经》：灸五壮。主消渴，饮水无度，水气遍身肿，失笑无时，癫痫，语不识尊卑，乍哭乍喜，中风口禁，牙关不开，面肿唇动，状如虫行，卒中恶，鬼击，喘渴，目不可视，黄疸马黄，瘟疫，通身黄，口㖞僻。

兑端　唇上端。《铜人》：针二分，灸三壮。主癫疾吐沫，小便黄，舌干消渴，衄血不止，唇吻强，齿龈痛，鼻塞痰涎，口噤鼓颔。

龈交　唇内齿上龈缝中。任、督、足阳明之会。《铜人》：针三分，灸三壮。主鼻中息肉，蚀疮，鼻塞不利，额颊中痛，颈项强，目泪眵汁，内眦赤痒痛，生白翳，面赤心烦，马黄黄疸，寒暑温疫。《二十九难》曰：督之为病，脊强而厥。又曰：其受邪气，畜则肿热，砭射之也。

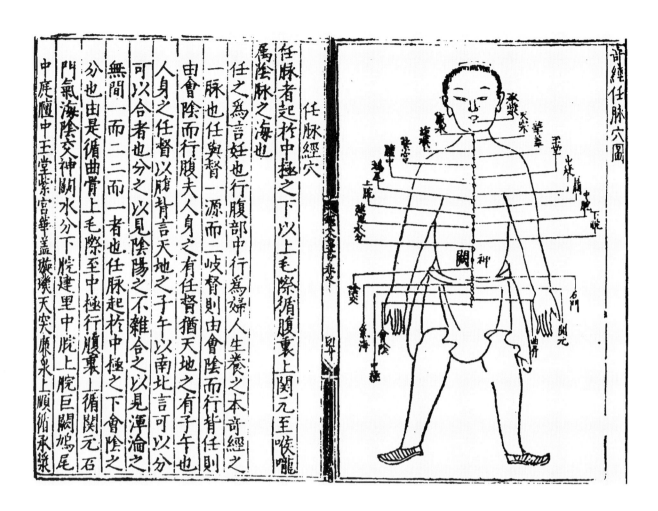

奇经任脉穴图（图见上）

任脉经穴

任脉者，起于中极之下，以上毛际，循腹里，上关元，至喉咙，属阴脉之海也。

任之为言，妊也。行腹部中行，为妇人生养之本。奇经之一脉也。任与督，一源而二岐，督则由会阴而行背，任则由会阴而行腹。夫人身之有任督，犹天地之有子午也。人身之任督，以腹背言，天地之子午，以南北言，可以分，可以合者也。分之以见阴阳之不杂，合之以见浑沦之无间，一而二，二而一者也。任脉起于中极之下会阴之分也，由是循曲骨，上毛际，至中极，行腹里，上循关元、石门、气海、阴交、神阙、水分、下脘、建里、中脘、上脘、巨阙、鸠尾、中庭、膻中、玉堂、紫宫、华盖、璇玑、天突、廉泉，上颐，循承浆，环唇，上至龈交，分系两目下之中央，会承泣而终也。云阴脉之海者，亦以人之脉络周流于诸阴之分，譬犹水也，而任脉则为之总会焉，故曰阴脉之海。

行腹中一行，凡二①十四穴。

会阴一名屏翳。两阴间。任、督、冲三脉所起，督由会阴而行背，任由会阴而行腹，冲由气冲行足少阴。《铜人》：灸三壮。《指微》：禁针。主阴汗，阴头疼，阴中诸病，前后相引，不得大小便，阴端寒冲心，窍中热，皮疼痛，谷道搔痒，久痔相通，女子经水不通，阴门肿痛。卒死者，针一寸，补之。溺死者，令人倒驮出水，针补，尿屎出则活。余不可针。

曲骨 横骨上，中极下一寸，毛际陷中，动脉应手。足厥阴、任脉之会。《铜人》：灸七壮至七七壮，针二寸。《素注》：针六分，留七呼。又云针一寸。主失精，五脏虚弱，虚乏冷极，小腹胀满，小便淋沥不通，癥疝，小腹痛，妇人赤白带下。

中极一名玉泉，一名气原。关元下一寸，脐下四寸。膀胱之募，足三阴、任脉之会。《铜人》：针八分，留十呼，得气即泻；灸百壮。《明堂》：灸不及针，日三七壮。《下经》：灸五壮。主冷气积聚，时上冲心，腹中热，脐下结块，贲豚抢心，阴汗水肿，阳气虚惫，小便频数，失精绝子，疝瘕，妇人产后恶露不行，胎衣不下，月事不调，血结成块，子门肿痛不端，小腹苦寒，阴痒而热，阴痛，恍惚尸厥，饥不能食，临经行房，嬴瘦寒热，转脬不得尿。妇人断绪，四度针，即有子。

关元 脐下三寸。小肠之募，足三阴、任脉之会。下纪者，关元也。《素注》：刺一寸二分，留七呼；灸七壮。又云针二寸。

①二：原作"三"，据正保本改。

《铜人》：针八分，留三呼，泻五吸；灸百壮，止三百壮。《明堂》：娠妇禁针，若针而落胎，胎多不出，针外昆仑立出。主积冷虚乏，脐下绞痛，流入阴中，发作无时，冷气结块痛，寒气入腹痛，失精白浊，溺血暴疝，风眩头痛，转胞闭塞，小便不通黄赤，劳热，石淋五淋，泄利，奔豚抢心，妇人带下，月经不通，绝嗣不生，胞门闭塞，胎漏下血，产后恶露不止。

石门 一名利机，一名精露，一名丹田，一名命门。脐下二寸。三焦募也。《铜人》：灸二七壮，止二百壮。《甲乙》：针八分，留三呼，得气即泻。《千金》：针五分。《下经》：灸七壮。《素注》：刺六分，留七呼；妇人禁针禁灸，犯之终身绝子。主伤寒小便不利，泄利不禁，小腹绞痛，阴囊入小腹，贲豚抢心，腹痛坚硬，卒疝绕脐，气淋血淋，小便黄，呕吐血，不食谷，谷不化，水肿，水气行皮肤，小腹皮敦敦然，气满，妇人因产恶露不止，结成块，崩中漏下。

气海 一名脖胦，一名下肓。脐下一寸半宛宛中。男子生气之海。《铜人》：针八分，得气即泻，泻后宜补之。《明下》：灸七壮。主伤寒饮水过多，腹肿胀，气喘，心下痛，冷病面赤，脏虚气惫，真气不足，一切气疾久不差，肌体羸瘦，四支力弱，贲豚七疝，小肠膀胱肾余癥瘕结块，状如覆杯，腹暴胀，按之不下，脐下冷气痛，中恶脱阳欲死，大便不通，小便赤，卒心痛，妇人临经行房羸瘦，崩中，赤白带下，月事不调，产后恶露不止，绕脐疗痛，闪着腰疼，小儿遗尿。浦江郑义宗患滞下昏仆，目上视，溲注汗泄，脉大，此阴虚阳暴绝，得之病后酒色。丹溪为灸气海渐苏，服人参膏数斤，愈。

阴交 一名横户。脐下一寸，当膀胱上口。三焦之募，任脉、少阴、冲脉之会。《铜人》：针八分，得气即泻，泻后宜补；灸百壮。《明堂》：灸不及针，日三七壮，止百壮。主气痛如刀搅，腹填坚痛，下引阴中，不得小便，两丸骞疝痛，阴汗湿痒，腰膝拘挛，脐下热，鬼击，鼻出血，妇人血崩，月事不绝，带下，产后恶露不止，绕脐冷痛，绝子，阴痒，贲豚上腹，小儿陷囟。

神阙 一名气舍。当脐中。《素注》：禁针，针之使人脐中恶疡溃，矢出者死不治，灸三壮。《铜人》：灸百壮。主中风不苏，久冷，伤败脏腑，泄利不止，水肿鼓胀，肠鸣，腹痛绕脐，小儿奶利不绝，脱肛，风痫，角弓反张。徐平仲中风不苏，桃源簿为灸脐中，百壮始苏；不起，再灸百壮。

水分 下脘下一寸，脐上一寸，穴当小肠下口，至是而泌别清浊，水液入膀胱，渣滓入大肠，故曰水分。《素注》：针一寸。《铜人》：针八分，留三呼，泻五吸；水病灸大良。又云：禁针，针之，水尽即死。《明堂》：水病灸七七壮，止四百壮；针五分，留三呼。《资生》云：不针为是。主水病，腹坚肿如鼓，转筋不嗜食，肠胃虚胀，绕脐痛冲心，腰脊急强，肠鸣状如雷声，上冲心，鬼击，鼻出血，小儿陷囟。

下脘 建里下一寸，脐上二寸，穴当胃下口、小肠上口，水谷于是入焉。足太阴、任脉之会。《铜人》：针八分，留三呼，泻五吸；灸二七壮，止二百壮。主脐下厥气动，腹坚硬，胃胀羸瘦，腹痛，六腑气寒，谷不转化，不嗜食，小便赤，癖块连脐上，厥气动，日渐瘦，脉厥动，翻胃。

建里　中脘下一寸，脐上三寸。《铜人》：针五分，留十呼，灸五壮。《明堂》：针一寸二分。主腹胀，身肿，心痛，上气，肠中疼，呕逆，不嗜食。

中脘—名太仓。上脘下一寸，脐上四寸，居心蔽骨与脐之中。胃之募。手太阳、少阳，足阳明，任脉之会。上纪者，中脘也，胃之募也。《难经》曰：腑会中脘[1]，腑病治此。《铜人》：针八分，留七呼，泻五吸，疾出针；灸二七壮，止二百壮。《明堂》：日灸二七壮，止四百壮。《素注》：针一寸二分，灸七壮。主五膈，喘息不止，腹暴胀，中恶，脾疼，饮食不进，翻胃，赤白痢，寒癖，气心疝，伏梁，心下如覆杯，心膨胀，面色痿黄，天行伤寒热不已，温疟先腹痛先泻，霍乱泄出不知，食饮不化，心痛，身寒，不可俯仰，气发噎。东垣曰：气在于肠胃者，取之足太阴、阳明，不下，取三里、章门、中脘。又曰：胃虚而致太阴无所禀者，于足阳明募穴中道引之。

上脘—名胃脘。巨阙下一寸，当一寸五分，去蔽骨三寸，脐上五寸。上脘、中脘属胃络脾。足阳明、手太阳、任脉之会。《素注》《铜人》：针八分，先补后泻。风痫热病，先泻后补，立愈。日灸二七壮至百壮，未愈，倍之。《明下》：三壮。主腹中雷鸣相逐，食不化，腹疗刺痛，霍乱吐利，腹痛身热，汗不出，翻胃呕吐，食不下，腹胀气满，心忪惊悸，时呕血，痰多吐涎，奔豚，伏梁，三虫，卒心痛，风痫热病，马黄黄疸，积聚坚大如盘，虚劳吐血，五毒疰不能食。

①脘：原脱，据《针灸大成》卷二补。

巨阙 鸠尾下一寸。心之募。《铜人》：针六分，留七呼，得气即泻；灸七壮，止七七壮。主上气咳逆，胸满短气，背痛胸痛，痞塞，数种心痛，冷痛，蛔虫痛，蛊毒猫鬼，胸中痰饮，先心痛，先吐，霍乱不识人，惊悸，腹胀暴痛，恍惚不止，吐逆不食，伤寒烦心，喜呕发狂，少气腹痛，黄疸，急疸，急疫，咳嗽，狐疝，小腹胀噫，烦热，鬲中不利，五脏气相干，卒心痛，尸厥。妊娠子上冲心，昏闷，刺巨阙，下针令人立苏不闷，次补合谷、泻三阴交，胎应针而落。如子手掬心，生下手有针痕；顶母心向前，人中有针痕；向后，枕骨有针痕，是验。

按：《十四经发挥》云：凡人心下有鬲膜，前齐鸠尾，后齐十一椎，周围著脊，所以遮隔浊气，不使上熏心肺，是心在鬲上也。难产之妇，若子上冲，至鬲则止。儿之在腹，指未能执物，尚坚握而不伸者，又有胞衣裹之，岂能破鬲掬心哉？心为一身之主，神明出焉，不容小有所犯，岂有被冲掬而不死哉？盖以其上冲近心故云尔，如胃脘痛曰心痛之类是也。学者不可以辞害意。

鸠尾 一名尾翳，一名䑏骬[1]。蔽骨之端，在臆前蔽骨下五分。人无蔽骨者，从岐骨际下行一寸。曰鸠尾者，言其骨垂下如鸠尾形。任[2]脉之别。《铜人》：禁灸，灸之令人永世少心力，大妙手方可针，不然，针取气多，令人夭。针三分，留三呼，泻五吸，肥人倍之。《明堂》：灸三壮。《素注》：不可刺灸。主息贲，热病，偏头痛引目外眦，噫喘，喉鸣，胸满咳呕，喉痹咽肿，水浆不下，癫痫狂走，不择言语，心中气闷，不喜闻人语，咳

①䑏骬：原作"骭骬"，据《外台秘要》卷三十九引《明堂》改。
②任：原脱，据《外台秘要》卷三十九引《明堂》补。

唾血，心惊悸，精神耗散，少年房多，短少气。又《灵枢经》云：膏之原，出于鸠尾。

中庭　膻中下一寸六分陷中。《铜人》：灸五壮，针三分。《明堂》：灸三壮。主胸胁支满，噎塞，食饮不下，呕吐食出，小儿吐奶。

膻中一名元儿。玉堂下一寸六分，横两乳间陷中，仰卧取之。主气，以分布阴阳，故为臣使之官。《难经》曰：气会三焦。陈氏曰：三焦，当作"上焦"。一筋直两乳间。疏曰：气病治此。《铜人》：禁针，针之令人夭。《明堂》：灸七壮，止七七壮。《气府论》注：针三分，灸五壮[①]。主上气短气，咳逆，噎气鬲气，喉鸣喘嗽，不下食，胸中如塞，心胸痛，风痛，咳嗽，肺痈唾脓，呕吐涎沫，妇人乳汁少。

玉堂一名玉英。紫宫下一寸六分陷中。《铜人》：灸五壮，针三分。主胸膺疼痛，心烦咳逆，上气胸满不得息，喘急，呕吐寒痰。

紫宫　华盖下一寸六分陷中，仰而取之。《铜人》：灸五壮，针三分。《明下》：灸七壮。主胸胁支满，胸膺骨痛，饮食不下，呕逆上气，烦心咳逆，吐血，唾如白胶。

华盖　璇玑下一寸陷中，仰而取之。《铜人》：针三分，灸五壮。《明下》：灸三壮。主喘急上气，咳逆哮嗽，喉痹咽肿，水浆不下，胸皮痛。

璇玑　天突下一寸陷中，仰头取之。《铜人》：灸五壮，针三分。主胸胁支满痛，咳逆上气，喉鸣喘不能言，喉痹咽

①灸五壮：此下原重"《铜人》：禁针……《气府论》注：针三分，灸五壮"共28字，衍文，删。

痞，水浆不下，胃中有积。

天突一名天瞿。在颈结喉下四寸宛宛中。阴维、任脉之会。《铜人》：针五分，留三呼，得气即泻；灸亦得，不及针。若下针当直下，不得低手，即五脏之气伤，人短寿。《明堂》：灸五壮，针一分。《素注》：针一寸，留七呼；灸三壮。主面皮热，上气咳逆，气暴喘，咽肿咽冷，声破，喉中生疮，喉猜猜，咯脓血，喑不能言，身寒热，颈肿，哮喘，喉中鸣，翁翁如水鸡声，胸中气鲠鲠，侠舌缝青脉，舌下急，心与背相控而痛，五噎，黄瘅，醋心，多唾，呕吐，瘿瘤。许氏曰：此穴一针四效，凡下针后良久，先脾磨食，觉针动为一效；次针破病根，腹中作声为二效；次觉流入膀胱为三效；然后觉气流行入腰后肾堂间为四效矣。

廉泉一名舌本。颈下，结喉下四寸中央，仰面取之。阴维、任脉之会。《素注》：低针取之，针一寸，留七呼。《铜人》：灸三壮；针三分，得气即泻。《明堂》：针二分。主咳嗽上气，喘息，呕沫，舌下肿难言，舌根缩急不食，舌纵涎出，口疮。

承浆一名悬浆。唇棱下陷中，开口取之。大肠脉、胃脉、督脉、任脉之会。《素注》：针二分，留五呼，灸三壮。《铜人》：灸七壮，止七七壮。《明堂》：针三分，得气即泻，留三呼，徐徐引气而出。日灸七壮，过七七停四五日后，灸七七。若一向灸，恐足阳明脉断。其病不愈，停息复灸，令血脉通宣，其病立愈。主偏风半身不遂，口眼㖞斜，面肿消渴，口齿疳蚀生疮，暴喑不能言。《难经》曰：任之为病，其苦内结，男子为七疝，女子为瘕聚。

阳跷脉穴[1]

阳跷脉者，起于跟中，循外踝上行，入风池。其为病也，令人阴缓而阳急。两足跷脉，本太阳之别，合于太阳，其气上行，气并相还则为濡。目气不营，则目不合。男子数其阳，女子数其阴。当数者为经，不当数者为络也。跷脉长八尺，所发之穴，生于申脉，以辅阳为郄，本于仆参，与足少阳会于居髎，又与手阳明会于肩髃及巨骨，又与手足太阳、阳维会于臑俞，与手足阳明会于地仓，又与手足阳明会于巨髎，又与任脉、足阳明会于承泣，凡二十穴。

申脉 外踝下，属足太阳经。辅阳 外踝上。仆参 跟骨上。居髎 章门下。肩髃 肩端。巨骨 肩端。臑俞 肩髎后，甲骨上廉。地仓 口吻傍。巨髎 鼻两旁。承泣 目下七分。

已上诸穴，阳跷脉病者宜刺之。

阴跷脉穴[2]

阴跷脉者，亦起于跟中，循内踝上行至咽喉，交贯冲脉。此为病者，令人阳缓而阴急。故曰跷脉者，少阴之别，别于然谷之后，上内踝之上，直上阴，循阴股入阴，上循胸里，入缺盆，上出人迎之前，入鼻，属目内眦，合于太阳。女子以之为经，男子以之为络。两足跷脉长八尺，而阴跷之郄在交信，阴跷病者取此。

然谷 足内踝下。交信 内踝上。

阴跷脉病，取之二穴刺之。

冲脉穴[3]

冲脉者，与任脉皆起于胞中，上循脊里，为经络之海。其浮

---

①阳跷脉穴：原作"奇经阳跷脉"，据原目录改。
②阴跷脉穴：原作"阴跷脉"，据原目录改。
③冲脉穴：原作"奇经冲脉"，据原目录改。

于外者，循腹上行，会于咽喉，别而络唇口。故曰冲脉者，起于气冲，并足少阴之经，侠脐上行，至胸中而散。此为病，令人逆气而里急。《难经》则曰并足阳明之经。以穴考之，足阳明侠脐左右各二寸而上行，足少阴侠脐左右各五分而上行。《针经》所载冲、任与督脉，同起于会阴，其在腹也，行乎幽门、通谷、阴都、石关、商曲、肓俞、中注、四满、气穴、大赫、横骨，凡二十二穴，皆足少阴之分也，然则冲脉并足少阴之经明矣。

幽门巨阙旁。通谷上脘两旁。阴都通谷下。石关阴都下。商曲石关下。肓俞商曲下。中注肓俞下。四满中注下。气穴四满下。大赫气穴下。横骨大赫下。

逆气里急者，取诸此。

阳维脉穴[1]

阳维维于阳，其脉起于诸阳之会，与阴维皆维络于身。若阳不能维于阳，则溶溶不能自收持。其脉气所发，别于金门，以阳交为郄，与手足太阳及跷脉会于臑俞，与手足少阳会于天髎，又会于肩井。其在头也，与足少阳会于阳白，上于本神及临泣，上至正营，循于脑空，下至风池。其与督脉会则在风府及哑门。《难经》云：阳维为病，苦寒热。此阳维脉气所发，凡二十四穴。

金门足外踝下。阳交外踝上。臑俞肩后胛上。天髎缺盆上。肩井肩头上。阳白眉上。本神眉上。临泣眉上。正营目窗后。脑空缺盆上。风池颞颥后。风府发际。哑门风府后。

————————————————

①阳维脉穴：原作"阳维脉"，据原目录改。

已上穴，苦寒热者刺之。

阴维脉穴①

阴维维于阴，其脉起于诸阴之交。若阴不能维于阴，则怅然失志。其脉气所发者，阴维之郄，名曰筑宾。与足太阴会于腹哀、大横，又与足太阴、厥阴会于府舍、期门，与任脉会于天突、廉泉。《难经》云：阴维为病，苦心痛。此阴维脉气所发，凡十二穴。

筑宾内踝上。腹哀日月下。大横腹哀下。府舍腹结下。期门乳下。天突结喉下。廉泉结喉上。已上穴，苦心痛者刺之。

带脉穴②

带脉者，起于季胁，回身一周。其为病也，腰腹纵容，如囊水之状。其脉气所发，在季胁下一寸八分③，正名带脉，以其回身一周如带也。又与足少阳会于维道，此带脉所发，凡四穴。

带脉在季胁下一寸八分。维道以上穴，病如上证者刺之。

十五络脉

手太阴之别，名曰列阙。实则手锐掌热，泻之；虚则欠㰦，小便遗数，补之。

手少阴之别，名曰通里。实则支满，泻之；虚则不能言，补之。

手心主之别，名曰内关。实则心痛④，泻之；虚则头强⑤，补之。

手太阳之别，名曰支正。

①阴维脉穴：原作"阴维脉"，据原目录改。

②带脉穴：原作"带脉"，据原目录改。

③在季胁下一寸八分：原缺，据正保本补。

④心痛：原作"节弛肘废"，据《灵枢·经脉》改。

⑤头强：原作"生疣，小如指痂疥"，据《灵枢·经脉》改。

実则节弛肘废，泻之；虚则生疣，小如指痂疥，补之。

手阳明之别，名曰偏历。实则龋、聋，泻之；虚则齿寒①痹隔，补之。

手少阳之别，名曰外关。实则肘挛，泻之；虚则不收，补之。

足太阳之别，名曰飞扬。实则鼽窒，头背痛，泻之；虚则鼽衄，补之。

足少阳之别，名曰光明。实则厥，泻之；虚则痿厥，坐不能起，补之。

足阳明之别，名曰丰隆。气逆则喉痹卒喑。实则狂癫，泻之；虚则足不收、胫枯，补之。

足太阴之别，名曰公孙。厥气上逆则霍乱。实则肠中切痛，泻之；虚则鼓胀，补之。

足少阴之别，名曰大钟。其病气逆则烦闷。实则闭癃，泻之；虚则腰痛，补之。

足厥阴之别，名曰蠡沟。其病气逆则睾丸卒痛。实则挺长，泻之；虚则暴痒，补之。

任脉之别，名曰尾翳②。实则腹皮痛，泻之；虚则痒搔，补之。

督脉之别，名曰长强。实则脊强，泻之；虚则头重，补之。

脾之大络，名曰大包。实则身尽痛，泻之；虚则百节尽皆纵，补之。

①寒：原脱，据正保本补。
②尾翳：原作"屏翳"，据正保本改。

九此十五絡者，實則必見，虛則必下，視之不見，求之
上下。人經不同，絡脈異所別也。

又按：胃之大絡，名曰虛里，其動應衣，脈宗氣也。而
不係於補瀉之列，蓋中焦之氣盛衰，而宗氣為之
盈縮，取之三里以下其氣，而宗氣之盈者消，
二里以補其氣，而宗氣之耗者滋，則其氣未嘗
不補瀉也。特以非別走也他經，故不在諸絡之例，此
所以舉豐隆而不屬虛里也歟。

○十二原穴
三焦行於諸陽，故置一俞曰原。又曰：三焦者，水谷
之道路，原氣之別使也，主通行三氣，經歷五藏六
府。原者，三焦之尊號，故所至輒為原也。

太淵肺　大陵心包　太衝肝　太白脾　太谿腎　神門心　陽池三焦　京骨膀胱　丘墟膽　衝陽胃　合谷大腸　腕骨小腸

按《難經》云：五藏六府之有病者，皆取其原。王海藏曰：
令補肝經於本經原穴補一鍼，太衝穴是。如瀉肝經於本經原穴亦瀉一鍼。餘倣此。

自太淵至神門皆為俞，自陽池至腕骨為原。海藏皆
為十二原者，豈五藏無原，以俞為原，六府有原，取原
而不取俞耶？

五藏募穴
中府肺之　巨闕心之　章門脾之　期門肝之　中脘胃之

按《難經》云：陽病行陰，故令募在陰。腹曰陰，募皆在腹。東垣曰：凡

凡此十五络者，实则必见，虚则必下，视之不见，求之上下。人经不同，络脉异所别也。

又按：胃之大络，名曰虚里，其动应衣，脉宗气也。而不系于补泻之列，盖中焦之气盛衰，而宗气为之盈缩，取之三里以下其气。而宗气之盈者消，调之三里以补其气；而宗气之耗者滋，则其气未尝不补泻也。特以非别走也他经，故不在诸络之例，此所以举丰隆而不属虚里也欤。

十二原穴

三焦行于诸阳，故置一俞曰原。又曰：三焦者，水谷之道路，原气之别使也，主通行三气，经历五脏六腑。原者，三焦之尊号，故所至辄为原也。

太渊肺。**大陵**心包。**太冲**肝。**太白**脾。**太溪**肾。**神门**心。**阳池**三焦。**京骨**膀胱。**丘墟**胆。**冲阳**胃。**合谷**大肠。**腕骨**小肠。

按：《难经》云：五脏六腑之有病者，皆取其原。王海藏曰：假令补肝经，于本经原穴补一针；太冲穴是。如泻肝经，于本经原穴亦泻一针。余仿此。

自太渊至神门皆为俞，自阳池至腕骨为原。海藏皆为十二原者，岂五脏无原，以俞为原，六腑有原，取原而不取俞耶？

五脏募穴

中府肺之募。**巨阙**心之募。**章门**脾之募。**期门**肝之募。**中脘**胃之募。

按：《难经》云：阳病行阴，故令募在阴。腹曰阴，募皆在腹。东垣曰：凡

治腹之募，皆为原气不足，从阴引阳，勿误也。又曰：六淫客邪及上热下寒、筋骨皮肉血脉之病，错取于胃之合及诸腹之募者，必危。

五脏俞穴 俞，犹"委输"之"输"，言经气由此而输于彼也。

肺俞三椎下各寸半。心俞五椎下各开寸半。肝俞九椎下各开寸半。脾俞十一椎下各开寸半。肾俞十四椎下各开寸半。

按：《难经》云：阴病行阳，背为阳。故令俞在阳。人之俞皆在背。东垣曰：天外风寒之邪乘中而入，在人之背上腑俞、脏俞。是人之受天外风邪，亦有二说，中于阳则流于经，此病始于外寒，终归外热，以故治风寒之邪，治其各脏之俞。

八会穴①

腑会中脘　脏会章门　筋会阳陵泉　髓会绝骨②　血会膈俞　骨会大杼　脉会太渊　气会膻中

《难经》云：热病在内者，取会之气穴也。

五脏六腑井荥俞原经合

	肺	心	肝	脾	肾	心包络
井木	少商	少冲	大敦	隐白	涌泉	中冲 春刺
荥火	鱼际	少府	行间	大都	然谷	劳宫 夏刺
俞土	太渊	神门	大冲	太白	太溪	大陵 季夏刺
经金	经渠	灵道	中封	商丘	复溜	间使 秋刺
合水	尺泽	少海	曲泉	阴灵泉	阴谷	曲泽 冬刺
	大肠	小肠	胆	胃	膀胱	三焦
井金	商阳	少泽	窍阴	厉兑	至阴	关冲 所出
荥水	二间	前谷	侠溪	内庭	通谷	液门 所流

①八会穴：原作"八会"，据原目录改。　②绝骨：原作"阳辅"，据正保本改。

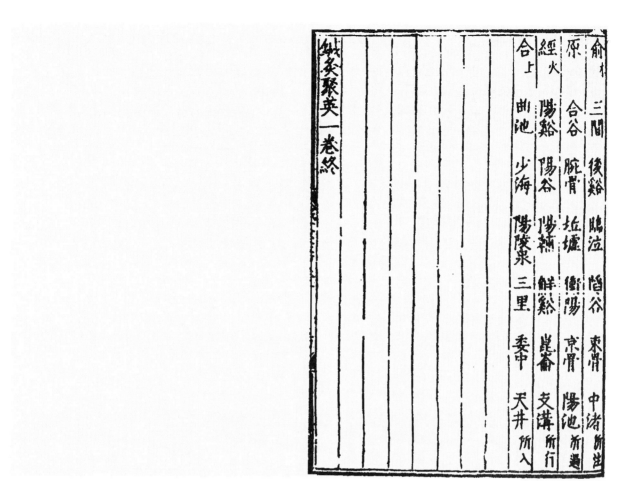

《针灸聚英》一卷终

《针灸聚英》卷之二

四明高武纂集

骑竹马法

治痈疽恶疮发背，男左女右，臂腕中横纹起，用薄篾一条，量至中指[1]齐肉尽处，不量爪甲截断。次用薄篾，取前同身一寸则子。令病人脱去上下衣服，以大竹扛一条跨定，两人随徐扛起，足要离地五寸许，两旁更以两人扶定，毋令动摇不稳。却以前长篾贴定竹扛竖起，从尾骶骨贴脊量至篾尽处，以笔点记，此不是穴。却用后取同身寸篾，取两寸平折，自中横量两头各一寸，方是灸穴。可灸三壮。

依法量穴，在督脉脊中至阳、筋束二穴中外，大阳行背二行鬲俞、肝俞之内，非正当穴也，疑必后人传讹，以三寸为二寸耳，岂有不得正穴，徒破好肉而能愈病哉？此不能无疑也。

四花穴

崔知悌云：灸骨蒸劳热，灸四花穴。以稻秆心量口缝如何阔，断其多少，以如此长，裁纸四方，当中剪小孔，别用长稻秆，踏脚下，前取脚大趾为止，后取脚曲䟫横文中为止，断了，却环在结喉下垂向背后，看稻秆止处，即以前小孔纸当中安，分为四花灸纸角也。可灸七壮。

初疑四花穴，古人恐人不识点穴，故立此捷法，当必有合于五脏俞也。今依此法点穴，果合太阳行背二行鬲俞、胆俞四穴。《难经》曰：血会鬲俞。疏曰：血病治此。盖骨蒸劳热，血虚火王，故取此以补之。胆者，肝之腑，藏血，故亦取是俞也。崔氏止言四花而不言鬲、胆俞四穴者，为粗

①中指：原作"大指"，据正保本改。

工告也。今只依揣摸脊骨鬲俞、胆俞为正。然人口有大小阔狭不同，故四花亦不准。

灸劳穴

《资生经》云：久劳，其状手足心热，盗汗，精神困顿，骨节疼寒，初发咳嗽，渐吐脓血，肌瘦面黄，减食少力。令身正直，用草子，男左女右，自脚中指尖[1]量过脚心下，向上至曲秋大纹处截断，却将此草自鼻尖量，从头正中分开头心发贴肉量至脊，以草尽处用墨点记。别用草一条，令病人自然合口量阔狭截断，却将此草于墨上点上平折，两头尽处量穴。灸时随年多灸一壮，如年三十，灸三十一，累效。

依此量之，其穴合五椎两旁三寸心俞二穴也。岂心主血，故灸之欤？

取肾俞法

《千金》注云：凡取肾俞者，在平处立，以杖子约量至脐，又以此杖子当背脊骨上量之，知是与脐平处也，然后相去各寸半取其穴，则肾俞也。

按：此法以脐准肾俞虽似，然肥人腹垂则脐低，瘦人腹平则脐平。今不论肥瘦，均以杖量之，未有准也。

窦氏八穴 或云：少室隐者之所传。刘氏曰：八穴用为辅治非拘于法取者也。

公孙二穴 足太阴脾，通冲脉，合于心胸，主治二十七证。

九种心痛	心、胃	痰鬲涎闷	心胸	脐腹痛胀
三焦、胃	胁肋疼痛	心、脾	产后血迷	心主
气隔食不下	小肠、胃	泄泻不止	大肠、胃	痃气疼痛
心、胃				

----

①尖：原作"小"，据正保本改。

胃　脾胃心主　男子酒癖　肠鸣　胁肋痛　小儿脱肛　米谷不化　泄泻滑肠　胃曾痰隔　心曾痞满　中满不快　　内關二穴手厥阴心包络通阴维主治二十五证　�疾心痛　血刺痛　满腹痛　酒癖　癖气小儿食癖　食隔不下　脱肛不收大人小儿　腹胁胀满痛　水隔酒痰　裏急後重

大肠　胃心肺　脾肺　大肠　肝胆　大肠肺　胃　肺　脾胆　肝　大肠肺　心胃　伤寒　心主　右病公孙悉主之先取公孙後取内关　心包络　肝脾　胃三焦　小肠心主　胃脾　大肠肺　脾胃　肝胃　大肠　伤寒結胸

里急后重　　　　　　　大肠
水隔酒痰　　　　　　　肝、胃
腹胁胀满痛　　　　　　脾、胃
脱肛不收大人小儿。　　大肠、肺
食隔不下　　　　　　　胃、脾
癖气，小儿食癖　　　　小肠、心主
酒癖　　　　　　　　　胃、三焦
血刺痛　　　　　　　　肝、脾
泻腹痛　　　　　　　　大肠、胃
疟疾心痛　　　　　　　心包络

内关二穴，手厥阴心包络，通阴维，主治二十五证。

中满不快　　　　　　　心、胃
心胸痞满　　　　　　　肝、胃
胸满痰隔　　　　　　　肺、心
泄泻滑肠　　　　　　　大肠
米谷不化　　　　　　　胃
小儿脱肛　　　　　　　大肠、肺
胁肋痛　　　　　　　　肝、胆
肠鸣　　　　　　　　　大肠
男子酒癖　　　　　　　脾、肺
气膈食不下　　　　　　胃、心、肺
肠风下血　　　　　　　大肠
里急后重　　　　　　　小肠

伤寒结胸　　　　　　　小肠、心
中满不快，反胃呕吐　　胃
肠风下血　　　　　　　大肠、包络
气隔　　　　　　　　　心、肺
食积疼痛　　　　　　　胃、脾
儿枕痛妇人血块　　　　小肠、三焦
腹鸣　　　　　　　　　小肠、胃
小儿脾泻　　　　　　　脾、肾
胸中刺痛　　　　　　　心
上病公孙悉主之，先取公孙，后取内关。

伤寒　　　　　　　　　心主
吐逆不定　　　　　　　脾、胃
腹痛　　　　　　　　　胃
酒痰隔痛　　　　　　　心主
横竖疝气　　　　　　　肝、胃
九种心痛　　　　　　　心主、胃
妇人血刺痛　　　　　　心、肝
积块痛　　　　　　　　肝
二膈并心下痞痛　　　　心、脾、胃
腹肋胀痛　　　　　　　脾、胃、心主
伤寒结胸　　　　　　　胃
食膈不下食

心主、胃　　　　　疟疾寒热<small>新添有验。</small>　　　上病证，内关悉主之。

临泣二穴，此足临泣也，足少阳胆经，通带脉，合于目，上走耳后、颊、颈、缺盆、胸鬲，主治二十五证。

足跗肿痛	胃	手足麻	小肠、三焦
手指颤掉	肝、心主	赤眼冷泪	膀胱
咽喉肿痛	三焦	手足挛急	肝、肾
胁肋痛	胆	牙齿痛	胃、大肠
手足热	胃、心主	解利伤寒	膀胱
腿胯痛	胆	脚膝肿痛	胃、肝
四肢不遂	胆	头风肿	膀胱
头顶肿	膀胱	浮风搔痒	肺
身体肿	肾、胃	身体麻	肝、脾
头目眩	膀胱	筋挛骨痛	肝、胃
颊腮痛	大肠	雷头风	胆
眼目肿痛	肝、心	中风手足不举	肾
耳聋	肾、胆		

上件病证，临泣悉主之，先取临泣，后取外关。

外关<small>手少阳三焦经，通阳维，主治二十七证。</small>

肢节肿痛	肾	臂膊冷痛	三焦
鼻衄	肺	手足发热	三焦
手指节痛不能屈伸	三焦	眉棱中痛	膀胱
手足疼痛	胃	产后恶风	肾、胃
伤寒自汗	胃、肺	头风	膀胱
四肢不遂	胆、胃	筋骨疼痛	肝、肾

迎风泪出	肝	赤目疼痛	肝、心
腰背肿痛	肾	手足麻痛并无力	胃
眼肿	心	头风掉眩痛	膀胱
伤寒表热	膀胱	破伤风	肝、胃
手臂痛	大肠、三焦	头项痛	小肠
盗汗	心主	目翳或隐涩	肝
产后身肿	胃、肾	腰胯痛	肾
雷头风	胆	上病证，外关悉主之。	

后溪二穴，手太阳小肠经，通督脉，合于内眦、颈项、耳户、膊、小肠、膀胱，主治二十四证。

手足挛急	肝	手足颤掉	肝、三焦
头风痛	三焦、膀胱	伤寒不解	膀胱
盗汗不止	肺、心	中风不语	经络、肝
牙齿痛	胃、大肠	癫痫吐沫	胃
腰背强痛	肾	筋骨痛	肝、胃
咽喉闭塞	肾、肺、胃	颊腮肿痛	胃、小肠
伤寒项强或痛	膀胱	膝胫肿痛	肾
手足麻	胃	眼赤肿	肝、心
伤寒头痛	膀胱	表汗不出	肺、胃
冲风泪下	肝、胆	破伤风搐	肝
产后汗出恶风	肺	喉痹	肺、肝
脚膝腿疼	胃	手麻痹	大肠

上病，后溪穴主之，先取后溪，后取申脉。

申脉足太阳膀胱经，通阳蹻，主治二十五证。

腰背强痛　膀胱
手足不遂　胃、肺
身体肿满　胃
癫痫　肝
伤风自汗　胃
眉棱痛　膀胱
手臂痛　大肠
产后自汗　肾
破伤风　肝
腿膝肿痛　胃胆
手足麻　膀胱
洗头风　肾
产后恶风　肾

肢节烦痛　肾、肝
伤寒头痛　膀胱
头面自汗　胃
目赤肿痛　膀胱
头风痒痛　胆
雷头风　胆
臂冷　三焦
鼻衄　肺
肢节肿疼　肾、肝
耳聋　肾
吹奶　胃
手足挛　肝、肾

上病，申脉穴主之，先取申脉，后取后溪。

列缺 手太阴肺经，通任脉，合肺及肺系喉咙胸膈，主治三十一证。

寒痛泄泻　脾
咽喉肿痛　胃
牙齿肿痛　胃、大肠
胁癖痛　肝、肺
双嗽寒痰　肺
食噎不下　胃
心腹痛　脾
痔痒痛漏血　大肠
产后腰痛　肾、肝

妇人血积痛或败血　肝
死胎不出及胎衣不下　肝
小肠气撮痛　小肠
吐唾脓血　肺
痃气　胃、脾
脐腹撮痛　脾
肠鸣下痢　大肠
心痛温痢　脾
产后发狂　心

产后不语　　　　　　　心包络
男子酒癖　　　　　　　胃、肝
妇人血块　　　　　　　肝、肾
吐逆不止　　　　　　　脾、胃
小便不通　　　　　　　膀胱
大便下血　　　　　　　大肠
诸积穴主治　　　　　　心、胃
　上病，列缺悉主之，先取列缺，后取照海。
照海 足少阴肾经，通阴[1]跷，主治二十七证。
喉咙闭塞　　　　　　　胃
小便淋涩不通　　　　　膀胱
膀胱气痛　　　　　　　膀胱
脐腹痛　　　　　　　　脾
肠澼下血　　　　　　　大肠
男子癖并酒积　　　　　肺、肝
中满不快　　　　　　　胃
妇人血积　　　　　　　肾、心
难产　　　　　　　　　肾、肝
呕吐　　　　　　　　　胃
痃气　　　　　　　　　胃
酒癖　　　　　　　　　胃、肝
大便不通　　　　　　　大肠
足热厥　　　　　　　　心主
　上病，照海悉主[2]之，先取照海，后取列缺。

米谷不化　　　　　　　脾
乳痈肿痛　　　　　　　胃
温病不差　　　　　　　胆
小便下血　　　　　　　小肠
大便闭塞　　　　　　　大肠
胃肠痛病　　　　　　　心、胃

小便冷痛　　　　　　　肾、肝
妇人血晕　　　　　　　肝、肾
胎衣不下　　　　　　　肝
小腹胀满　　　　　　　小肠
饮食不纳，反胃吐食　　心胃
肠鸣下痢腹痛　　　　　大肠
食不化　　　　　　　　胃胃
儿枕痛　　　　　　　　胃、肝
泄泻　　　　　　　　　脾
酒积　　　　　　　　　脾
气块　　　　　　　　　脾、肝、肾
气膈　　　　　　　　　心主
食劳黄　　　　　　　　脾、胃

---

①阴：原脱，据正保本补。　　　　　　②主：原脱，据正保本补。

右法，先刺主证之穴，随病左右上下所在取之，仍循扪道引，按法祛除。

如病未已，必求合穴，未已则求之，须要停针待气，使上下相接，快然无其所苦，而后出针。

按：此八穴，治法溥博，亦许学士所谓广络原野，冀获一兔者也。

子午流注髎穴开阖

胆甲日甲与己合，胆引气行，木，原在寅。甲戌时窍阴，井，胆。丙子时前谷，荥，小胆。戊寅时陷谷，俞，胃。并过本原丘墟，庚辰时阳溪，经，大肠。壬午时委中，合，膀胱。甲申时气合三焦。

肝乙日乙与庚合，肝与血行。乙酉时大敦，井，肝。丁亥时少府，荥，心。己丑时太白①，俞，脾。辛卯时经渠，经，肺。癸巳时阴谷，合，肾。乙未时血纳包络。

小肠丙日丙与辛合，小肠引气出行，火，原在子，火入水乡。丙申时少泽，井，小肠。戊戌时内庭，荥，胃。庚子时三间，俞，大肠。过本原腕骨，原，火，原在子。壬寅时昆仑，经，膀胱。甲辰时阳陵泉，合，胆。丙午时气纳三焦。

心丁日丁与壬合，心引血行。丁未时少冲，井，心。己酉时大都，脾，荥。辛亥时大渊，俞，肺。癸丑时复溜，经，肾。己酉时曲泉，合，肝。丁巳时血纳三焦。

胃戊日戊与癸合，胃引气出行，土，原在戌。戊午时厉兑，井，胃。庚申时三间，荥，大肠。壬戌时束骨，俞，膀胱。过本原冲阳，土，原在戌。甲子时阳辅，经，胆。丙寅时小海，合，小肠。戊辰时气纳三焦。

脾己日甲与己合，脾引血行。己巳时隐白，井，脾。辛未时鱼际。荥，肺。癸酉时大溪，俞，肾。乙亥时中封，经，肝。丁丑时少海，合，心。己、卯时血纳包络。

大肠庚日庚与乙合，大肠引气出行，金，原在申。庚辰时商阳，井，大肠。壬午时通

---

①太白：原脱，据《针方六集》卷二补。

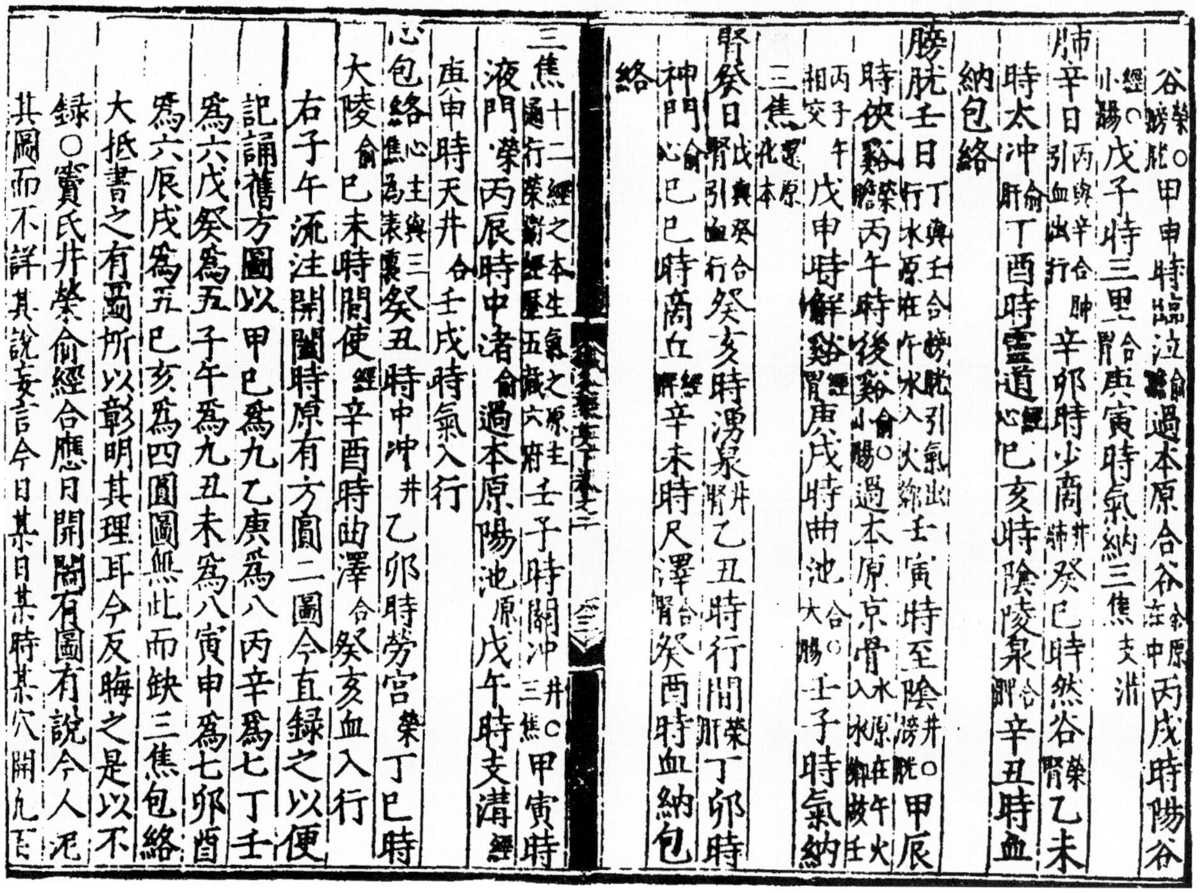

（原文竖排影印，内容与下方释文同）

谷，荥，膀胱。甲申时临泣，俞，胆。过本原合谷，金，原在申。丙戌时阳谷，经，小肠。戊子时三里，合，胃。庚寅时气纳三焦。支沟。

肺辛日 丙与辛合，肺引血出行。辛卯时少商，井，肺。癸巳时然谷，荥，肾。乙未时太冲，俞，肝。丁酉时灵道，经，心。己亥时阴陵泉，合，脾。辛丑时血纳包络。

膀胱壬日 丁与壬合，膀胱引气出行，水，原在午，水入火乡。壬寅时至阴，井，膀胱。甲辰时侠溪，荥，胆。丙午时后溪，俞，小肠。过本原京骨，水，原在午，火入水乡，故壬丙子午相交。戊申时解溪，经，胃。庚戌时曲池，合，大肠。壬子时气纳三焦。还原化本。

肾癸日 戊与癸合，肾引血行。癸亥时涌泉，井，肾。乙丑时行间，荥，肝。丁卯时神门，俞，心。己巳时商丘，经，脾。辛未时尺泽，合，肺[①]。癸酉时血纳包络。

三焦 十二经之本，生气之原，主通行荣卫，经历五脏六腑。壬子时关冲，井，三焦。甲寅时液门，荥。丙辰时中渚，俞。过本原阳池，原。戊午时支沟，经。庚申时天井，合。壬戌时气入行。

心包络 心主与三焦为表里。癸丑时中冲，井。乙卯时劳宫，荥。丁巳时大陵，俞。己未时间使，经。辛酉时曲泽，合。癸亥血入行。

上子午流注开阖时，原有方圆二图，今直录之，以便记诵。旧方图以甲己为九，乙庚为八，丙辛为七，丁壬为六，戊癸为五，子午为九，丑未为八，寅申为七，卯酉为六，辰戌为五，巳亥为四。圆图无此，而缺三焦、包络。大抵书之有图，所以彰明其理耳，今反晦之，是以不录。窦氏井荥俞经合应日开阖，有图有说。今人泥其图而不详其说，妄言今日某日某时其穴开，凡百

①肺：原作"肾"，据《针方六集》卷二改。

病皆针灸此开穴，明日某日某时其穴开，凡百病针灸明日开穴，误人多矣。今去其图，直录其说，使人知某病宜针灸某经某穴，当用某日某时开方针。如东垣治前阴臊臭，刺肝经行间，用乙丑时矣，又刺少冲，则宜丁未日矣。岂东垣治一病而首尾越四十三日刺两穴哉？此又不通之论也。大抵医自《素》《难》之下，皆为旁溪曲径，非周行也。

脏腑井荥俞经合主治

假令得弦脉，病人善洁，胆为清净之腑故尔。面青善怒，此胆病也。若心下满当刺窍阴，井。身热当刺挟溪，荥。体重节痛刺临泣，俞。喘咳寒热刺阳辅，经。逆气而泄刺阳陵泉，合。又总取丘墟。原。

假令得弦脉，病人淋溲难，转筋，四肢满闭，脐右有动气，此肝病也。若心下满当刺大敦，井。身热刺行间，荥。体重节痛刺太冲，俞。喘嗽寒热刺中封，经。逆气而泄刺曲泉。合。

假令得浮洪脉，病人面赤口干喜笑，此小肠病也。若心下满刺少泽，井，身热刺前谷，荥。体重节痛刺后溪，俞。喘嗽寒热刺阳谷，经。逆气而泄刺小海，合。又总刺腕骨。原。

假令得浮洪脉，病人烦心，心痛，掌中热而哕，脐上有动气，此心病也。若心下满刺少冲，井。身热刺少府，荥。体重节痛刺神门，俞。喘嗽寒热刺灵道，经。逆气而泄刺少海。合。

假令得浮缓脉，病人面黄，善噫善思善味，此胃病也。若心下满刺厉兑，井。身热刺内庭，荥。体重节痛刺陷谷，俞。喘嗽寒热刺解溪，经。逆气而泄刺三里，合。又总刺冲阳。原。

假令得浮緩脈，病人腹脹滿，食不消，體重節痛，急惰嗜卧，四肢不收，當臍有動氣，按之牢若痛，此脾病也。若心下滿刺隱白，井。身熱刺大都，滎。體重節痛刺太白，俞。喘嗽寒熱刺商丘，經。逆氣而泄刺陰陵泉。合。

假令得浮脈，病人面白，善嚏，悲愁不樂欲哭，此大腸病也。若心下滿刺商陽，井。身熱刺二間，滎。體重節痛刺三間，俞。喘嗽寒熱刺陽谿，經。逆氣而泄刺曲池，合。又總刺合谷。原。

假令得浮脈，病人喘嗽，洒淅寒熱，臍右有動氣，按之牢若痛，此肺病也。若心下滿刺少商，井。身熱刺魚際，滎。體重節痛刺太淵，俞。喘嗽寒熱刺經渠，經。逆氣而泄刺尺澤。合。

假令得沉遲脈，病人面黑，善恐欠，此膀胱病也。若心下滿刺至陰，井。身熱刺通谷，滎。體重節痛刺束骨，俞。喘嗽寒熱刺崑崙，經。逆氣而泄刺委中，合。又通刺京骨。原。

假令得沉遲脈，病人逆氣，小腹急痛，泄如下重，足脛寒而逆，此腎病也。若心下滿刺涌泉，井。身熱刺然谷，滎。體重節痛刺太溪，俞。喘嗽寒熱刺復溜，經。逆氣而泄刺陰谷。合。

假令得浮緩脈，病人腹脹滿，食不消，体重节痛，急惰嗜卧，四肢不收，当脐有动气，按之牢若痛，此脾病也。若心下满刺隐白，井。身热刺大都，滎。体重节痛刺太白，俞。喘嗽寒热刺商丘，经。逆气而泄刺阴陵泉。合。

假令得浮脉，病人面白，善嚏，悲愁不乐欲哭，此大肠病也。若心下满刺商阳，井。身热刺二间，滎。体重节痛刺三间，俞。喘嗽寒热刺阳溪，经。逆气而泄刺曲池，合。又总刺合谷。原。

假令得浮脉，病人喘嗽，洒淅寒热，脐右有动气，按之牢若痛，此肺病也。若心下满刺少商，井。身热刺鱼际，滎。体重节痛刺太渊，俞。喘嗽寒热刺经渠，经。逆气而泄刺尺泽。合。

假令得沉迟脉，病人面黑，善恐欠，此膀胱病也。若心下满刺至阴，井。身热刺通谷，滎。体重节痛刺束骨，俞。喘嗽寒热刺昆仑，经。逆气而泄刺委中，合。又通刺京骨。原。

假令得沉迟脉，病人逆气，小腹急痛，泄如下重，足胫寒而逆，此肾病也。若心下满刺涌泉，井。身热刺然谷，滎。体重节痛刺太溪，俞。喘嗽寒热刺复溜，经。逆气而泄刺阴谷。合。

此五脏六腑井荥俞经合刺法，深得《素》《难》之旨，学者不可不知。

十二经是动所生病补泻迎随

经曰：十二经病，盛则泻之，虚则补之，热则疾之，寒则留之，不盛不虚，以经取之。又曰：迎而夺之，随而济之。又曰：虚则补其母，实则泻其子。《难经》曰：经脉行血气，通阴阳，以荣于身者也。其始平旦寅时。从中焦，注手太阴、肺。阳明，大肠，卯。阳明注足阳明、胃，辰。太阴，脾，巳。太阴注手少阴、心，午。太阳，小肠，未。太阳注足太阳、膀胱，申。少阴，肾，酉。少阴注手心主、包络，戌。少阳，三焦，亥。少阳注足少阳、胆，子。厥阴，肝，丑。厥阴复注于手太阴，如环无端，转相灌溉。又曰：迎随者，知荣卫之流行，经脉之往来，随其顺逆而取之。又曰：所出为井，所留为荣，所注为俞，所行为经，所入为合。又曰：井者，东方春也，万物之始生，故言井。合者，北方冬，阳气入藏，故言合。举始终而言，经俞在其中矣。又曰：诸井者，肌肉浅薄，不足为使也，刺井当刺荣。滑氏曰：补井当补合。又曰：原者，三焦之尊号，五脏六腑有病，皆取其原。又曰：泻南方，补北方。今本《素》《难》《发挥》于左，员机之士必以为赘，姑以私备忘尔。

十二经病井荣俞经合补虚泻实

手太阴肺经 属辛金，起中府，终少商，多气少血，寅时注此。

是动病 邪在气，气为是而动。肺胀，膨膨而喘咳，缺盆中痛，甚则交两手而瞥，是谓臂厥。

所生病 邪在血，血因之而生病。嗽，上气，喘喝，烦心，胸满，臑臂内前廉痛，热。气盛有余则肩背痛，风寒疑"寒"字衍。汗出中风，小便数而欠，寸口大三倍于人迎；虚则肩背痛、寒，少气不足以息，溺色变，卒遗失无度，寸口反小于人迎也。

补 虚则补之。用卯时随而济之。大渊穴在掌后陷中。为经土，土生金，为母。经曰：虚则补其母。

泻 盛则泻之。用寅时迎而夺之。尺泽为合水，金生水，实则泻其子。穴在肘中约纹动脉中。

手阳明大肠经 为庚金，起商阳，终迎香，气血俱多，卯时注此。

是動病　齒痛頰腫是主津

所生病　目黃口乾鼽衄喉痹肩前臑痛大指次

用

氣有餘則當脈所過者熱腫人迎大三倍於寸

足陽明胃經屬戊土起承泣終厲兌氣血俱多辰時氣

補用辰時　曲池穴在肘外輔骨屈肘曲骨之中拱胸取之為合土土生金虛則補其母

瀉用卯時　二間穴在食本節前內側陷中為滎水金生水為子實則瀉其子

是動病　洒洒然振寒善伸數欠顏黑病至惡人與火聞木音則惕然而驚心動欲獨閉戶牖而處甚則欲上高而歌棄衣而走賁響腹脹是謂骭厥

骭厥主血

主血所生病　狂瘧溫淫汗出鼽衄口喎唇胗喉痹大腹水腫膝臏腫痛循胸乳氣街股伏兔骭外廉足跗上皆痛中指不用氣盛則身已前皆熱其有餘於胃則消穀善飢溺色黃人迎大三倍於寸口氣不足則身已前皆寒慄胃中寒則脹滿人迎反小於寸口也

補用巳時　解谿穴在衝陽後一寸五分腕上陷中為經火火生土經曰虛則補其母

瀉用辰時　厲兌穴在足大指次指去甲如韭葉為金井土生金經曰實則瀉其子

足太陰　經屬己土起隱白終周榮多氣少血巳時氣血注此

是动病　齿痛，颊肿。

是主津所生病　目黄，口干，鼽衄，喉痹，肩前臑痛，大指次指不用。气有余则当脉所过者热肿，人迎大三倍于寸口；虚则寒栗不复，人迎反小于寸口也。

　补　用辰时　曲池穴在肘外辅骨，屈肘曲骨之中，拱胸取之。为合土，土生金，虚则补其母。

　泻　用卯时　二间穴在食本节前内侧陷中。为荥水，金生水，为子，实则泻其子。

足阳明胃经　属戊土，起承泣，终厉兑，气血俱多，辰时气血注此。

是动病　洒洒然振寒，善伸，数欠，颜黑，病至恶人与火，闻木音则惕然而惊，心动欲，独闭户牖而处，甚则欲上高而歌，弃衣而走，贲响腹胀，是谓骭厥。

主血所生病　狂，疟，温淫，汗出，鼽衄，口喎唇胗，喉痹，大腹水肿，膝膑肿痛，循胸、乳、气街、股、伏兔、骭外廉、足跗上皆痛，中指不用。气盛则身已前皆热，其有余于胃，则消谷善饥，溺色黄，人迎大三倍于寸口；气不足则身已前皆寒栗，胃中寒则胀满，人迎反小于寸口也。

　补　用巳时　解溪穴在冲阳后一寸五分，腕上陷中。为经火，火生土。经曰：虚则补其母。

　泻　用辰时　厉兑穴在足大指次指去甲如韭叶。为金井，土生金。经曰：实则泻其子。

足太阴脾经　属己土，起隐白，终周荣，多气少血，巳时气血注此。

是动病 舌本强，食则呕，胃脘痛，腹胀善噫，得后出与气则快然如衰，身体皆重。

是主脾所生病 舌本痛，体不能动摇，食不下，烦心，心下急痛，寒疟，溏瘕泄，水闭，黄疸，不能卧，强立膝股内肿厥，足大指不用。盛者寸口大三倍于人迎，虚者寸口小三倍于人迎也。

补　用午时　大都穴在足大指本节后陷中。为荣火，火生土，为母，虚则补其母。

泻　用巳时　商丘穴在足内踝下微前陷中。为经金，土生金，实则泻其子。

手少阴心经 属丁火，起极泉，终少冲，多血少气，午时注此。

是动病 嗌干，心痛，渴而欲饮，是为臂厥。

主心所生病 目黄，胁痛，臑臂内后廉痛厥，掌中热。盛者寸口大再倍于人迎，虚者寸口反小于人迎也。

补　用未时　少冲穴在手小指内廉端，去爪甲如韭叶。为井木，木生火，为母。经日：虚则补其母。

泻　用午时　灵道穴在掌后一寸五分。为经金，土生金，为子，实则泻其子。

手太阳小肠经 属丙火，起少泽，终听宫，多血少气，未时注此。

是动病 嗌痛，颔肿，不可回顾，肩似拔，臑似折。

是主液所生病 耳聋，目黄，颊肿，颈、颔、肩、臑、肘、臂外后廉痛。盛者人迎大再倍于寸口，虚者人迎反小于寸口也。

补　用申时　后溪穴在手小指外则，本节后陷中。为俞木，木生火，虚则补其母。

泻　用未时　小海穴在肘内大骨外，肘端五分陷中。为合上，火生土，为子，实则泻其子。

足太阳膀胱经　属壬水，起睛明，终至阴，多血少气，申时注此。

是动病　头痛，似脱，项似拔，脊痛，腰似折，髀不可以曲，腘如结，踹似裂，是为踝厥。

是主筋所生病　痔，疟，狂，癫，头囟项痛，目黄，泪出，鼽衄，项、背、腰、尻、腘、踹、脚皆痛，小指不用。盛者人迎大再倍于气口，虚者人迎反小于气口也。

补　用酉时　至阴穴在足小指外侧，去爪甲角如韭叶。为井金，金生水，为母，虚则补母。

泻　用申时　束骨穴在足小指外侧，本节后陷中。为俞水，水生木，为子，实则泻其子。

足少阴肾经　属癸水，起涌泉，终俞府，多血少气，酉时注此。

是动病　饥不欲食，面黑如炭色，咳唾则有血，喝喝而喘，坐而欲起，目䀮䀮然如无所见，心如悬饥状，气不足则善恐，心惕然如人将捕之，是谓骨厥。

是主肾所生病　口热，舌干，咽肿，上气，嗌干及痛，烦心，心痛，黄疸，肠澼，脊、股内后廉痛，痿厥，嗜卧，足下热而痛。盛者寸口大再倍于人迎，虚者寸口反小于人迎也。

补　用戌时　复溜穴在足内踝上二寸动脉陷中。为经金，金生水，虚则补其母。

泻　用酉时　涌泉穴在足心陷中。为井木，水生木，木为水之子，实则泻其子。

手厥阴心包络经　配肾相火，起天池，终中冲，多血少气，戌时注此。

是动病　手心热，臂肘挛痛，腋肿，甚则胸胁支满，心中澹澹大动，面赤，目黄，喜笑不休。

是主心包络所生病　烦心，心痛，掌中热。盛者寸口大三倍于人迎，虚者寸口反小于人迎。

补　用亥时　中冲穴在手中指端，去爪甲如韭叶。为井木，木生火，为母，虚则补其母。滑氏曰：井者，肌肉浅薄，不足为使也，补井者，当补合。

泻　用戌时　大陵穴在掌后两筋间陷中。为俞土，火生土，为子，实则泻子。

手少阳三焦经　属相火配心包。起关冲，终丝竹，多气少血，亥时注此。

是动病　耳聋，浑浑焞焞，咽肿，喉痹。

是主气所生病　汗出，目锐眦痛，颊痛，耳后、肩、臑、肘、臂外皆痛，小指次指不用。盛者人迎大一倍于寸口，虚者人迎反小于气口也。

补　用子时　中渚穴在手小指次指本节后陷间。为俞木，木生火，为母，虚则补其母。

泻　用亥时　天井穴在肘外大骨后上一寸，两筋间陷中，屈肘得之。甄权云：屈肘一寸，叉手按膝头，取之两筋骨罅。为合土，火生土，为子，实则泻其子。

足少阳胆经　属甲木，起瞳子髎，终窍阴，多气少血，子时注此。

是动病　口苦，善太息，心胁痛，不能转侧，甚则面微有尘，体无膏泽，足外反热，是为阳厥。

是主骨所生病　头角颔痛，目锐眦痛，缺盆中肿痛，液下肿，马刀挟瘿，汗出振寒，疟，胸中、胁、筋、髀、膝外至胫、绝骨、外踝前及诸节皆痛，小指次指不用。盛者人迎大三倍于寸口，虚者人迎反小于寸口也。

中
灸

補 用丑時　陜溪穴在足小指次指歧骨間，本節前陷中。為滎水，水生木，為母，虛則補母。丘墟穴在足外踝下，去臨泣三寸。為原，皆取之。

瀉 用子時　陽輔穴在足外踝上四寸，輔骨前絕骨端，去丘墟七寸。為經火，木生火，為子，實則瀉子。

足厥陰肝經　屬乙木，起大敦，終期門，多血少氣，丑時注此。

是動病　腰痛不可俛仰，丈夫癩疝，婦人小腹腫，甚則嗌乾，面塵脫色。

是主肝所生病　胸滿，嘔逆，洞泄，狐疝，遺溺，癃閉。盛者寸口大一倍於人迎，虛者寸口反小於人迎也。

補 用寅時　曲泉穴在膝內輔骨下，大筋上，小筋下陷中，屈膝得之，在膝橫文頭是。為合水，水生木，為母，虛則補其母。

瀉 用丑時　行間穴在足大指間，動脈應手。為滎火，木生火，為子，實則瀉其子。

○東垣鍼法　右鍼法井滎俞經合補瀉皆本素難也

東垣鍼法悉本素難。近世醫者止讀玉龍金鍼標幽等歌賦，而於先生之所以垂教者廢而不講。宜其針之不古，若而病之不易瘳也。茲故表而出之，引伸觸類，應用不窮矣。

東垣曰：黃帝鍼經胃病者，胃腕當心而痛，上支兩胁，膈咽不通，飲食不下，取三里以補之。

脾胃虛弱，感濕成痿，汗大泄，妨食，三里、氣街以三棱鍼出血。若汗不減，不止者，於三里穴下三寸上廉穴出血。禁酒、濕麵。

补　用丑时　挟溪穴在足小指次指岐骨间，本节前陷中。为荥水，水生木，为母，虚则补母。丘墟穴在足外踝下，去临泣三寸。为原，皆取之。

泻　用子时　阳辅穴在足外踝上四寸，辅骨前绝骨端，去丘墟七寸。为经火，木生火，为子，实则泻子。

足厥阴肝经　属乙木，起大敦，终期门，多血少气，丑时注此。

是动病　腰痛不可俯仰，丈夫癩疝，妇人小腹肿，甚则嗌干，面尘脱色。

是主肝所生病　胸满，呕逆，洞泄，狐疝，遗溺，癃闭。盛者寸口大一倍于人迎，虚者寸口反小于人迎也。

补　用寅时　曲泉穴在膝内辅骨下，大筋上，小筋下陷中，屈膝得之，在膝横文头是。为合水，水生木，为母，虚则补其母。

泻　用丑时　行间穴在足大指间，动脉应手。为荥火，木生火，为子，实则泻其子。

上针法，井荥俞经合补泻，皆本《素》《难》也。

东垣针法

东垣针法，悉本《素》《难》。近世医者，止读《玉龙》《金针》《标幽》等歌赋，而于先生之所以垂教者废而不讲。宜其针之不古，若而病之不易瘳也。兹故表而出之，引伸触类，应用不穷矣。

东垣曰：《黄帝针经》：胃病者，胃腕当心而痛，上支两胁，膈咽不通，饮食不下，取三里以补之。

脾胃虚弱，感湿成痿，汗大泄，妨食，三里、气街以三棱针出血。若汗不减，不止者，于三里穴下三寸上廉穴出血。禁酒、湿面。

東垣曰黃帝鍼經云從下上者引而去之上氣不足推而揚之蓋上氣者心肺上焦之氣陽病在陰從陰引陽去其邪氣於腠理皮毛也又云視前痛者當先取之是先以繆刺瀉其經絡之壅者為血凝而不流故先去之而治他病

東垣曰胃氣下溜五藏氣皆亂其為病互相出見黃帝曰五亂刺之有道乎岐伯曰有道以來有道以去審知其道是謂身寶帝曰願聞其道岐伯曰氣在於心者取之手少陰心主之輸神門大陵同精導氣以復其本位

氣在於肺者取之手太陰滎足少陰輸魚際大淵○成癢者以導溫熱引胃氣出陽道不令濕土尅腎其穴在大谿

氣在於腸胃者取之足太陰陽明不下者取之三里章門中脘三里○因足太陰虛者於募穴中導引之於血中有一說腑輸去腑病也胃虛而致太陰無所稟者於足陽明之募穴中引導之如氣逆為霍亂者取三里氣下乃止不下復始

氣在於頭取之天柱大杼不知取之足太陽滎輸通谷深束骨深先取天柱大杼不補不瀉以導氣而已取足太陽膀胱經中不補不瀉深取通谷束骨丁心火巳脾土穴中以引導去之

氣在於臂足取之先去血脉後取其陽明少陰之滎輸二間三間深取之後治其內庭陷谷皆不補不瀉從陰深取引而上

东垣曰：《黄帝针经》云：从下上者，引而去之，上气不足，推而扬之。盖上气者，心肺上焦之气，阳病在阴，从阴引阳，去其邪气于腠理皮毛也。又云：视前痛者，当先取之。是先以缪刺，泻其经络之壅者，为血凝而不流，故先去之而治他病。

东垣曰：胃气下溜，五脏气皆乱，其为病，互相出见。黄帝曰：五乱刺之有道乎？岐伯曰：有道以来，有道以去，审知其道，是谓身宝。帝曰：愿闻其道。岐伯曰：气在于心者，取之手少阴、心主之输神门、大陵，同精导气，以复其本位。

气在于肺者，取之手太阴荣、足少阴输鱼际、大渊。成痿者，以导温热引胃气出阳道，不令湿土克肾，其穴在大溪。

气在于肠胃者，取之足太阴、阳明，不下者，取之三里、章门、中脘①。因足太阴虚者，于募穴中导引之于血中。有一说，腑输去腑病也。胃虚而致太阴无所禀者，于足阳明之募穴中引导之。如气逆为霍乱者，取三里，气下乃止，不下复始。

气在于头，取之天柱、大杼。不知②，取之足太阳荣、输通谷、深。束骨。深。先取天柱、大杼，不补不泻，以导气而已。取足太阳膀胱经中，不补不泻，深取通谷、束骨，丁心火、己脾土穴中以引导去之。

气在于臂足，取之先去血脉，后取其阳明、少阴之荣、输二间、三间，深取之，内庭、陷谷深取之。视其足臂之血络尽取之，后治其痿厥，皆不补不泻。从阴深取，引而上

①中脘：此下原重"三里"二字，衍，删。
②知：原作"足"，据《脾胃论》改。

之上者出也去也皆陰火有餘陽氣不足伏匿於地中
者榮血也當從陰引陽先於地中升奉陽氣次瀉陰
乃導氣同精之法
帝曰補瀉奈何曰徐入徐出謂之導氣補瀉無形謂
精是非有餘不足也亂氣之相逆也帝曰允乎哉道明
乎哉問請著之玉版命曰治亂也
東垣曰陰病治陽陽病治陰陰陽應象論云審其陰陽以
別柔剛陽病治陰陰病治陽定其血脉各守其鄉血實
宜決之氣虛宜掣引之夫陰病在陽者是天外風寒
之邪乘中而外入在人之背上腑腧臟腧是人之受天
外寒熱故以治風寒之邪治其各臟之俞非止風寒而
歸外邪亦有二說中於陽則流於經此病始於外寒終
已六淫濕暑燥火皆五藏所受乃筋骨血脉受邪各有
背上五臟腧以除之傷寒一說從仲景中八風者有風
論中暑者治在背上小腸俞中濕者治在胃俞中燥者
治在大腸俞此皆六淫客邪有餘之病皆瀉其背之腑
俞若病久傳變有虛有實各隨病之傳變補瀉不定只
治在背腑俞另有上熱下寒經曰陰病在陽當從陽
引陰必須先去絡脉經隧之血若陰中火旺上騰於天
致六陽反不衰而上充者先去五藏之血絡引而下行
天氣降下則下寒之病自去矣慎勿獨瀉其六陽此病
陽亢乃陰火之邪滋之只去陰火只損脉絡經隧之邪
勿悞也陽病在陰者病從陰引陽是水穀之寒熱感則
害人六腑又曰飲食失節及勞役形質陰火乘於坤土

之，上者，出也、去也，皆阴火有余，阳气不足。伏匿于地中者，荣血也，当从阴引阳。先于地中升奉阳气，次泻阴火，乃导气同精之法。

帝曰：补泻奈何？曰：徐入徐出，谓之导气；补泻无形，谓之同精。是非有余不足也，乱气之相逆也。帝曰：允乎哉道，明乎哉问，请著之玉版，命曰治乱也。

东垣曰：阴病治阳，阳病治阴。《阴阳应象论》云：审其阴阳，以别柔刚。阳病治阴，阴病治阳。定其血脉，各守其乡，血实宜决之，气虚宜掣引之。夫阴病在阳者，是天外风寒之邪，乘中而外入，在人之背上腑腧脏腧，是人之受天外寒邪，亦有二说。中于阳则流于经，此病始于外寒，终归外热，故以治风寒之邪，治其各脏之俞，非止风寒而已。六淫湿暑燥火，皆五脏所受，乃筋骨血脉受邪，各有背上五脏腧以除之。伤寒一说，从仲景。中八风者，有风论；中暑者，治在背上小肠俞；中湿者，治在胃俞；中燥者，治在大肠俞。此皆六淫客邪有余之病，皆泻其背之腑俞。若病久传变，有虚有实，各随病之传变，补泻不定，只治在背腑俞。另有上热下寒，经曰：阴病在阳，当从阳引阴，必须先去络脉经隧之血。若阴中火旺，上腾于天，致六阳反不衰而上充者，先去五脏之血络，引而下行，天气降下则下寒之，病自去矣。慎勿独泻其六阳，此病阳亢，乃阴火之邪滋之。只去阴火，只损脉络经隧之邪，勿误也。阳病在阴者，病从阴引阳。是水谷之寒热，感则害人六腑。又曰：饮食失节，及劳役形质，阴火乘于坤土之中，致谷气、营气、清气、胃气、元气不得上升，滋于六腑之阳气，是五阳之气先绝于外。外者天也，下流伏于坤土阴火之中，皆先由喜怒悲忧恐为五贼所伤，而后胃气不行，劳役饮食不节，继之则元气乃伤，当从胃合三里穴中推而扬之，以伸元气，故曰从阴引阳。若元气愈不足，治在腹上诸腑之募穴。若传在五脏，为九窍不通，随各窍之病，治其各脏之募穴于腹。故曰五脏不平，乃六腑元气闭塞之所生也。又曰：五脏不和，九窍不通，皆阳气不足，阴气有余，故曰阳不胜其阴。凡治腹之募，皆为元气不足，从阴引阳，勿误也。若错补四末之腧，错泻四末之余，错泻者，差尤甚矣。按岐伯所说，只取穴于天上。天上者，人之背上五脏六腑之俞，岂有生者乎？兴言及此，寒心切骨！若六淫客邪及上热下寒、筋骨皮肉血脉之病，错取穴于胃之合及诸腹之募者必危，亦岐伯之言，下工岂可不慎哉！

东垣曰：三焦元气衰王。《黄帝针经》云：上气不足，脑为之不满，耳为之苦鸣，头为之倾，目为之瞑；中气不足，溲便为之变，肠为之苦鸣；下气不足则为痿厥心悗。补足外踝，留之。

东垣曰：一富者前阴臊臭，又因连日饮酒，腹中不和，求先师治之。曰：夫前阴，足厥阴之脉络，循阴器出其挺末。凡臭者，心之所主，散入五方为五臭，入肝为臊，此其一也。当于肝经中泻行间，是治其本；后于心经中泻少冲，乃治其标。

治例

伤寒

发热

风寒客于皮肤，阳气怫郁所致，此表热也。阳气下陷入阴分蒸熏，此里热也。

汗不出，凄凄恶寒，取玉枕、大杼、肝俞、鬲俞、陶道。身热恶寒，后溪。身热汗出，足厥冷，取大都。身热头痛食不下，取三焦俞，汗不出，取合谷、后溪、阳池、厉兑、解溪、风池。身热而喘，取三间。余热不尽，取曲池。烦满汗不出，取风池、命门。汗出寒热，取五处、攒竹、上脘。烦心好呕，取巨关、商丘。身热头痛汗不出，取曲泉。身热进退头痛，取神道、关元、悬颅。已上出《针经》。

六脉沉细，一息二三至，灸气海、关元。少阴发热，灸太溪。

恶寒

有热恶寒者，发于阳；无热恶寒者，发于阴。

背恶寒，口中和，灸关元。

恶风

有汗为中风，卫病；无汗恶风为寒，伤荣。

先刺风池、风府，却与桂枝葛根汤。

胸胁满

邪气自表伤里，必先自胸胁，以次入心腹胃。

胸胁满兼谵语，刺期门。

结胸

脏气闭而不流布也，按之痛为小结，不按自痛为

刺期門　刺肺俞　严仁庵。婦人因血結胸熱入血室刺期門○又以黃連巴豆七粒作餅子置臍中以火灸之得利為度

大結

欬逆

胸中氣不交也水火相搏而有聲故欬逆也

刺期門

小腹滿

物聚而滿上為氣下為溺與血小腹硬小便自利其人如狂血證也當出不出積而為滿

中痧腹虛脹或腹中急痛刺括委中或奪命穴等處

煩躁

邪氣在裏煩為內不安躁為外不安

傷寒六七日脉微手足厥冷煩躁灸厥陰俞穴

畜血

熱毒流於下而瘀血者

少陰證下利便膿血者可刺○陽明病下血譫語必熱入血室頭汗出者當刺期門

嘔吐

表邪傳裏裏氣上逆則為嘔吐

口中和脉微濇弱皆灸厥陰○脉經千金翼林氏本曰灸厥陰五十壯

戰栗

戰者正氣勝栗者邪氣勝邪與正爭心戰而外栗

大结。

刺期门，刺肺俞。严仁庵。妇人因血结胸，热入血室，刺期门。又以黄连、巴豆七粒作饼子，置脐中，以火灸之，得利为度。

咳逆

胸中气不交也，水火相搏而有声，故咳逆也。

刺期门。

小腹满

物聚而满，上为气，下为溺与血，小腹硬，小便自利，其人如狂，血证也，当出不出，积而为满。

中痧腹虚胀，或腹中急痛，刺括委中或夺命穴等处。

烦躁

邪气在里，烦为内不安，躁为外不安。

伤寒六七日，脉微，手足厥冷，烦躁，灸厥阴俞穴。

畜血

热毒流于下而瘀血者。

少阴证下利，便脓血者，可刺。阳明病，下血谵语，必热入血室，头汗出者，当刺期门。

呕吐

表邪传里，里气上逆则为呕吐。

口中和，脉微涩弱，皆灸厥阴。《脉经》《千金翼》林氏本曰：灸厥阴五十壮。

战栗

战者正气胜，栗者邪气胜，邪与正争，心战而外栗，

為病欲解也。心氣內盛，正氣太虛，心慄而鼓頷，身不戰者，已而遂成寒逆者宜灸之。

四逆

四肢逆冷而不溫，積涼成寒，六府氣絕扵外，四肢手足寒冷。足脛寒逆，少陰也；四肢厥冷，身寒者，厥陰也。

四逆灸　氣海　腎俞　肝俞

厥

手足逆冷，陽氣伏陷，熱氣逆伏而手足冷也。刺

龎氏曰：脉促而厥者灸之。

錯胃

鬱為氣不舒，胃為神昏不清，即昏迷是也，多虛極乘寒所致，或吐下使然。

鬱冒，刺太陽、少陽。并病頭痛，或胃悶，如結留胃狀，當刺大椎第一間及肺、肝二俞，慎不可汗。

自利

不經攻下自溏洩。

利脉微澀，嘔而汗出，必更衣，反小者，當温上，灸之以消陰。

小便吐利，手中不冷，反發熱，脉不至，灸少陰太谿穴。

少陰下利，便膿血者，可刺之，宜通用之。

熱入血室

为病欲解也。心气内盛，正气太虚，心栗而鼓颔，身不战者，已而遂成寒逆者，宜灸之。

四逆

四肢逆冷而不温，积凉成寒，六腑气绝于外，四肢手足寒冷。足胫寒逆，少阴也；四肢厥冷，身寒者，厥阴也。

四逆灸气海、肾俞、肝俞。

厥

手足逆冷，阳气伏陷，热气逆伏而手足冷也。刺内庭、大都[1]。

庞氏曰：脉促而厥者，灸之。

郁冒

郁为气不舒，冒为神昏不清，即昏迷是也，多虚极乘寒所致，或吐下使然。

郁冒，刺太阳、少阳。并病头痛，或冒闷，如结胸状，当刺大椎第一间及肺、肝二俞，慎不可汗。

自利

不经攻下自溏泄。

下利脉微涩，呕而汗出，必更衣，反小者，当温上，灸之以消阴。

小便吐利，手中不冷，反发热，脉不至，灸少阴太溪穴。

少阴下利，便脓血者，可刺之，宜通用之。

热入血室

---

① 内庭、大都：原脱，据《针灸大成》卷八补。

不柔和痒痛寒热皆不知正气为邪气闭伏郁而

痛欲死者灸石門

陰寒甚下閉者灸之○陰證小便不利必陰囊縮入小腹

小便不利邪畜於內津液不行

刺肺俞肝俞○如頭痛刺大椎

太陽少陽併病

陰毒灸關元氣海

陰病盛則微陽消於上故沉重四肢逆冷臍腹築痛厥逆或冷六脉沉細

陰毒陰證

刺括委中穴

合灸不灸令病人冷結久而彌困氣沖心而死

有實有虛寒熱燥屎舊積按之不痛為虛痛為實

腹痛

乾霍亂或腹中急痛絞刺宜刺委中及絞一夺命穴

上吐下利揮霍撩亂邪在中焦胃氣不治陰陽乖隔遂上吐下利躁擾煩亂也

霍亂

刺期門用甘草芍藥湯不已刺隱白

七八日熱除而脉遲胸脇滿如結胸狀譫語此熱入血室

男子由陽明而傷下血譫語婦人則隨經而入月水適來邪乘虛入

男子由阳明而伤，下血谵语；妇人则随经而入，月水适来，邪乘虚入。

七八日热除而脉迟，胸胁满，如结胸状，谵语，此热入血室，刺期门，用甘草芍药汤，不已，刺隐白。

霍乱

上吐下利，挥霍撩乱，邪在中焦，胃气不治，阴阳乖隔，遂上吐下利，躁扰烦乱也。

干霍乱或腹中急痛绞刺，宜刺委中及绞一夺命穴。

腹痛

有实有虚，寒热，燥屎旧积，按之不痛为虚，痛为实。合灸不灸，令病人冷结，久而弥困，气冲心而死。

刺括委中穴。

阴毒阴证

阴病盛则微阳消于上，故沉重，四肢逆冷，脐腹筑痛，厥逆或冷，六脉沉细。

阴毒灸关元、气海。

太阳少阳并病

刺肺俞、肝俞。如头痛，刺大椎。

小便不利

邪畜于内，津液不行。

阴寒甚，下闭者，灸之。阴证，小便不利，必阴囊缩入小腹，痛欲死者，灸石门。

不仁

不柔和，痒痛寒热皆不知，正气为邪气闭伏，郁而不散血氣虛少故也。

若越人入診虢太子尸厥，以鬱冒不仁為可治，刺之而濟瘁者，神醫之診也。設脈浮洪，汗如油，喘不休，體不仁，越人其能治哉！已上見劉氏《傷寒治例》。

雜病

風

大率主血虛氣虛，火與濕，多痰。中風神闕、風池、百會、曲池、翳風、風市、環跳、肩髃，皆可灸之。以鑿竅疏風，又針以道氣。

寒

見傷寒。陰寒及陷下脈絕者，宜灸之。

發熱

有寒、潮熱、煩熱、往來熱。

熱病汗不出，商陽、合谷、陽谷、俠谿、厲兌、勞宮、腕骨以導氣。熱無度不止，陷谷、血以瀉熱。

腹痛

有實有虛有寒氣滯死血積熱風濕痰驚疾食瘡瘀疝。

實痛宜刺瀉之大衝三陰交大白大淵大陵邪客經絡藥不能及者宜灸氣海關元中脘。

頭痛

有風風熱痰濕寒真頭痛手足青至節死不治。

灸疏散寒針脈浮刺腕骨京骨脈長合骨

不散，血气虚少故也。

　　若越人入诊虢太子尸厥，以郁冒不仁为可治，刺之而济痊者，神医之诊也。设脉浮洪，汗如油，喘不休，体不仁，越人其能治哉！已上见刘氏《伤寒治例①》。

杂病

　风

　　大率主血虚气虚，火与湿，多痰。中风神阙、风池、百会、曲池、翳风、风市、环跳、肩髃，皆可灸之。以凿窍疏风，又针以道气。

　寒

　　见伤寒。阴寒及陷下脉绝者，宜灸之。

　发热

　　有寒、潮热、烦热、往来热。

　　热病汗不出，商阳、合谷、阳谷、侠溪、厉兑、劳宫、腕骨以②导气。热无度不止，陷谷，血③以泄热。

　腹痛

　　有实，有虚，有寒、气滞、死血、积热、风湿、痰惊、疾食、疮、瘀、疝。

　　实痛宜刺，泻之，大冲、三阴交、太白、太渊、大陵。邪客经络，药不能及者，宜灸气海、关元、中腕。

　头痛

　　有风、风热、痰湿、寒。真头痛，手足青至节，死不治。

　　灸，疏散寒。针，脉浮刺腕骨、京骨，脉长合骨、

---

①例：原脱，据刘纯著作补。

②以：此前《杂病治例》有"针"字。

③血：此前《杂病治例》有"出"字。

冲阳，脉弦阳池①、风府、风池。

腰痛

气虚、血虚、肾病、风湿、湿热、瘀、寒、气滞。

血滞于下，委中出血。灸肾俞、昆仑。又用附子尖、乌头尖、南星、麝香、雄黄、樟脑、丁香炼蜜丸，姜汁化开，成膏，放手内，烘热摩之。

胁痛

肝火盛，木气实，有死血、痰注、肝急。

针丘墟、中渎。

心痛

有风寒、气血虚、食积热。

针大溪、然谷、尺泽、行间、建里、大都、太白、中脘、神门、涌泉。

牙疼

主血热、胃口有热、风寒、湿热、虫蛀。

合谷、内庭、浮白、阳白、三间。

眼目

肝气实、风热、痰热、血瘀热、血实气壅。

丝竹空、上星、百会、攒竹宣泄。痛者，风池、合谷。张子和治眼目，神庭、上星、前顶。

灸太寒犯脑，连及目痛，或风湿相搏，风邪，皆可用。有翳，取二间、合谷。小儿疳眼，灸合谷二穴各一壮。

泻痢

气虚兼寒热、食积、风邪、惊邪、热湿、阳气下陷、痰积，

---

①池：原作"也"，据《杂病治例》改。

当分治泻轻痢重

陷下则灸之脾俞 关元 肾俞 腹溜 腹哀 长强 大谿 大肠俞 三里 气舍 中脘 白痢 大肠俞 赤 小肠俞

疟
有风暑 山岚瘴气食 老疟 疟母 寒湿痹 五脏疟 五腑疟 针合谷 曲池 公孙
灸不拘男女於大椎中第一节处先针后灸三七壮立效 或灸第三节亦可

咳嗽
风寒火劳痰肺胀湿
灸天突 肺俞 肩井 少商 然谷 肝俞 期门 行间 廉泉 扶突
针曲泽出血立已 前谷 面赤热咳 支沟 多睡 三里

吐衄血
身热是血虚血温身热者死不治
针隐白 脾俞 上脘 肝俞

下血
肠风多在胃与大肠
针隐白 灸三里

诸气
怒则气上 惊则气乱 恐则气下 劳则气散 悲则气

当分治，泻轻痢重。

陷下则灸之，脾俞、关元、肾俞、腹溜、腹哀、长强、大溪、大肠俞、三里、气舍、中脘。白痢，大肠俞。赤，小肠俞。

疟

有风暑、山岚瘴气、食、老疟、疟母、寒湿痹、五脏疟、五腑疟。针合谷、曲池、公孙。

灸不拘男女，于大椎中第一节处先针后灸，三七壮，立效。或灸第三节亦可。

咳嗽

风、寒、火、劳、痰、肺胀、湿。

灸天突、肺俞、肩井、少商、然谷、肝俞、期门、行间、廉泉、扶突。

针曲泽、出血立已。前谷。面赤热咳，支沟。多睡，三里。

吐衄血

身热是血虚，血温身热者，死不治。

针隐白、脾俞、上脘、肝俞。

下血

肠风多在胃与大肠。

针隐白，灸三里。

诸气

怒则气上，惊则气乱，恐则气下，劳则气散，悲则气

鍼以導守氣　消喜則氣緩思則氣結

淋
屬熱熱結痰氣不利胞痹爲寒老人氣虛

灸三陰交

小水不禁

灸陰陵泉　陽陵泉

喉痹

鍼合谷　湧泉　天突　豐隆

灸初起傍灸之蓋亦鑿竅使外洩也頭腫鍼曲池穴

諸瘡

療瘰癧瘡灸肩井　曲池　大迎

鍼緣唇瘡須去惡血

疝

有因寒因氣因濕熱痰積流下

灸大敦　三陰交　小腹下横紋斜尖灸一壯

鍼大衝　大敦　跳骨

脚氣

有濕熱食積流注風濕寒濕

鍼公孫　衝陽

灸三里

痿

有濕熱有痰有無血而虛有氣弱有瘀血

鍼中瀆　環跳須停待氣一二時方可

消，喜则气缓，思则气结。

针以导气。

淋

属热，热结，痰气不利，胞痹为寒，老人气虚。灸三阴交。

小水不禁

灸阴陵泉、阳陵泉。

喉痹

针合谷、涌泉、天突、丰隆。

灸初起傍灸之，盖亦凿窍使外泄也。头肿针曲池穴。

诸疮

瘰疬疮，灸肩井、曲池、大迎。针缘唇疮须去恶血。

疝

有因寒、因气、因湿热，痰积流下。

灸大敦、三阴交、小腹下横纹斜尖，灸一壮。

针太冲、大敦、绝骨①。

脚气

有湿热、食积、流注、风湿、寒湿。针公孙、冲阳。灸三里。

痿

有湿热，有痰，有无血而虚，有气弱，有瘀血。

针中渎、环跳。须停待气一二时方可。

---

①绝骨：原作"跳骨"，据《针灸大成》卷八改。

灸三里、肺俞。

喘
有痰、氣虛、陰虛。
灸中府、雲門、天府、華蓋、肺俞。

惡心
因痰、熱、虛。
灸胃俞、幽門、商丘、中府、石門、鬲俞、陽關。

隔噎
因血虛、氣虛、熱、痰火、血積、癖積。
鍼天突、石關、三里、胃俞、胃脘、鬲俞、水分、氣海、胃倉。

水腫
皮水、正水、石水、風水，因氣濕食。
刺胃倉、合谷、石門、水溝、三里、復溜、曲泉、四滿。

鼓脹
氣脹、寒脹、脾虛中滿。
鍼上脘、三里、章門、陰谷、關元、期門、行間、脾俞、懸鍾、承滿。

頭眩
痰挾氣，虛火動其痰。
鍼上星、風池、天柱。

痛風
風熱、風濕、血虛有痰。

灸三里、肺俞。

喘
有痰、气虚、阴虚。
灸中府、云门、天府、华盖、肺俞。

恶心
因痰、热、虚。
灸胃俞、幽门、商丘、中府、石门、鬲俞、阳关。

隔噎
因血虚、气虚、热、痰火、血积、癖积。
针天突、石门、三里、胃俞、胃脘、鬲俞、水分、气海、胃仓。

水肿
皮水、正水、石水、风水，因气湿食。
刺胃仓、合谷、石门、水沟、三里、复溜、曲泉、四满。

鼓胀
气胀、寒胀、脾虚中满。
针上脘、三里、章门、阴谷、关元、期门、行间、脾俞、悬钟、承满。

头眩
痰挟气，虚火动其痰。
针上星、风池、天柱。

痛风
风热、风湿、血虚有痰。

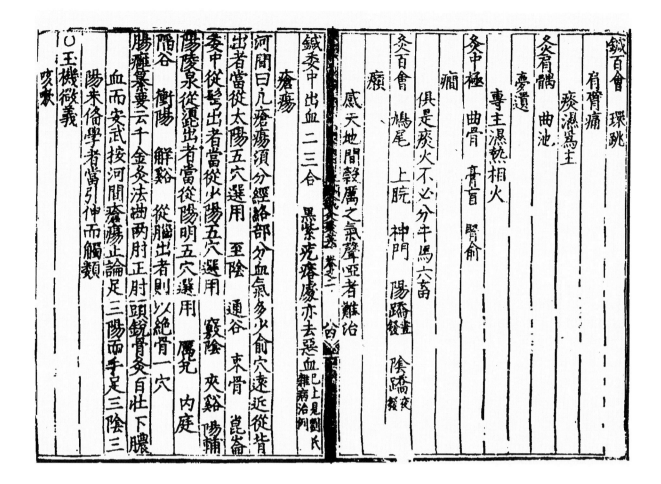

针百会、环跳。

肩臂痛

痰湿为主。灸肩髃、曲池。

梦遗

专主湿热相火。灸中极、曲骨、膏肓、肾俞。

痫

俱是痰火，不必分牛马六畜。

灸百会、鸠尾、上脘、神门、阳跷昼发。阴跷夜发。

癫

感天地间杀①厉之气，声哑者难治。

针委中出血二三合。黑紫疙瘩处亦去恶血。已上见刘氏《杂病治例》。

疮疡

河间曰：凡疮疡须分经络部分，血气多少，俞穴远近。从背出者，当从太阳五穴，选用至阴、通谷、束骨、昆仑、委中。从鬓出者，当从少阳五穴，选用窍阴、夹溪、阳辅、阳陵泉。从髭出者，当从阳明五穴，选用厉兑、内庭、陷谷、冲阳、解溪。从脑出者则以绝骨一穴。

《肠痈纂要》云：《千金》灸法：曲两肘，正肘头锐骨灸百壮，下脓血而安。武按：河间疮疡止论足三阳，而手足三阴三阳未备，学者当引伸而触类。

玉机微义

　　咳嗽

---

①杀：原作"谷"，据正保本改。

《千金方》曰：寒欬、肢欬，刺足大冲；心欬，刺手神門；脾欬，刺足太白；肺欬，刺手太淵；腎欬，刺足太谿；膽欬，刺足陽陵泉；厥陰欬，刺手大陵。○劉氏曰：經有三焦而無心主，此有心主而無三焦，然已發其秘矣。惜乎胃、大小腸、膀胱欬及針治，皆暑之而不議。○《千金》云：欬者，灸兩乳下黑白際，各數十壯即差。○又以蒲當乳頭周匝圍身，令前後正中，當脊骨灸十壯。○上氣欬逆，嗽，短氣氣滿，食不下，灸肺募五十壯。○上氣欬逆，短氣，風勞病，灸肩井二百壯。○上氣欬逆，短氣胸滿，多唾，唾惡冷痰，灸肺俞五十壯。

便血

《寶鑑》曰：邪在五藏則陰脈不和，不和則血留之，結陰之病，陰氣內結，不得外行，無所稟，滲入腸間，故便血。外灸中脘、三里、氣海等穴。○便血不止，灸勞宮、太白、會陽。

欬逆

丹溪曰：氣逆也，氣自臍下直冲，上出於口而作聲也。人之陰氣，依胃為養，胃土傷損，則木氣侮之，陰為火乘，不得為中木挾相火乘之，故直冲清道而上出。言胃弱者，陰弱也。嚴氏曰：灸乳下一指，男左女右，與乳相直間陷中，灸三壯，婦人屈乳頭向下盡處。《寶鑑》曰：病甚者灸二七壯。○武按：此穴名乳根也。

厲風

丹溪曰：是人受得天地間殺物之風，以其酷烈暴悍可畏也，不外乎陽明一經。《病機》云：灸承漿七壯，灸瘡輕，再灸，瘡愈，三灸之。○劉氏曰：陽明、任脈之會，所以宣通血脈，以散風

《千金方》曰：寒咳、肢咳，刺足太冲；心咳，刺手神门；脾咳，刺足太白；肺咳，刺手太渊；肾咳，刺足太溪；胆咳，刺足阳陵泉；厥阴咳，刺手太陵。刘氏曰：经有三焦而无心主，此有心主而无三焦，然已发其秘矣。惜乎胃、大小肠、膀胱咳及针治，皆略之而不议。《千金》云：咳者，灸两乳下黑白际，各数十壮即差。又以蒲当乳头周匝围身，令前后正中，当脊骨灸十壮。上气咳逆，嗽，短气气满，食不下，灸肺募五十壮。上气咳逆，短气，风劳病，灸肩井二百壮。上气咳逆，短气胸满，多唾，唾恶冷痰，灸肺俞五十壮。

便血

《宝鉴》曰：邪在五脏则阴脉不和，不和则血留之，结阴之病，阴气内结，不得外行，无所禀，渗入肠间，故便血。外灸中脘、三里、气海等穴。便血不止，灸劳宫、太白、会阳。

咳逆

丹溪曰：气逆也，气自脐下直冲，上出于口而作声也。人之阴气，依胃为养，胃土伤损，则木气侮之，阴为火乘，不得内守，木挟相火乘之，故直冲清道而上出。言胃弱者，阴弱也。严氏曰：灸乳下一指，男左女右，与乳相直间陷中，灸三壮，妇人屈乳头向下尽处。《宝鉴》曰：病甚者灸二七壮。武按：此穴名乳根也。

厉风

丹溪曰：是人受得天地间杀物之风，以其酷烈暴悍可畏也，不外乎阳明一经。《病机》云：灸承浆七壮，灸疮轻，再灸，疮愈，三灸之。刘氏曰：阳明、任脉之会，所以宣通血脉，以散风

也。《内经》云：数刺肿上出血。子和曰：刺其面大脉，出血如墨，刺三次，血色变，每刺自额至颐，针上下俱刺，每隔一日一刺，刺至二十余日方已。刘氏曰：委中皆可出血，同汗也。

痫

刘氏曰：此疾与中风颠狂、小儿急慢惊相类。原其所由，或在母腹中受惊，或因闻大惊而得。盖小儿神气尚弱，惊则神不守舍，舍空则涎归之。或饮食失节，脾胃有伤，积为痰饮，迷心窍，治法必当寻火寻疾而治。丹溪曰：不必分六畜牛马鸡犬，大率主痰火。

洁古云：昼发灸阳跷，夜发灸阴跷，各二七壮。《千金方》：惊痫按图灸之。一小儿四岁，与长老念咒摩顶受记发搐，后见皂衣人即发。罗谦甫先与灸两跷各二七壮，次服沉香天麻汤。

伤寒

阴厥脉绝，气海藏结，阴汗不止，腹胀肠鸣，面黑，指甲青，石关、关元宜灸百壮。阳陵泉，洁古曰烦满囊缩者灸此。太溪灸七壮，治少阴皆利，手足不冷，反发热，脉不至者。

刘氏曰：大抵不可刺者，宜灸之，一则沉寒痼冷，二则无脉知阳绝也，三则腹皮急而阳陷也。舍此三者，余皆不可灸。

《医学发明》云：陷下则灸之，天地间阴阳二气而已。阳在外在上，阴在内在下。今言陷下者，阳气下陷入阴血之中，是阴反居其上而覆其阳，脉证俱见寒在外者则灸之。《异法方宜论》云：北方之人宜灸焫也，为冬寒大旺，伏

阳在内，皆宜灸之。以至理论，则肾主藏，藏阳气在内。冬三月，主闭藏是也，若太过则病，固宜灸
炳，此阳明陷入阴水之中是也。《难经》曰：热病在内，取会之气穴，为阳陷入阴中，取阳气通天之
窍穴，以火引火而道之，此宜灸炳也。若将有病，一概灸之，岂不误哉！如仲景云：微数之脉，慎不
可灸。因火为邪，则为烦逆，追虚逐实，血散脉中，火气虽微，内攻有力，焦骨伤筋，血难复也。又
云：脉浮宜以汗解，用火灸之，邪无从出，因火而盛，病从要以下必重而痹，名火逆也。脉浮热甚而
灸之，此为实实而虚虚治。因火而动，必咽燥唾血。又云：身之穴三百六十有五，其三十穴灸之有
害，七十九穴刺之为灾，并中髓也，此仲景伤寒例。

按：《明堂针经》条下所说禁忌明矣。《内经》云：脉之所见，邪之所在。脉沉者，邪气在内；
脉浮者，邪气在表。世医只知脉之说，而不知病证之禁忌。若表见寒证，身汗出常清，数栗而寒，不
渴，欲覆厚衣，常恶寒，手足厥，皮肤干枯，其脉必沉细而迟。但有一二证，皆宜灸之，阳气陷故
也。若身热恶热，时见躁作，或面赤黄，咽干，嗌干，口干，舌上黄赤，时渴，咽嗌痛，皆热在外
也。但有一二证，皆不宜灸，其脉必浮数。或但数亦不可灸，灸之灾害立生。若有鼻不闻香臭，鼻流
清淡，或欠或嚏，恶寒，其脉必沉，是脉证相应也。或轻手得弦紧者，是阴伏其阳也，虽面赤宜灸
之，不可拘于面赤色而禁之也。

疮

《元戎》云：凡人初觉发背，皆欲结未结，赤热肿痛，先湿纸覆

其上，立视候之，其纸先干处即是结，痈头也。取大蒜切成片，如当三钱厚薄，安于头上，用大艾炷之三壮，即换一蒜片，痛者灸至不痛，不痛灸至痛时方佳。最要早觉早灸为上，一日二日，十灸七活，三日四日，六七活，五六日，三四活，过七日则不可灸。若有十数头作一处生者，即用大蒜研成膏，作薄饼铺其上，聚艾于蒜饼上烧之，亦能活也。若背上初发赤肿一片，中间有一片黄粟米头子，便用独蒜切去两头，取中间半寸厚，正安于疮上，着艾灸十四壮，多至四十九壮。又曰：灸而不痛，痛而后止其灸。灸而不痛者，先及其痫，所以不痛。而后及良肉，所以痛也。灸而痛，不痛而后止其灸。灸而痛者，先及其未痫，所以痛，次及将痫，所以不痛也。刘氏曰：此谓痈疽初发，宜灸之也。然诸疮患久成漏者，常有脓水不绝，其浓不臭，内无歹肉，尤宜用附子浸透，切作大片，厚二三分，于疮上著艾灸之。仍服内托之药，隔三二日再灸之，不五七次，自然肌肉长满矣。至有浓水恶物渐渍根深者，郭氏治用白面、硫黄、大蒜，三物一处捣烂，着疮大小，捻作饼子，厚约三分，于疮上用艾炷灸二十一壮，一灸一易。后隔四五日，方用翠霞锭子并信效锭子，互相用之，纴入疮内歹肉尽处，好肉长平。然后外贴收敛之药，内服应病之剂，调理即差矣，盖不止宜灸于疮之始发也。大抵始发宜灸，要汗下补养之药对证。至灸冷疮，亦须内托之药切当，设有反逆，不唯不愈，恐致转生他病也。

元好问记云：素饮酒，于九月中，患脑之下、项之上出小疮后数日，脑项麻木，肿势外掀。疡医遂取五香连翘，至八日不下，而云不可速疗，十八日得脓，俟脓出，用药或砭刺，三月乃可平，四月如故。予记医经云：凡疮见脓九死一生，果如其言，则有束手待毙之悔矣。乃请东垣诊视，且谓膏粱之变，不当投五香，五香已无及，当先用火攻之，然后用药。以大艾炷如两核许者，攻之至百壮，乃觉痛，次为处方云：是足太[1]阳膀胱之经，其病逆，当及治以黄连消毒丸。身面疣瘤，《宝鉴》云灸凡灸十壮，即用醋摩雄黄涂纸上，剪如螺蛳魇大，贴灸处，用膏药重贴，二日一易，候痒折出，纸如豆粉，愈。

水气

《内经》谓经脉满则络脉[2]溢，络脉溢则缪刺之，以调其络脉，使形容如旧而不肿，故曰缪刺其处，以复其形。谨按：缪刺谓不分俞穴而刺之也。《水热论》刺水穴分大法，水溢于表，或腹胀，或四肢虽肿而气稍实，脉浮洪者，宜行此。至病气孤危，脉微弱而四肢小，气盛实者，今人往往谬刺之，祸不旋踵，盖不审经言脉满经溢谬刺之理也。

脚气

孙真人云：古人无此疾，自永嘉南渡，衣冠之人多有之，湿流足胫，房事所致。《发明》曰：北方人饮潼酪湿热之物所致，有道以来，有道以去，治之以灸焫为佳，以导引湿气出外。又察足之三阴、三阳，是何经络所起。杨太受云：脚气是为壅疾，当治以宣通之剂，使气不成壅；既成而盛者，破恶血而去其重势。经曰：畜则肿热，砭射之也。

---

① 太：原脱，据正保本补。
② 络脉：原作"脉络"，据《玉机微义》改。

喉痹

《原病式》曰：痹，不仁也，俗作闭。闭，壅也。火主肿胀，故热客上焦而咽嗌肿胀也。张戴人曰：手少阴、少阳二脉，并于喉，气热则内结肿胀，痹而不通则死。后人强立八名，曰单乳蛾、双乳蛾、单闭喉、双闭喉、子舌胀、木舌胀、缠喉风、走马喉闭。热气上行，故传于喉之两旁，近外肿作，以其形似，是谓乳蛾，一为单，一为双也。其比乳蛾差小者，名闭喉热结。舌下复生一小舌，名子舌胀。热结于舌中为之肿，名木舌胀，木者，强而不柔和也。热结于咽喉，肿绕于外，且麻且痒，肿而大者，名曰缠喉风。暴发暴死者，名走马喉痹。八名虽详，皆归之火。微者咸软之，大者辛散之。至于走马喉痹，生死人在反掌间，砭刺出血则病已。尝治一妇人木舌胀，其舌满口，令以𬭤针锐而小者砭之五七度，三日方平，计所出血几盈斗。刘氏曰：伤寒少阴病，咽痛及生疮，不能言，声不出者，用甘苦辛温制其标病，以通咽喉。至若伤寒伏气内发，咽痛兼下利清谷，里寒外热，面赤脉微弱者，用辛热之药攻其本病，以顺阴阳，利止则水升，火降而咽痛自无也。此非杂病一阴一阳结为喉痹[①]之比，不可妄施针砭及寒凉之药。上是火热喉痹，急用吹药，点刺少商、合谷、丰隆、涌泉、关冲等穴。

淋闭

《原病式》曰：淋，小便涩痛也，热客膀胱，郁结不能渗泄故也。严氏曰：气淋者，小便涩，常有余沥。石淋者，茎中痛，尿不得卒出。膏淋，尿似膏出。劳淋者，劳倦即发，痛引气冲。血淋，过

①痹：原脱，据《玉机微义》补。

热即发，甚则溺血。刘氏曰：大抵是膀胱畜热而成。灸法：炒盐不拘多少，热填满病人脐中，却用箸头大艾炷七壮，或灸三阴交。

眼目

东垣曰：五脏上注于目而为之精，精之窠为眼，骨之精为黑眼，血之精为络，其窠气之精为白眼，肌肉之精为约束，裹撷筋骨血气之精而与脉并为系。目者，五脏六腑之精，荣卫魂魄之所常营也，神之所主也。子和曰：目之五轮乃五脏六腑之精华，宗脉之所聚，其白属肺金，肉属脾土，赤属心火，黑水神光属肾水，兼属肝木。目不因火则不病，白轮变赤，火乘肺也；肉轮赤肿，火乘脾也；黑水神光被翳，火乘肝与肾也。赤脉贯目，火自甚也。凡目暴赤肿起，羞明隐涩，泪出不止，暴寒目眶眶，大热之所为也。在针则神廷、上星、囟会、前顶、百会，翳者可使立退，肿者可使立消。惟小儿不可刺囟会，肉分浅薄，恐伤其骨。目之内眦，太阳膀胱之所过，血多气少；目之锐眦，少阳胆经，血少气多；目之上纲，太阳经也，亦血多气少；目之下纲，阳明胃经也，血气俱多。然阳明经起于目两旁，交额中，与太阳、少阳俱会于目，惟足厥阴肝经连于目系而已。故血太过者，太阳、阳明之实也；血不及者，厥阴之虚也。故出血者，宜太阳、阳明，盖此二经血多故也。少阳一经不宜出血，血少故也。刺太阳、阳明出血，则目愈明；刺少阳出血，则目愈昏。要知无使太过不及，以血养目而已。雀目不能夜视，及内暴怒大忧所致，皆肝血少，禁出血，止宜补肝养胃。刘氏曰：内障有因于痰热、气郁、血热、阳陷、阴脱营所致。肿肿病因，古人皆不议。况外障之翳，有起于内眦、外眦、睛上、睛下、睛中，当视其翳色从何经而来。如东垣治魏邦彦夫人目翳，绿色从下而上，病自阳明来也，绿非五色之正，殆肺肾合而成病也，乃就画家以墨调腻粉合成色，与翳同矣。如论治之，疾遂不作。眼生倒睫拳毛者，两目紧急，皮缩之所致也。盖内复热，阴气外行，当去其内热并火邪，眼皮缓则毛出，翳膜亦退，用手法攀出内睑向外，速以三棱针出血，以左手爪甲迎其针锋立愈。目眦久赤烂，俗呼为赤瞎，当以三棱针刺目眦外，以泻湿热而愈。刘氏曰：外治针也，以泻瘀热，内治服药，以杜其原可也。偷针眼，视其背上有细红点如疮，以针刺破即差，实解太阳之郁热也。

腰痛

东垣曰：经云：腰痛上寒不可顾，取足太阳、阳明；腰痛上热，取足厥阴；不可俯仰，取足少阳。盖足之三阳，从头走足，足之三阴，从足入腹。经所过处，皆能为痛。治之者，当审其何经所过分野，循其孔穴而刺之，审其寒热而药之。假令足大阳，令人腰痛引项脊尻皆如重状，刺其郄中太阳二经出血，余皆仿此。刘氏曰：王注经中言灸疑误，灸者宜肾俞、腰俞。《宝鉴》云：灸曲䐐下两纹头、左右脚四处各三壮。每灸一脚，二火齐下，午时著灸，人定以来，脏腑自动一两行，或转动如雷声，立愈。

损伤

《内经》云：人有所堕坠，恶血留内，腹中胀满不得前后，先饮利药。此上伤厥阴之脉，下伤少阴之络。刺足内踝下然骨之前出血，刺足跗上动脉，不已，刺三毛，各一痏，见血立已。左刺右，右刺左。其脉坚强者生，小弱者死。

妇人

《宝鉴》曰：一妇病伤寒，遇夜则见鬼。许学士曰：得病之初，曾值月经来否？其家人曰：经水方来而病，作而遂止。曰：此热入血室，小柴胡已迟，刺期门，请善针者治之而愈。乳痈肿痛，针三里穴五分，其痛立止。乳痈、喉痹、脐肿、足跗不收，灸下廉三壮。

女子漏下恶血，月事不调，逆气腹胀，其脉缓者，灸血海二穴三壮。

女子如妊娠，赤白带下，妇人漏血不止，腹胀满不得息，小便黄如蛊，及治腰痛如锥刺，不得屈伸，舌纵涎下，烦逆溺难，小腹急引阴痛，股内廉痛，灸阴谷二穴。

女子不月，灸会阴三壮。妇人月水不利，难产，子上冲心，痛不得息，灸气冲七壮。妇人月事不利，利即多，心下满，目䀮䀮不能远视，腹中痛，灸水泉五壮。妇人月事不调，带下崩中，因产恶露不止，绕脐疗痛，灸气海。妇人不及，月不调匀，赤白带下，气转连背引痛不可忍，灸带脉二穴。产后恶露不止，及诸淋注，灸气海。产后两胁急痛不可忍，灸石关五十壮。女子月事不调，产后恶露不止，绕脐冷痛，灸阴交百壮。带下癥瘕，因产恶露不止，断产绝下，经冷，灸关元百壮。妇人卒口噤，语音不出，风痫，灸承浆五壮。妇人产后，血气俱虚，灸血海百壮。妇人疝气，脐腹冷疼，相引胁下痛不可忍，先灸中廷三七壮。

小儿小儿针毛针，艾炷如小麦，或雀粪大。

《宝鉴》曰：急慢惊风，灸前顶。若不愈，灸攒竹、人中各三壮。

武疑急惊属肝，慢惊属脾。《宝鉴》不分。灸前顶、攒竹，二穴俱太阳、督脉，未详其议。

小儿慢惊风，灸尺泽各七壮。初生小儿，脐风撮口，灸然谷三壮，或针三分不见血，立效。小儿癫痫，瘛瘲，脊强互相引，灸长强三十壮。小儿癫痫，惊尽目眩，灸神庭一穴七壮。小儿风痫，先曲手指如数物乃发也，灸鼻柱直发际宛宛中三壮。小儿惊痫，先惊怖啼叫乃发，灸后顶上旋毛中三壮，及耳后青丝脉。小儿癖气久不消，灸章门各七壮，脐后脊中灸二七壮。小儿胁下满，泻痢体重，四肢不收，痃癖积聚，腹痛不嗜食，痎疟寒热。又治腹胀引背，食饮多，渐渐黄瘦，灸十一椎下两旁相去各一寸五分七壮。小儿黄疸，灸三壮。小儿疳瘦脱肛，体瘦渴饮，形容瘦瘁，诸方不差，灸尾翠骨上三寸陷中三壮，兼三伏内用杨汤水浴之。正午时灸，自灸之后，用帛子拭，见有疳虫随汗出，此法神效。小儿身羸瘦，贲豚腹胀，四肢懒惰，肩背不举，灸章门。小儿吐乳汁，灸中庭一壮。小儿脱肛泻血，秋深不效，灸龟尾一壮。脱肛灸脐中三壮，《千金》云：随年壮。脱肛久不差，及风痫中风，角弓反张，多哭，语言不择，发无时节，盛则吐涎沫，灸百会七壮。

戒逆针灸无病而先针灸曰逆。逆，未至而迎之也。

小儿新生无病，不可逆针灸之，如逆针灸，则忍痛动其五脏，因喜成痫。河洛关中土地多寒，儿喜成痉，其生儿三日，多逆灸以防之。吴蜀地温，无此疾也。古方既传之，今人不分南北灸之，多害小儿也。所以田舍小儿，任其自然，得无夭横也。

秦承祖灸鬼法

鬼哭穴，以两手大指相并缚，用艾炷骑缝灸之，令两甲角后肉四处着火，一处不着则不效。

按：丹溪治一妇人，久积怒与酒，病痫，目上视，扬手踯足，筋牵喉响流涎，定则昏昧，腹胀痛冲心，头至胸大汗，痫与痛间作。此肝有怒邪，因血少而气独行，脾受刑，肺胃间有酒疾，为肝气所悔而为痛。酒性喜动，出入升降，入内则痛，出外则痛。用竹沥、姜汁、参术膏等药甚多。痫痛间作无度，乘痛时灸大敦、行间、中脘，间以陈皮、芍药、甘草、川芎汤，调膏与竹沥服之。无数，又灸太冲、然谷、巨阙及大指甲肉。且言鬼怪怒骂巫者，丹溪曰邪乘虚而入，理或有之。与前药，佐以荆、沥防痰，又灸鬼哭穴，哀告"我自去"，余证调理而安。

《针灸聚英》卷之二终

鐵鍼

本草云馬啣鐵無毒日華子云古舊錠者好或作醫工鍼也

武按本草柔鐵卽熟鐵有毒故用馬啣則無毒以馬屬
午屬火火剋金解鐵毒故用以𨫼鍼古曰金鍼者貴之
也又金爲總名銅鐵金銀之屬皆是也

煮鍼

危氏書云烏頭巴豆各一兩硫黃麻黃各五錢木鱉子十
箇用烏梅藥同入磁石器內水煮一日洗擇之再用止痛
沒藥乳香當歸花乳石各半兩又如前水煮一日取出用皂
角水洗再於犬肉內煮一日仍用瓦屑打磨淨端直菘
子油塗常近人氣爲妙

按煮鍼非素問意今依法煮之以解鐵毒此有益無害
也

火鍼

經曰焠鍼者以麻油滿盞燈草令多如大指許叢其燈火
燒鍼頻以麻油蘸其鍼燒令通紅用方有功若不紅者反
損於人不能去病燒時令鍼頭低下恐油熱傷手先令他
人燒鍼醫者臨時用之以免致手熱才覺鍼紅醫卽取鍼
先以鍼安穴上自然乾鍼之亦佳凡行鍼㸃灸相似以
墨記之使鍼時無差穴道差則無功火鍼甚難須有屠兒心剉子手方可行鍼先以左手按定其穴然後鍼之
切忌太深深則反傷經絡不可太淺淺則治病無功但消息取中

《针灸聚英》卷之三

四明高武纂集

铁针

《本草》云：马衔铁无毒。《日华子》云：古旧铤者好，或作医工针也。

武按：《本草》柔铁即熟铁，有毒，故用马衔则无毒。以马属午、属火，火克金，解铁毒，故用以作针。古曰：金针者，贵之也。又金为总名，铜铁金银之属皆是也。

煮针

危氏书云：乌头、巴豆各一两，硫黄、麻黄各五钱，木鳖子十个，用乌梅、药同入磁石器内，水煮一日，洗择之，再用止痛没药、乳香、当归、花乳石各半两，又如前水煮一日，取出，用皂角水洗，再于犬肉内煮一日，仍用瓦屑打磨净，端直，菘子油涂，常近人气为妙。

按：煮针非《素问》意，今依法煮之，以解铁毒，此有益无害也。

火针

经曰：焠针者，以麻油满盏，灯草令多如大指许，丛其灯火烧针，频以麻油蘸其针，烧令通红，用方有功。若不红者，反损于人，不能去病。烧时令针头低下，恐油热伤手。先令他人烧针，医者临时用之，以免致手热。才觉针红，医即取针。先以针安穴上，自然干，针之亦佳。凡行针点灸相似，以墨记之，使针时无差，穴道差则无功。火针甚难，须有屠儿心、剉子手，方可行针。先以左手按定其穴，然后针之。切忌太深，深则反伤经络，不可太浅，浅则治病无功，但消息取中也。凡大醉之后，不可行针，不适浅深，有害无利。凡行火针，必先安慰病人，令无惊心。较之火针及灸，灸则直守艾灼烧过，痛则久也；火针虽则视之畏人，其针下快疾，一针便去，疼不久也。以此则知灸壮候数满足，疼之久也；火针止是一针，不再则痛过也。凡行火针，一针之后，疾速便去，不可久留。寻即以左手速按针孔上则疼止，不按则疼甚。凡下针，先以手按穴，令端正，频以眼视无差，方可下针。烧针之人，委令定心烧之，恐视他处，针冷治病无功，亦不入内也。

人身诸处皆可行针，面上忌之。凡季夏，大经血盛，皆下流两脚，切忌妄行火针于两脚内及足，则溃浓肿疼难退。其如脚气多发于夏，血气湿气皆聚两脚，或误行火针，则反加肿疼，不能行履也。

当夏之时，脚气若发，药治无效，不免灸之，每一穴上但可灸三壮，劫其病退。壮数之年亦苦不，溃肿脓疮亦易平。火针者，宜破痈毒发背，溃脓在内，外皮无头者，但按肿软不坚者以溃脓。阔大者按头尾及中，以点记，宜下三针，决破出脓。一针肿上，不可按之，即以指从两旁捻之，令脓随手而出。或肿大脓多，针时须侧身回避，恐脓射出污[1]身。

孙氏曰：凡下火针，须隔一日报之。报之后，当脓水大出，疾则效矣。凡癥块结积之病，甚宜火针，此非万效之功，火针甚妙。于结块之上，须停针慢出，仍转动其针，以发出污滞。凡下大针，经一宿，身上发热恶寒，此为中病，无害事也。火针亦行气，火针惟假火力，无补泻虚实之害，惟怕太深有害，余则无妨。气针者，有浅有深，有补有泻，候气候邪之难，不可误行，恐虚者反泻，实者不宣，又

①污：原作"汗"，据正保本改。

以为害。世之制火针者，皆用马衔铁，思之令喜意也。此针惟是要久受火气，铁熟不生为上，莫如火炉中用废火箸制针为佳也。初制火针，必须一日一夜不住手，以麻油灯火频频蘸烧，如是终一日一夜，方可施用。凡治瘫痪，尤宜火针，易获功效。盖火针大开其孔穴，不塞其门，风邪从此而出。若气针微细，一出其针，针孔即闭，风邪不出，故功不及火针。灸者，亦闭门赶贼，其门不闭，邪无出处故也。若风湿寒三者，在于经络不出者，宜用火针，以外发其邪。针假火力，故功效胜气针也。破痈坚积结瘤等皆以火针，猛热可用。又如川僧多用煨针，其针大于鞋针、火针，以火烧之可用，即九针之中之大针是也。其针大于气针，故曰火针者，其功能治风邪入舍于筋骨间不出者宜用之，火针之次也。孙曰：三针者，是锋针、铍针、火针也。火针即煨针也。

按：烧针法，仲景以前多用之以致祸，故《伤寒》书屡言之。如曰用烧针必惊；烧针令汗，针处被寒，核起发奔豚；加烧针因胸烦之类。今世或用以出痈脓为便。

温针

王节斋曰：近有为温针者，乃楚人之法，其法针于穴，以香白芷作圆饼，套针上，以艾蒸温之，多以取效。然古者，针则不灸，灸则不针，未有针而加灸者，此后人俗法也。此法行于山野贫贱之人，经络受风寒致病者，或有效，只是温针通气而已，于血宜衍，于痰无预也。古针法最妙，但今无传，恐不得精高之人误用之，则危拙出于顷刻。唯灸得穴，有益无害，日后宜行之。

折针

《本草》云：医工针人，而针折在肉中不出，杵壮鼠肝及脑涂之。又象牙主诸针及杂物入肉，刮取屑，细研入水和，敷上立出。《肘后方》：针折肉中，象牙屑水和敷上立出。

《宝鉴》涌针膏　取针刺入肉并箭头。鼠粪头十个，蝼蛄四十九个，土消虫十个，芫青、马肉中蛆、酱内蛆俱焙，蜣螂、巴豆、信砒、硇砂、夏枯草、磁石、黄丹、苏木、地骨皮各一两，石脑油三两，蒿柴灰汁三升。上将灰汁、石脑油以文武火熬成膏，次下诸药令匀，磁器内收贮。临时用，看疮大小点药，良久自然涌出。

万圣神应丹　出针并箭头。莨菪根，今天仙子苗是也。于端午前一日，持不语寻上项科，取酌中一科，要根枝叶实全，道"先生你在这里那"，道罢，用柴灰自东南为头围了，用木篦撅取子根下土。次日端午日未出，依前不语，用镬只一下取出，用净水洗了，不令鸡犬妇人见，于静室中石臼中捣如泥，丸如弹子大，黄丹为衣，纸袋内封了，悬高处阴干。针箭不出者，以绯绢袋盛一丸，放在脐下，用绵裹肚系了，先用象牙末屑于伤处贴了，后用此药。若疮口生合，用刀子微割开，以象牙末贴之。

神圣膏　取针入皮肤。车脂不拘多少，成膏子好，摊纸上，如钱大，贴之，二日一换，三五次，针自出，大有神效。

乌翎散　取针铁入皮肤，乌翎三五枝，火炙焦为末，好醋调成膏，涂疮上，纸盖，一两次其针自出。

按：《素问》云：针耀而匀。示人临病，当检视其针，令光耀滑泽、匀直而无曲损也，能守此训，自不致折矣。又磁石能引针入肉，古人疗折针法虽多，今备录于此，宜随轻重选用之。

晕针

《济生拔萃》云：有随针而碎者何？曰：一则不知刺禁，如刺中心一日死之类也；二则不明脉候，如下利其脉忽大者死之类。凡针灸者，先须审详脉候，观察病证，然后知其刺禁，其经络穴道远近、气候息数、深浅分寸。

《金针赋》云：其或晕针者，神气虚也，以针补之，以袖掩之，口鼻气回，热汤与之，略停少顷，依前再施。

按：以针补之，以所内之针施补也。以袖掩之，掩其口毋令气泄，掩其面毋令迎风也。

《指微赋》注云：医人深明气血往来，取穴部分不差，补泻得宜，必无针晕昏倒之疾。或惚忙之际，畏刺之人多感此。壮者气行自已，怯者当速救疗。假令针肝经，感气晕，以补肝经合曲泉穴之络。假令针肝络血晕，以补本经曲泉穴之经。针入复苏，效如起死，余皆仿此。

刘宗厚曰：晕针者，夺命穴救之，男左女右取之，不回，却再取右，女亦然。此穴正在手膊上侧筋骨陷中虾蟆儿上，自肩至肘正在当中。

按：晕针三法，《指微赋》有理，刘氏止言夺命穴而不言何经何络。今按此穴分是肺、大肠脉分，而古亦无夺命穴之名也。

针灸伤

危氏书云：治针灸伤经络，脓血不止，黄芪八两、当归三两、肉桂、木香、乳香别研、沉香各一两为末，用绿豆粉四两，董汁糊丸，梧桐子大，每服五十丸。不拘时候，热水下。

暖针

《素问》遗篇注云：用员利针、长针，未刺时，先口温针暖而用之。又曰：先以口衔针令温。又曰：毫针于人近体暖针至温。又曰：着身温之。

按：口体温针，欲针入经穴，气得温而易行也。今或投针于热汤中，亦此意耳。口温与体温微有不同。口温者，针头虽热而柄尚寒，不若着身温之，则针通身皆热矣。

呼吸

《素》文注云：按经之皆先补真气，乃泻其邪也，何以言之？补法呼尽内针，静以久留，此段泻法，吸则内针。又静以久留，然呼则次其吸，吸至则不兼呼，内针之候既同，久留之理复一，则先补之义昭然可知。

《拔萃》云：呼不过三，吸不过五。《明堂》云：当补之时，候气至病，更用生成之息数，令病人鼻中吸气出，自觉热矣。当热泻之时，使气至病所，更用生成之数，令病人鼻中出气，口中吸气，按所病脏腑之数，自觉清凉矣。

补泻

《素问》遗篇补肾俞注曰：用员利针，临刺时咒曰：五帝上真，六甲玄灵，气符至阴，百邪闭理。念三遍，先刺二分，留六呼，次入针至三分，动气至，而徐徐出针，以手扪之，令受针人咽气三次，又可定神魂者也。泻脾俞注曰：欲下针时咒曰：帝扶天形，护命成灵。诵之三遍，乃刺三分，留七呼，动气至，即急出其针。

按：咒法非《素问》意，补注又王氏辈为之，未足信。但针工念咒则一心在针，故曰如待所贵，不知日暮也。

《济生拔萃》云：泻法先以左手揣按得穴，以右手置针于穴下，令病人咳嗽一声，捻针入腠理得穴，令病人吸气一口，针至六分，觉针沉涩，复退至三四分，再觉沉涩，更退针一豆许，仰手转针头向病所，以手循经络扪循至病所，以合手以回针，引气过针三寸，随呼徐徐出针，勿闭其穴，命之曰泻。补法先以左手端揣按得穴，以右手置针于穴上，令病人咳嗽一声，捻针入腠理得穴，令病人呼气一口，将尽纳针至八分，觉针沉紧，复退一分许，如更觉沉紧，仰手转针头向病所，依前循扪其病所，气至病已，随吸而走出针，速按其穴，命之曰补。又曰：夫行针者，当刺之时，口温针暖，先以左手揣按所针荣俞之处，弹而怒之，爪而下之，扪而循之，通而取之，随病人咳嗽一声，右手持针而刺之，春夏二十四息，秋冬三十六息，徐出徐入，气来如动脉之状。补者，随经脉推而内之，左手闭针孔，徐出针而疾按之。泻者，迎经脉动而伸之，左手开针孔，疾出针而徐按之。虚羸气弱痒麻者补之，丰肥坚硬疼痛者泻之。

按：《素问》云候呼内针，又曰候呼引针。候，伺候也。言医工持针，等候病人之呼吸而用针也。今令病人呼吸，是以呼吸候针矣。又曰令病人吹气一口，吸气一口，又是非鼻中呼吸矣，谬之甚也，此补泻尚得《素》《难》意。

《明堂》注云：寒热补泻，假令补冷，先令病人咳嗽一声，得入腠理，复令吹气一口，随吹下针至六七分，渐进肾肝之部，停针，徐徐良久，复退针一豆许，乃捻针问病人觉热否，然后针至三四分及心肺之部，又令病人吸气内针，捻针使气下行至病所，却外捻针使气上行，直过所针穴一二寸，乃吸而外捻，针出以手速按其穴，此为补。夫病热者，治之以寒何如？须其寒者，先刺入阳之分，后得气，推内至阴之分，后令病人地气入而天气出，谨按生成之息数足，其病人自觉清凉矣。夫病恶寒者，治之以热也，何如？须上热者，先刺入阴之分，候得气，徐引针至阳之分，后令病人天气入而地气出，亦谨按生成之息数足，其病自觉和暖矣。

十四法

　　动者，如气不行，将针伸提而已。退者，为补泻欲出针时，各先退针一豆许，然后却留针，方可出之。搓者，凡令病人觉热，向外针似搓线之状，勿转太紧；治寒而里，卧针前转法，以为搓也。进者，凡不得气，男外女内者，及春夏秋冬，各有进退之理。盘者，如针腹部，于穴内轻盘摇而已。摇者，凡泻时欲出针，必须动摇而后出。弹者，凡补时用指甲轻弹，使气疾行也，如泻不可用。捻者，以手指捻针也，务要记夫左右，左为外，右为内。循者，凡下针于部分经络之处，用手上下循之，使气血往来。经云：推之则行，引之则止。扪者，凡补者出针时，用手扪闭其穴也。摄者，下针时得气涩滞，随经络上大指甲上下切，其气血自得通行也。按者，以手按针，无得进退，如按切之状。爪者，凡下针用手指作力，置针有准也。切者，凡下针必先用大指甲左右于穴切之，令气血宣散，然后下针，是[1]不使伤于荣卫也。

按：此十四法，所谓进、退、动、摇、弹、扪、摄、循、切、按、爪，皆《素问》针法，搓、捻非《素问》法也。

八法

《金针赋》云：一曰烧山火，治顽麻冷痹，先浅后深，用九阳而三进三退，慢提紧按，热至紧闭，插针除寒之有准也。二曰透天凉，治肌热骨蒸，先深后浅，用六阴而三出三入，紧提慢按，寒则徐徐举针，退热之可凭，皆细细搓之，去病准绳。三曰阳中之阴，先寒后热，浅而深，以九六之法，则先补后泻也。四曰阴中之阳，先热后寒，深而浅，以九六之法，则先泻后补也。补者，直须热至；泻者，务待寒侵，犹如搓线，慢慢转针。在浅则用浅法，在深则用深法，二者不可兼而紊之也。五曰子午捣臼，水蛊隔气，落穴之后，调气均匀，针行上下，九入六出，左右转之，千遭自平。六曰进气之诀，腰背肘膝痛，浑身走注疼，刺九分，行九补，卧针五七吸，待气上行，亦可龙虎交战，左捻九而右捻六，是亦住痛之针。七曰留气之诀，痃癖癥瘕，刺七分，用纯阳，然后乃直插针，气来深刺，提针再停。八曰抽添之诀，瘫痪疮癞，取其要穴，使九阳得气，提按搜寻，大要运气周遍，扶针直插，复向下纳，回阳倒阴，指下玄微，胸中活法，一有未应，反复再施。

按：此八法巧立名色，非《难》《素》意也。

四法

《金针赋》云：过关过节，催运气以飞经走气。其法有四：一曰

---
①是：原作"使"据正保本改。

青龙摆尾，如扶船舵，不进不退，一左一右，慢慢拨动。二曰白虎摇头，似手摇铃，退方进员，兼之左右，摇而振之。三曰苍龟探穴，如入土之象，一退三进，钻剔四方。四曰赤凤迎源，展翅之仪，入针至地，提针至天，候针自摇，复进其元，上下左右，四围飞旋。病在上，吸而退之；病在下，呼而进之。

按：此法亦巧立名色而已，求针之明，为针之晦。

下针法

《金针赋》云：先须爪按，重而切之，次令咳嗽一声，随咳下针。凡补，先呼气，初针刺至皮肉，乃曰天才；少停进针，刺至肉内，是曰人才；又停进针，刺至筋骨之间，名曰地才。此为极处，就当补之，再停良久，却须退针至人之分，待气沉紧，倒针朝病，进退往来，飞经走气，尽在其中矣。凡泻者吸气，初针至天，少停进针，直至于地，得气泻之。再停良久，却须退针复至于人，待气沉紧，倒针朝病，法同前矣。及夫调气之法，下针至地之后，复人之分。欲气上行，将针右捻；欲气下行，将针左捻。欲补先呼后吸，欲泻先吸后呼。气不至者，以手循摄，以爪切掐，以针摇动，进捻搓弹，直待气至。以龙虎升腾之法，按之在前，使气在后，按之在后，使气在前，运气走至疼痛之所。以纳气之法，扶针直插，复向下纳，使气不回。若关节沮涩，气不过者，以龙虎龟凤通经接气，大段之法，驰而运之，仍以循摄爪切，无不应矣，此通仙之妙。

按：《素问》有浅深法，而此曰天、地、人三才者，是亦《九针论》意也。

《医经小学》云：先说平针法，含针口内温，按揉令气散，掐穴放教深。持针安穴上，令他嗽一声，随嗽归天部，停针再至人，再停归地部，待气候针沉。气若不来至，指甲切其经，次提针向病，针退天地人。补必随经刺，令他吹气频，随吹随左转，逐归天地人。待气停针久，三弹更熨温，出针口吸气，急急闭其门。泻欲迎经取，吸则纳其针，吸则须右转，他次进天人。转针仍复吸，依法再停针，出针吹出气，摇动大其门。

出针法

《金针赋》云：病势既退，针气微松；病未退者，针气如根，推之不动，转之不移，此为邪气吸拔其针，乃真气未至，不可出之，出之者其病即复，再须补当，停以待之，直候微松，方可出针豆许，摇而停之。补者吸之去疾，其穴急扪；泻者呼之去徐，其穴不闭。欲令凑密，然后吸气。故曰：下针贵迟，大急伤血；出针贵缓，大急伤气。刘宗厚曰：出针不可猛出，必须作三四次，徐徐转而出之则无血，若猛出，必见血也。

人身左右补泻不同

《神应经》曰：人身左边右手以大指进前捻针为补，大指退后捻针为泻。右边以右手大指退后捻针为补，进前捻针为泻。

捻针左右已非《素问》意矣，而人身左右不同，谬之甚也。

男女气血

《金针赋》云：男子之气，早在上而晚在下，取之必明其理；女子之气，早在下而晚在上，用之必识其时。午前为早属阳，午后为晚属阴。男女上下，平腰分之。

接针灸当随经络气至十二时候，如寅肺、卯大肠经之类，男女所同。男女气血上下之分，固非《素》《难》意，亦不必然也。

古人有不行针知针理

一妇人患热入血室，医者不识，用补血药，数日成结胸证。许学士曰：小柴胡汤已迟，不可行也，可刺期门，予不能针，请善针者针之。如言而愈。

针、灸、药，皆医家分内事，后世分门专科之医出而各有所长矣。

艾叶

本草云：艾，味苦，气微温，阴中之阳，无毒，主灸百病。三月三日，五月五日，采暴干，陈久者良。又辟恶杀鬼。又采艾之法，取五月五日火旺之时，灼艾有效。制艾先要如法，令干燥，入臼捣之，以细筛去尘屑，每入石臼捣取，洁白为上，须令焙太燥则灸有力。火易燃，如润无功。

证类本草云出明州，图经云旧不著所出州土，但云生田野。今在处有之，以复道者为佳。初春布地生苗，茎类蒿而叶背白，以苗短者为佳。或灸诸风冷痰，入硫黄末亦可。孟子云：七年之病，求三年之艾。丹溪云：艾性至热，入火灸则上行，入药服则下行。

艾炷大小

千金云：黄帝曰：灸不三分，是谓徒冤，炷务大也。小弱乃小作之。又曰：小儿七日以上，周年以还，炷如雀粪。明堂下经云：凡灸欲炷根下广三分，若不三分，即火气不能达，

按：针灸当随经络气至十二时候，如寅肺、卯大肠经之类，男女所同。男女气血上下之分，固非《素》《难》意，亦不必然也。

古人有不行针知针理

一妇人患热入血室，医者不识，用补血药，数日成结胸证。许学士曰：小柴胡汤已迟，不可行也，可刺期门，予不能针，请善针者针之。如言而愈。

针、灸、药，皆医家分内事，后世分门专科之医出而各有所长矣。

艾叶

《本草》云：艾，味苦，气微温，阴中之阳，无毒，主灸百病。三月三日，五月五日，采暴干，陈久者良。又辟恶杀鬼。又采艾之法，取五月五日火旺之时，灼艾有效。制艾先要如法，令干燥，入臼捣之，以细筛去尘屑，每入石臼捣取，洁白为上，须令焙太燥则灸有力。火易燃，如润无功。

《证类本草》云出明州，《图经》云旧不著所出州土，但云生田野。今在处有之，以复道者为佳。初春布地生苗，茎类蒿而叶背白，以苗短者为佳。或灸诸风冷痰，入硫黄末亦可。孟子云：七年之病，求三年之艾。丹溪云：艾性至热，入火灸则上行，入药服则下行。

艾炷大小

《千金》云：黄帝曰：灸不三分，是谓徒冤，炷务大也。小弱乃小作之。又曰：小儿七日以上，周年以还，炷如雀粪。《明堂下经》云：凡灸欲炷根下广三分，若不三分，即火气不能达，

病未能愈，則是艾炷欲其大，惟頭與四肢欲小耳。《明堂上經》乃曰：艾炷依小筋頭作，其病脈粗細，狀如細線，但令當脈灸之，雀糞大炷亦能愈疾。又有一途，如腹中疝瘕痃癖、伏梁氣等，惟須大艾炷。故《小品》曰：腹背爛燒，四肢則但去風邪而已，不宜大熱。如巨闕、鳩尾，灸之不過四七炷。只依竹筋頭大，但令正當脈灸之。艾炷若大，復灸多，其人永無心力。如頭上灸多，令人失精神；背脚灸多，令人血脈枯竭，四肢細而無力。既失精神，又加細節，令人短壽。王節齋曰：面上艾炷須小，手足上則可粗。

點艾火

《下經》云：古來灸病，忌松、柏、枳、橘、榆、棗、桑、竹八木火，切宜避之。有火珠耀日，以艾承之得火；次有火鏡耀日，亦以艾引得火，此火皆良。諸蕃部落，用鑌鐵擊階石得火，以艾引之。凡倉卒難備，即不如無木火，清麻油點燈上燒艾莖點灸，兼滋潤灸瘡，至愈不疼，用蠟燭更佳。《良方》云：凡取火者，宜敲石取火，或水精鏡於日得太陽火為妙。天陰則以槐木取火。今行舟人以鐵鈍刀擊石，以紙灰為丸，在下承之，亦得火。

按：《周禮》夏官司爟掌行火之政令，四時變國火以救時疾。鄒子曰：春取榆柳之火，夏取棗杏之火，季夏取桑柘之火，秋取柞楢之火，冬取槐檀之火。饒氏曰：此古人贊化育之一事，艾灸點火，只依取五火而已。秦漢而下，醫家不識此意。

壯數多少

《千金》云：凡言壮数者，若丁壮病根深笃，可倍于方数，老少羸弱，可减半。又曰：小儿七日以上，周年以上，不过七壮。扁鹊灸法，有至三五百壮、千壮。曹氏灸法，有百壮，有五十壮。《小品》诸方亦然。惟《明堂本经》云：针入六分，灸三壮。更无余治。故后人不准，惟以病之轻重而增损之。凡灸头项，止于七壮，积至七七壮止。《铜人》。若治风则灸上星、前顶、百会至二百壮，腹背宜灸五百壮，若鸠尾、巨阙亦不宜多灸，但去风邪，不宜多灸，灸多则四肢细而无力。《明堂》。《千金方》于足三里穴乃云：多至三二百壮。心俞禁灸；若中风则急灸至百壮。皆视其病之轻重而用之，不可泥一说，而不知其又有一说也。《下经》只云若是禁穴，《明堂》亦许灸一壮至三壮，恐未尽也。

阿是穴

《千金》云：凡官游吴蜀，体上常须三两处灸之，切令疮暂差，则瘴疠温疟毒不能着人，故吴蜀多行灸法。有阿是穴之法，言人有病，即令按其上，若里当其处，不问孔穴，即得使快成痛处，即云"阿是"，灸刺皆验，故云阿是穴。

治灸疮令发

《资生》云：凡著艾得疮发，所患即差，不得发，其病不愈。《甲乙经》云：灸疮不发者，用故履底灸令热，熨之，三日即发。今用赤皮葱三五茎去青，于糖灰中煨熟拍破，热熨疮十余遍，其疮三日自发。予见人灸疮不发者，频用生麻油渍之而发。亦有用皂角煎汤，候冷频点之而发。亦有恐气血衰不发，于灸前后煎四物汤服，以此汤滋养气血故也，不可一概論也予常灸三里各七壯數日過不發再各灸二壯右足發左足不發更灸左足一壯遂發亦在人以意取之若順其自然則終不發矣此人事所當盡也

按寶鑑云氣不至而不效灸之亦不發蓋十二經應十二時其氣各以時而至故不知經絡氣血多少應至之候而灸之者則瘡不發世醫莫之知也惜哉若壯實人不候時而灸亦發

洗灸瘡

凡著灸住火便用赤皮葱薄荷湯溫洗瘡周圍約一二尺令驅逐風氣於瘡口出更令經脉往來不滯自然瘡疾愈若灸瘡退痂後用東南桃枝青嫩皮煎湯溫洗能護瘡中諸風若瘡內黑爛加胡荽煎若瘡疼不可忍多時不效加黃連煎神効

貼灸瘡

資生云貼灸瘡春用柳絮夏用竹膜秋用新綿冬用兔腹上白細毛猫兒腹毛更佳令人多以膏藥貼之日三兩易全不疼但以膏藥貼則易乾爾若要膿出多而疾除不貼膏藥尤佳

按柳絮竹膜兔猫毛貼瘡恐乾燥作疼而太乙膏善應膏又有不對證藥皆不宜令只用白芷乳香當歸川芎等香油另煎膏藥貼之為要

小兒戒逆灸

千金云小兒新生無疾慎不可逆針灸之如逆針灸則忍痛動其五臟因喜成癎河間關中土地多寒兒喜病痙其

概论也。予常灸三里各七壮，数日过不发，再各灸二壮，右足发，左足不发，更灸左足一壮遂发，亦在人以意取之。若顺其自然则终不发矣，此人事所当尽也。

按：《宝鉴》云：气不至而不效，灸之亦不发。盖十二经应十二时，其气各以时而至，故不知经络气血多少、应至之候而灸之者，则疮不发。世医莫之知也，惜哉！若壮实人，不候时而灸亦发。

洗灸疮

凡著灸住火，便用赤皮葱、薄荷汤温洗疮周围约一二尺，令驱逐风气于疮口出，更令经脉往来不滞，自然疮疾愈。若灸疮退痂后，用东南桃枝青嫩皮煎汤温洗，能护疮中诸风；若疮内黑烂，加胡荽煎；若疮疼不可忍，多时不效，加黄连煎，神效。

贴灸疮

《资生》云：贴灸疮，春用柳絮，夏用竹膜，秋用新绵，冬用兔腹上白细毛，猫儿腹毛更佳。今人多以膏药贴之，日三两易，全不疼。但以膏药贴则易干尔，若要脓出多而疾除，不贴膏药尤佳。

按：柳絮、竹膜、兔猫毛贴疮，恐干燥作疼，而太乙膏、善应膏又有不对证药，皆不宜。今只用白芷、乳香、当归、川芎等，香油另煎膏药贴之为要。

小儿戒逆灸

《千金》云：小儿新生无疾，慎不可逆针灸之，如逆针灸，则忍痛动其五脏，因喜成痫。河间关中土地多寒，儿喜病痉，其生儿三日，多逆灸以防之，灸颊以防噤。有噤者，舌下脉急，牙车筋急，其土地寒，皆决舌下去血，灸颊以防噤也。吴蜀地温，无此疾也。古方既传之，今人不详南北之殊，便按方而用之，是以多害于小儿也。所以田舍小儿，任其自然，皆得无横夭也。

相天时

《千金》云：正午以后乃可灸。谓阴气未至，灸无不著。午前平旦，谷气虚，令人癫眩，不可针灸，卒急者，不可用此例。《下经》云：灸时若遇阴雾、大风雪、猛雨、炎暑、雷电、虹霓，停候晴明再灸，急难亦不拘此。

按：日正午，气注心经，未时注小肠经，止可灸极泉、青灵[①]、少海、灵道、通里、神门、少府、少冲、少泽、前谷、后溪、腕骨等穴。其余经络，各有气至之时。故《宝鉴》云：气不至，灸之不[②]发。《千金》所云午后灸之言，恐非孙真人口诀也。

忌食物房劳

《资生》云：既灸，忌食猪、鱼、热面、生酒、动风冷物，鲜肉最毒，而房劳尤忌。

按：既灸之后，当茹淡，使胃气和平，血气流通，疾病随艾气驱出。若厚味醉酗则血气乱，生痰涎，阻滞病气而不得驱逐，房劳则损精神血脉，故当守禁忌。丹溪有茹淡论、相火论，须熟读，不独针灸为然也。

避人神

《千金》云：欲行针灸，先知行年宜忌及人神所在，不与禁忌相应即可。故男忌除，女忌破，男忌戌，女忌巳。有日神忌，有

---

①青灵：原作"通灵"，据文意改。又，《针灸大成》卷九无此穴位。

②不：原脱，据《卫生宝鉴》补。

每月忌，有十二时忌。有四季人神，有十二部人神，有十二部年人神，有九部傍通人神，有杂忌傍通人神，有血支血忌之类。凡医者不能知此避忌，若逢病人厄会，男女气怯，下手至困，通人达士，岂拘此哉！若遇卒急暴患，不拘时法。许希亦云：卒暴之疾，须速灸疗，一日之间，止忌一时是也。《千金》云：痈疽疔肿、喉痹客忤尤为急，凡作汤药，不可避凶日，觉病须臾，即宜便治。又曰：凡人卒暴得风，中时气，凡百所苦，须急救疗，久后皆难愈。此论甚当，夫急难之际，命在须臾，必在吉日后治，已沦于鬼录，此所以不可拘忌也。惟平居治病于未形，选天德月德等日服药针灸可也。

炷火

《千金方》云：凡点灸法，坐点穴则坐灸，卧点穴则卧灸，立点穴则立灸，须四体平直，毋令倾侧。若倾侧穴不正，徒破好肉耳。

《明堂》云：须得身体平直，毋令拳缩，坐点毋令俯仰，立点毋令倾侧。

炷火先后

《资生》云：《千金方》言凡灸当先阳后阴，言从头向左而渐下，次从头向右而渐下，先上后下。《明堂》云：先灸上，后灸下，先灸少，后灸多。皆宜审之。王节斋曰：灸火须自上而下，不可先灸下后灸上。

针灸避忌太乙之图序

《针经》曰：太乙日游，以冬至之日始居叶蛰之宫，从其宫数所在，日从一处，至九日复反于一，常如是无已，周而复始，此太乙日游之法也。奈行针之士，无所知者，遂将太乙所直之日，偏次成图，始自八节得主之日，从其宫至所在之处，首一终九，日徙一宫，至九日复反于一，周而复始，如是次而行之，计每宫各得五日，九之则一节之日悉备。今予一条次，备细开具于逐宫之内，使观者临图即见逐节太乙所直之日在何宫内，乃知人之身体所忌之处，庶使行针之士知回避之，俾人无忤犯太乙之凶，乃仆之本意也。

冬至叶蛰宫说

冬至叶蛰宫图周身之法，取九宫方位，离为上部，中五为中部，坎为下部，巽坤为二肩臂，震兑为左右胁，乾艮为左右二足，太乙游至处，禁忌针灸。若起叶蛰，取冬至一日为首，他皆仿此。

太乙　　忌戊申己未玄委宫　立秋二　忌辛酉仓果宫　秋分七

忌戊戌乙卯新落宫　立冬六

血忌之图　忌丙午上天宫　夏至九　忌诸戊巳招摇宫　忌壬子叶蛰宫　冬至一

忌戊辰己巳阴落宫　立夏四　忌乙卯仓门宫　春分三

忌戊寅己丑天留宫　立春八

按：冬至叶蛰宫图，载于《素问》者，止言八方之气，有应其时而生物，违其时而生病。又刺痛曰：身有痛肿者，欲治之，无以其所直之日溃之。今日诸针灸皆忌之，是与《素问》不合。

月内神人所在

一日在足大指厥阴分，刺之跗肿。

二日在足外踝少阳分，刺之经筋缓。

三日在股內少陰分刺之小腹痛　四日在腰太陽分刺之腰僂無力　五日在口太陰分刺灸之舌強　六日在兩手陽明刺之咽喉不利一云在足小指　七日在內踝少陰分刺灸之陰經筋急　八日在手腕太陽分刺灸之腕不收　九日在尻厥陰分刺灸之病結　十日在腰背太陽分刺灸之腰背僂　十一日在鼻柱陽明分刺灸之齒面腫　十二日在髮際少陽分刺之令人耳重聽　十三日在牙齒少陰分刺灸之氣寒　十四日在胃脘陽明分刺之氣腫

十五日在遍身不宜補瀉針灸大忌　十六日在胸太陽分刺之逆息　十七日在氣衝陽明分刺之難息　十八日在股內少陰分刺之引陰氣痛　十九日在足跗陽明分刺之發腫　二十日在內踝少陰分刺灸之經筋攣　二十一日在手小指太陽分刺之不仁　二十二日在足外踝少陽分刺之經筋緩　二十三日在肝及足厥陰分刺之發轉筋　二十四日在手陽明分刺灸之咽喉中不利　二十五日在足陽明刺灸之胃氣脹　二十六日在胸太陰分刺灸之令人喘嗽

三日在股内少阴分，刺之小腹痛。○四日在腰太阳分，刺之腰偻无力。

五日在口太阴分，刺灸之舌强。○六日在两手阳明，刺之咽喉不利。一云：在足小指。

七日在内踝少阴分，刺灸之阴经筋急。○八日在手腕太阳分，刺灸之腕不收。

九日在尻厥阴分，刺灸之病结。○十日在腰背太阳分，刺灸之腰背偻。

十一日在鼻柱阳明分，刺灸之齿面肿。○十二日在发际少阳分，刺之令人耳重听。

十三日在牙齿少阴分，刺灸之气寒。○十四日在胃脘阳明分，刺之气肿。

十五日在遍身，不宜补泻，针灸大忌。○十六日在胸太阳分，刺之逆息。

十七日在气冲阳明分，刺之难息。○十八日在股内少阴分，刺之引阴气痛。

十九日在足跗阳明分，刺灸之发肿。○二十日在内踝少阴分，刺之经筋挛。

二十一日在手小指太阳分，刺之不仁。○二十二日在足外踝少阳分，刺之经筋缓。

二十三日在肝及足厥阴分，刺之发转筋。○二十四日在手阳明分，刺灸之咽喉中不利。

二十五日在足阳明，刺灸之胃气胀。○二十六日在胸太阴分，刺灸之令人喘嗽。

二十七日在膝阳明分，刺灸之足经厥逆。二十八日在阴少阴分，刺之小腹急痛。

二十九日在膝胫厥阴分，刺之筋痿少力。三十日在足跌，皆忌针灸。

按：《内经·素问》无此说。

每月血支

正月丑，二月寅，三月卯，四月辰，五月巳，六月午，七月未，八月申，九月酉，十月戌，十一月亥，十二月子。

每月血忌

正月丑，二月未，三月寅，四月申，五月卯，六月酉，七月辰，八月戌，九月巳，十月亥，十一月午，十二月子。

十二支人神②

子目，丑耳，寅胸，卯齿，辰腰，巳手，午心，未足，申头，酉膝，戌阴，亥胫。

十二部人神

建日在足，禁晡时。除日在眼，禁日人。满日在腹，禁黄昏。平日在背，禁人定。定日在心，禁夜半。执日在手，禁鸡鸣。破日在口③，禁平旦。危日在鼻，禁日出。成日在唇，禁食时。收日在头，禁寅中。开日在耳，禁午时。闭日在目，禁日昳。

十二时忌

子在踝　丑在头　寅在耳　卯在面　午在胸　未在腹　申在心　酉在背　辰在项　巳在腰　亥在股　戌在腰③

十二部人神

一岁　十三　廿五　卅七　四十九　六十一　七十三

---

① 人神：原作"神人"，据《外台秘要》卷三十九引《明堂》改，下同。

② 口：原脱，据正保本改。

③ 腰：原书版蚀，据正保本补。

九部傍通神人

	一歲	二歲	三歲	四歲	五歲	六歲	七歲	八歲	九歲	十歲	十一歲	十二歲
人神在	心	喉	頭	頸	背	腰	腹	項	足	腰	陰	股
	八十五	八十六	八十七	八十八	八十九	九十	九十一	九十二	九十三	九十四	九十五	九十六
		七十四	七十五	七十六	七十七	七十八	七十九	八十	八十一	八十二	八十三	八十四
		六十二	六十三	六十四	六十五	六十六	六十七	六十八	六十九	七十	七十一	七十二
		五十	五十一	五十二	五十三	五十四	五十五	五十六	五十七	五十八	五十九	六十
		卅八	卅九	四十	四十一	四十二	四十三	四十四	四十五	四十六	四十七	四十八
		廿六	廿七	廿八	廿九	三十	三十一	三十二	三十三	三十四	三十五	三十六
		十四	十五	十六	十七	十八	十九	二十	廿一	廿二	廿三	廿四

岁								人神在
							八十五	人神在心
二岁	十四	廿六	卅八	五十	六十二	七十四	八十六	人神在喉
三岁	十五	廿七	卅九	五十一	六十三	七十五	八十七	人神在头
四岁	十六	廿八	四十	五十二	六十四	七十六	八十八	人神在颈
五岁	十七	廿九	四十一	五十三	六十五	七十七	八十九	人神在背
六岁	十八	三十	四十二	五十四	六十六	七十八	九十	人神在腰
七岁	十九	三十一	四十三	五十五	六十七	七十九	九十一	人神在腹
八岁	二十	三十二	四十四	五十六	六十八	八十	九十二	人神在项
九岁	廿一	三十三	四十五	五十七	六十九	八十一	九十三	人神在足
十岁	廿二	三十四	四十六	五十八	七十	八十二	九十四	人神在腰
十一岁	廿三	三十五	四十七	五十九	七十一	八十三	九十五	人神在阴
十二岁	廿四	三十六	四十八	六十	七十二	八十四	九十六	人神在股

九部傍通人神

脉心肘咽口一头脊脉足

| 一 | 二 | 三 | 四 | 五 | 六 | 七 | 八 | 九 |

新忌傍通

正 二 三 四 五 六 七 八 九 十 十一 十二

月厌戌　酉申未午巳辰卯寅丑子亥
月忌戌　戌未午巳辰卯寅丑子亥戌酉
月殺丑　丑丑戌未辰丑戌未辰丑戌未
月利巳　子辰申子辰申子辰申子辰申
月害巳辰卯　寅丑子亥戌酉申未午

四季神人
春在左胁　秋在右胁　夏在脐　冬在腰　男忌除

女忌破

天医取师疗病吉日
正月卯日　二月寅日　三月丑日　四月子日　五月亥日
六月戌日　七月酉日　八月申日　九月未日　十月午日

脐一　心二　肘三　咽四　口五　头六　脊七　脉八　足九

新忌傍通

正十巳戌未辰戌戌
二十一辰戌未辰申月酉　害
三十卯丑月午巳申　杀
四月寅丑戌丑辰未　厌
五戌丑戌未寅卯午
六酉子辰未辰酉寅
七申亥辰辰月未丑　刑
八未月辰丑巳亥子　忌
九午戌未戌子卯亥

四季人神
春在左胁　秋在右胁　夏在脐　冬在腰　男忌除　女忌破

天医取师疗病吉日
正月卯日　二月寅日　三月丑日　四月子日　五月亥日
六月戌日　七月酉日　八月申日　九月未日　十月午日

十一月巳日　　　　　　　　十二月辰日

胡侍郎奏过尻神指诀

一岁	十岁	十九	廿八	卅七	四六	五五	六四	七三	八二	坤管叉踝
二岁	十一岁	二十	廿九	卅八	四七	六	六五	七四	八三	震管牙睑
三岁	十二岁	廿一	卅	卅九	四八	五	八八	七五	八四	巽管头口乳
四岁	十三岁	廿二	卅一	四十	四九	五八	六七	七六	八五	中宫管肩及尾穷骨
五岁	十四岁	廿三	卅二	四一	五十	五九	六八	七七	八六	乾管背面耳
六岁	十五岁	廿四	卅四	四二	五一	六十	六九	七八	八七	兑管手膊
七岁	十六岁	廿五	卅四	四三	五二	六一	七十	七九	八八	艮管腰项
八岁	十七岁	廿六	卅五	四四	五三	六二	七一	八十	八九	离管脉肋
九岁	十八岁	廿七	四五	五四	六三	七二	八一	九十	坎管脚肘肚

　　一岁十岁起二宫，顺行日逐神人，就甲子内检尻神者，神农之所制也。凡人年命巡行九宫，值此尻神所在，不可针灸，犯者必至丧命。或生痈疽，宜速急医治。急病不拘此例。又曰：凡医者不知此诸般避忌，趋吉避凶，妄乱

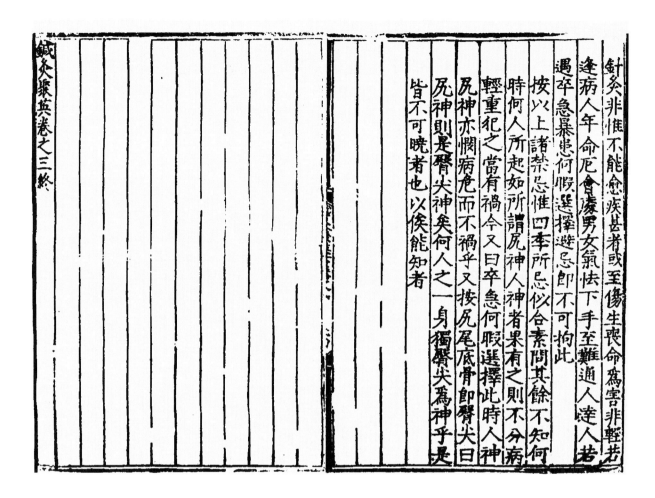

针灸，非惟不能愈疾，甚者或至伤生丧命，为害非轻。若逢病人年命厄会处，男女气怯，下手至难，通人达人若遇卒急暴患，何暇选择避忌，即不可拘此。

按：以上诸禁忌，惟四季所忌似合《素问》，其余不知何时何人所起。如所谓尻神、人神者，果有之则不分病轻重，犯之当有祸。今又曰卒急何暇选择，此时人神、尻神亦悯病危而不祸乎？又按：尻尾底骨即臀尖，曰尻神，则是臀尖神矣。何人之一身独臀尖为神乎？是皆不可晓者也，以俟能知者。

针灸聚英卷之三终

《针灸聚英》卷之四

四明高武纂集

十四经穴歌

手太阴，十一穴，中府云门天府列，侠白尺泽孔最存，列缺经渠太渊涉，鱼际少商[1]如韭叶。

手阳明，起商阳，二间三间合谷藏，阳溪偏历历温溜，下廉上廉三里长，曲池肘髎迎五里，臂臑肩髃巨骨当，天鼎扶突禾髎接，终以迎香二十六。

四十五穴足阳明，承泣四白巨髎经，地仓大迎颊车峙，下关头维人迎对，水突气舍连缺盆，气户库房屋翳屯，膺窗[2]乳中延乳根，不容承满梁门起，关门太乙滑肉门，天枢外陵大巨存，水道归来气冲次，髀关伏兔走阴市，梁丘犊鼻足三里，上巨虚连条口位，下巨虚位及丰隆，解溪冲阳陷谷中，内庭厉兑经穴终。

二十一穴太阴脾，隐白太都太白随，公孙商丘三阴交，漏谷地机阴陵坳，血海箕门冲门开，府舍腹结大横排，腹哀食窦连天溪，胸乡周荣大包随。

九穴手少阴，极泉青灵少海深，灵道通里阴郄邃，神门少府少冲寻。

手太阳穴一十九，少泽前谷后溪隔，腕骨阳谷可养老，支正少海肩贞走，臑俞天宗及秉风，曲垣肩内复肩中，天窗天容上颧髎，却入耳中循听宫。

足太阳，六十三，睛明攒竹曲差参，五处承光上通天，络却玉枕天柱崭，大杼风门引肺俞，厥阴心俞膈俞注，肝俞胆俞脾俞合，胃俞三焦肾俞中，大肠小肠膀胱俞，中膂

---

① 少商：原脱，据正保本补。

② 膺窗：原作"胸窗"，据《十四经发挥》卷中改。

足肝經十三穴大敦行閒大衝列中封蠡溝及中都膝
曲泉膝內徹陰包五里上陰廉章門期門貫上膈

五俠谿竅陰畢

關陽陵復陽交外丘光明陽輔高懸鍾丘墟足臨泣地

筋日月京門當帶脉五樞維道續居髎環跳下中瀆陽

白臨泣目窗正營承靈及腦空風池肩井淵液長輒

顱懸釐曲鬢翹率谷天衝浮白次竅陰完骨本神企陽

少陽足經童子髎四十三穴行迢迢聽會客主頷厭集懸

髎天牖同翳風瘈脉顱息角孫通耳門禾髎絲竹空

宗三陽四瀆配天井上合清冷淵消爍臑會肩髎偏天

二十三穴手少陽關衝液門中渚旁陽池外關支溝會

宮中衝備

九穴手厥陰天池天泉曲澤深郄門閒使內關對大陵勞

藏或中俞府既

俞商曲石關蹲陰都通谷幽門僻步郎神封靈墟位神

溜交信築賓連陰谷橫骨大赫赫氣穴四滿中注立肓

足少陰穴二十七湧泉然谷太谿溢大鍾照海通水泉復

外側至陰續

附陽泊崑崙僕參申脉連金門京骨束骨又通谷小指

椎下秩邊藏合膒以下合陽是承筋承山居其次飛揚

兩關譩譆鬲關魂門旁陽綱意舍仍胃倉肓門志室胞之肓二十

夾脊附分當太陽行背第三行魄戶膏肓與神堂噫譆

次髎中復下會陽承扶殷門惡浮郄委陽委中髕內

白環兩俞輸自從大杼至白環相去脊中三寸閒上髎

白环两俞输，自从大杼至白环，相去脊中三寸间，上髎次髎中复下，会阳承扶殷门恶，浮郄委阳委中髕，髎内夹脊附分当，太阳行背第三行，魄户膏肓与神堂，噫嘻鬲关魂门旁，阳纲意舍仍胃仓，肓门志室胞之肓，二十椎下秩边藏，合膒以下合阳是，承筋承山居其次，飞扬附阳洎昆仑，仆参申脉连金门，京骨束骨又通谷，小指外侧至阴续。

足少阴穴二十七，涌泉然谷太溪溢，大钟照海通水泉，复溜交信筑宾连，阴谷横骨大赫赫，气穴四满中注立，肓俞商曲石关蹲，阴都通谷幽门僻，步郎神封灵墟位，神藏或中俞府既。

九穴手厥阴，天池天泉曲泽深，郄门间使内关对，大陵劳宫中冲备。

二十三穴手少阳，关冲液门中渚旁，阳池外关支沟会，会宗三阳四渎配，天井上合清冷渊，消烁臑会肩髎偏，天髎天牖同翳风，瘈脉颅息角孙通，耳门禾髎丝竹空。

少阳足经童子髎，四十三穴行迢迢，听会客主颔厌集，悬颅悬厘曲鬓翘，率谷天冲浮白次，窍阴完骨本神企，阳白临泣开目窗，正营承灵及脑空，风池肩井渊液长，辄筋日月京门当，带脉五枢维道续，居髎环跳下中渎，阳关阳陵[1]复阳交，外丘光明阳辅高，悬钟丘墟足临泣，地五侠溪窍阴毕。

足肝经，十三穴，大敦行间大冲列，中封蠡沟及中都，膝关曲泉膝内彻，阴包五里上阴廉，章门期门贯上膈。

---

① 阳陵：原作"阳道"，据正保本改。

手阳明经属太肠，食指内侧起商阳。本节前取二间定，本节后取三间强。岐骨陷中寻合谷，阳溪腕中上侧详。

督脉背中行，二十七穴始长强，腰俞阳关命门当，悬枢脊中走筋束，至阳灵台神道长，身柱陶道大椎俞，哑门风府脑户俱，强间后顶百会前，前顶囟会上星圆，神庭素髎水沟里，兑端龈交斯已矣。

任脉分三八，起于会阴上曲骨，中极关元到石门，气海阴交神阙立，水分下脘循建里，中脘上脘巨阙起，鸠尾中庭膻中萃，玉堂紫宫树华盖，璇玑天突廉泉清，上颐还以承浆承。

上《十四经穴歌》，顺经编叶，有起止次序。滑氏所撰者，比之徐廷瑞《周身经穴赋》过之远矣。

十四经步穴歌

太阴肺兮出中府，云门之下一寸许。云门气户旁二寸，人迎之下二骨数。

天府腋下三寸求，夹白肘上五寸主。尺泽肘中约文论，孔最腕中七寸取。

列缺腕侧一寸半，经渠寸口陷中是。太渊掌后横纹头，鱼际节后大指本节后散脉举。

少商大指内侧端，此穴若针疾减愈。手阳明经属太肠，食指内侧起商阳。

本节前取二间定，本节后取三间强。岐骨陷中寻合谷，阳溪腕中上侧详。

腕后三寸是偏历，五寸之中温溜当。下廉上廉各一寸，上廉此下一寸方。

屈肘曲中曲池得，池下二寸三里场。肘窌大骨外廉陷，五里肘上三寸量。

臂臑髎下一寸取，肩髃肩端两骨当。巨骨肩端叉骨内，天鼎缺盆之上针。

扶突曲颊下一寸，和髎五分水沟傍。鼻孔两傍各五分，左右二穴皆迎香。

胃之经兮足阳明，承泣目下七分寻。四白一寸不可深，巨髎鼻孔傍八分。
地仓夹吻四分近，大迎曲颔车前寸三。颊车耳下八分针，下关耳前动脉者。
头维本神寸五取，人迎喉傍大脉真。水突在颈大筋下，直至气舍上人迎。
气舍迎下挟天突，缺盆横骨陷中亲。气户俞府傍二寸，至乳六寸又四分。
库房屋翳膺窗近，乳中正在乳头心。次有乳根出乳下，各一寸六不相侵。
穴夹幽门一寸五，是穴不容依法数。其下承满至梁门，关门太乙从头举。
节次续排滑肉门，各各一寸为君数。天枢穴在夹脐傍，外陵枢下一寸当。
二寸大巨五水道，归来七寸以寻将。气冲曲骨傍三寸，来下气冲脉中央。
髀关兔后六寸分，伏兔市上三寸强。阴市膝上三寸许，梁丘二寸得共场。
膝膑髌上寻犊鼻，膝下三寸求三里。里下三寸上廉地，条口上廉下一寸。
下廉条下一寸系，丰隆下廉外一寸。上踝八寸分明记，解溪冲阳后寸半。
冲阳陷上二寸系，陷谷内庭后二寸。内庭次指外间是，厉兑大指次指端，
去爪如韭胃所起。
拇指内侧隐白位，大都节后陷中起。太白核骨下陷中，公孙节后一寸至。
商丘有穴属经金，踝下微前陷中是。内踝三寸三阴交，漏谷一寸有次第。
膝下五寸为地机，阴陵内侧膝辅际。血海分明膝膑上，内廉内际二寸地。
箕门血海上六寸，筋间动脉须详谛。冲门五寸大横下，三寸三分寻府舍。
腹结横下寸三分，大横挟脐非比假。腹哀寸半去日月，直与食窦相连亚。
食窦天溪及胸乡，周荣各一寸六者。大包渊液下三寸，出九肋间当记也。
少阴心起极泉中，腋下筋间脉入胸。青灵肘节上三寸，少海肘内节后容。
灵道

掌後一寸半通理腕後一寸同陰郄五分取動脉神門掌後兑骨隆少府節後勞宮直小指內側取少冲手小指端為少澤前谷外側節前索腕中骨下陽谷討腕上一寸名養老肩貞胛下兩骨解臑俞大骨之下保曲垣肩中曲胛陷外俞胛後一寸從天容耳下曲頰後顴髎面頄兑端量足太陽兮膀胱經目眦內角始睛明五處挨排夾上星承光五處後寸半尺寸當準銅人經天柱夾項後髮際大杼大椎二風門肺俞三椎厥陰四第七椎下隱然立第八椎下穴無有十二椎下胃俞取三焦腎俞次第下小腸十八椎下止十九椎下尋膀胱上髎次髎中與下一空二空夾腰胯會陽陰尾兩旁分尺寸須看督脉分先從脊後量三寸不是灸狹能傷筋第五椎下索神堂第六譩譆兩穴出胃倉肓門屈指彈椎看十二與十三節後陷中尋後溪腕骨陷前看外側支正腕中量五寸少海肋端五分好天宗骨下有陷中秉風髎後舉有空肩中二寸大杼傍天窗頰下動脉詳聽宮耳端大如菽此為小腸手太陽眉頭陷中攢竹名曲差二穴神廷伴通天絡却亦停勻玉枕橫夾於腦戶大筋外廉陷中是夾脊相去寸五分心俞五椎之下論更有膈俞相梯級肝俞數椎當第九十椎膽俞脾十一十三十四兩椎主大腸俞在十六椎中膂內俞椎二十白環二十一椎當並同夾脊四箇髎載在千金君勿訝第二椎下外附分夾脊相去古法云魄戶三椎膏肓四四五三分分明是膈關第七魂門九陽綱意舍十一志室次之為十四包

掌后一寸半，通理腕后一寸同。阴郄五分取动脉，神门掌后兑骨隆。

少府节后劳宫直，小指内侧取少冲。

手小指端为少泽，前谷外侧节前索。节后陷中寻后溪，腕骨陷前看外侧。

腕中骨下阳谷讨，腕上一寸名养老。支正腕中量五寸，少海肋端五分好。

肩贞胛下两骨解，臑俞大骨之下保。天宗骨下有陷中，秉风髎后举有空。

曲垣肩中曲胛陷，外俞胛后一寸从。肩中二寸大杼傍，天窗颊下动脉详。

天容耳下曲颊后，颧髎面頄兑端量。听宫耳端大如菽，此为小肠手太阳。

足太阳兮膀胱经，目眦内角始睛明。眉头陷中攒竹名，曲差二穴神廷伴。

五处挨排夹上星，承光五处后寸半。通天络却亦停匀，玉枕横夹于脑户。

尺寸当准铜人经，天柱夹项后发际。大筋外廉陷中是，夹脊相去寸五分。

大杼大椎二风门，肺俞三椎厥阴四。心俞五椎之下论，更有膈俞相梯级。

第七椎下隐然立，第八椎下穴无有。肝俞数椎当第九，十椎胆俞脾十一。

十二椎下胃俞取，三焦肾俞次第下。十三十四两椎主，大肠俞在十六椎。

小肠十八椎下止，十九椎下寻膀胱。中膂内俞椎二十，白环二十一椎当。

上髎次髎中与下，一空二空夹腰胯。并同夹脊四个髎，载在千金君勿讶。

会阳阴尾两旁分，尺寸须看督脉分。第二椎下外附分，夹脊相去古法云。

先从脊后量三寸，不是灸狭能伤筋。魄户三椎膏肓四，四五三分分明是。

第五椎下索神堂，第六譩譆两穴出。膈关第七魂门九，阳纲意舍十一。

胃仓肓门屈指弹，椎看十二与十三。志室次之为十四，包育十九合详参。

秩边二十椎下详，承扶臀阴纹中央　殷门承扶六寸直，浮郄一寸上委阳。

委阳却与殷门并，腘中外廉两筋乡　委中膝腘约纹里，此下三寸寻合阳。

承筋腨肠中央是，承山腨下分肉傍　飞阳外踝上七寸，附阳踝上三寸量。

金门正在外踝下，昆仑踝后跟骨中　仆参跟骨下陷是，申脉分明踝下容。

京骨外侧大骨下，束骨本节后陷中　通谷本节前陷是，至阴小指外侧逢。

肾经起处有其所，涌泉屈足卷指取　然谷踝前大骨下，踝后跟上太溪府。

溪下五分寻大钟，照海踝下阴跷生　踝上二寸复溜名，溜前筋骨取交信。

亦日踝上二寸行，筑宾六寸腨分处　阴谷膝内著骨辅，横骨有陷如仰月。

大赫气穴四满据，中注肓俞正夹脐　六穴五寸各一数，商曲石关上阴都。

通谷幽门一寸居，幽门半寸挟巨阙　步郎神封过灵墟，神藏或中至俞府。

各一寸六不差殊，欲知俞府居何分　璇玑之下各二寸。

厥阴心包何处得，乳后一寸天池索　天泉腋下二寸求，曲泽内纹寻动脉。

郄门去腕五寸通，间使腕后三寸逢　内关去腕才二寸，大陵掌后两筋中。

劳宫屈中名指取，中指之末取中冲。

三焦名指外关冲，小次指间名液门　中渚次指本节后，阳池表腕上陷存。

腕上二寸外关络，支沟腕上三寸约　会宗腕后三寸空，须详一寸毋令错。

肘前五寸臂大脉，外廉陷中三阳络　四渎骨外并三阳，天井肘上一寸侧。

肘上二寸清冷渊，消泺臂外肘分索　臑会肩头三寸中，肩髎肩端臑上通。

天髎盆上毖骨际，颅囟耳后青络脉。耳门耳珠当耳缺，少阳胆经髎起外①悬颅正在曲角端，本神耳上入发际，临泣有穴当目居，天冲耳上二寸玉，脑空正夹枕骨寸，辄筋平前一寸八分，带脉季肋下宛宛，环跳髀枢外踝七，阳交外踝钟三寸即，悬钟夹溪小次岐，夹溪大敦拇指看，大敦中封正在内踝前，中封内踝之上七寸详，阴包四寸膝膑上，阴廉穴在横纹胯，

天牖傍颈后天容。角孙耳郭开有空，此穴禁灸分明说，耳前陷中寻听会。颔厌脑空上廉看，四分平横向前是。直入发际五分属，浮白发际一寸陷中端，风池后发际在肋第二间，期门肋下五分断，五枢带下三寸间，溪搜膝上④五寸中，踝上六寸陷中出，丘墟踝前陷中窍阴足，窍阴足小次指端，行间缝尖动脉寸注，蠡沟踝上五寸直冲骨，少阴内廉筋间索其当，章门脐下二寸量。

医风耳后肖骨陷，丝竹眉后陷中看，上关耳前开口空，曲鬓偃正尖上边。曲鬓之旁各一寸，目窗正营各一寸，窍阴枕下动有穴，肩井大骨前寸半。日月期下五分断，维道五寸二分得，阳关阳陵上三寸，光明除踝上五寸，临泣寸半后夹溪，节后有络亘五会，中都正在复溜宫，膝关犊鼻下二寸半，五里气冲内寸半，横取八寸看两傍，

瘈脉耳后鸡足逢。和窌耳前兑发同。悬厘脑空下廉揣。率谷曲鬓半寸安。阳白眉上一寸记，承灵营后②寸五录。完骨耳后四分通，渊液腋③下三寸按。京骨监骨腰间看，居窌八寸三分寻。阳陵膝下一寸求，阳辅踝上⑤四寸收。地五会穴一寸求。太冲之脉堪承据，阴陵膝尖两折中，曲泉纹头两筋逢，直下三寸阴股向，

①在：原脱，据正保本补。

②营后：原作"灵后"，据《徐氏针灸大全》卷五改。

③腋：原作"脉"，据《经络汇编》改。

④上：原作"下"，据《经络汇编》改。

⑤踝上：原作"踝下"，据《神应经》改。

期门乳旁各一寸。直下二寸二肋详，此足厥阴肝经乡。
督脉龈交唇上乡，兑端正在唇中央。水沟鼻下沟中索，素髎宜向鼻端详。
头形北高面南下，先以前后发际量。分为一尺有二寸，发上五分神庭当。
庭上五分上星位，囟会星上一寸强。上至前顶上寸半，寸半百会顶中央。
后顶强间脑户三，相去各是一寸五。后发五分定哑门，门上五分是风府。
上有大椎下尾骶，分为二十有一椎。古来自有折量法，灵枢分明不可欺。
九寸八分分之七，二之七节如是推。大椎第一节上是，二椎节下陶道知。
身柱第三椎节下，神道第五不须疑。灵台第六至阳七，筋缩第九椎下思。
脊中悬枢命门穴，十一十三十四节。阳关镇住十六椎，二十一下腰俞窥。
其下长强伏地取，此穴针之痔根愈。
任脉会阴两阴间，曲节脐下毛际安。中极脐下四寸取，三寸关元二石门。
气海脐下一寸半，阴交脐下一寸论。分明脐内号神阙，水分一寸复上列。
下脘建里中上脘，各各一寸为君说。巨阙上脘上寸半，鸠尾蔽骨五分按。
中庭膻中寸六分，膻中两乳中间看。玉堂紫宫及华盖，相去各寸六分算。
华盖璇玑一寸量，璇玑突下一寸当。天突结下宛宛取，廉泉颔下骨尖傍。
承浆颐前唇棱下，任脉之部宜审详。

　　上《十四经步穴歌》，原用《铜人》穴编叶，今以《十四经发挥》为主，有繁多者皆去之。如督俞、风市、羊矢之类是也。

十二经脉歌

　　手太阴肺中焦生，下络大肠出贲门。上膈属肺从肺系，系横出腋臑中行。
　　肘臂寸口生鱼际，大指内侧爪甲根。支络

遠從腕內出，接次指屬陽明經。○此經多氣而少血，是動則病咳與嗽，肺脹膨膨缺盆痛，兩手交瞀為臂厥。所生病者為氣嗽，喘咳煩心胸滿結，臑臂之外前廉痛，小便頻數掌中熱。氣虛肩背痛而寒，氣盛亦疼風汗出，欠伸少氣不足息，遺失無度溺色赤。陽明之脈手大腸，次指內側起商陽，循指上連出合谷，兩筋岐骨循臂肪，入肘外廉循臑外，肩端前廉柱骨旁，從肩下入缺盆內，絡肺下膈屬大腸，支從缺盆直上頸，斜貫頰前下齒當，環出人中交左右，上夾鼻孔注迎香。此經氣盛血亦盛，是動頤腫並齒痛，所生病者為齒衄，目黃口乾喉痹生，大指次指難為用，肩前臑外痛相仍，氣有餘兮脈熱腫，虛則寒慄病偏增。

針灸聚英卷之一　三三

胃足陽明交鼻起，下循鼻外下入齒，還出夾口繞承漿，頤後大迎頰車里，耳前髮際至額顱，支下人迎缺盆底，下廉入胃絡脾宮，直者缺盆下乳內，一支幽門循腹中，下行直合氣衝逢，遂由髀關抵膝臏，髀跗中指內關同，一支下膝注三里，前出中指外關通，一支別走足跗指，大指之端經盡矣，此經多氣復多血，是動欠伸面顏黑，淒淒惡寒畏見人，忽聞木音心驚惕，登高而歌棄衣走，甚則腹脹乃賁響，凡此諸疾皆骭厥，所生病者為狂瘧，濕溫汗出鼻流血，口喎唇裂又喉痹，膝臏疼痛腹脹結，氣膺伏兔骭外廉，足跗中指俱痛徹，有餘消穀溺色黃，不足身前寒振慄，胃房脹滿食不消，氣盛身前皆有熱。太陰脾起足大指，上循內側白肉際，核骨之後內踝前，上

还从腕内出，接次指属阳明经。

此经多气而少血，是动则病咳与嗽，肺胀膨膨缺盆痛，两手交瞀为臂厥。
所生病者为气嗽，喘咳烦心胸满结，臑臂之外前廉痛，小便频数掌中热，
气虚肩背痛而寒，气盛亦疼风汗出。欠伸少气不足息，遗失无度溺色赤。
阳明之脉手大肠，次指内侧起商阳，循指上连出合谷，两筋岐骨循臂肪，
入肘外廉循臑外，肩端前廉柱骨旁，从肩下入缺盆内，络肺下膈属大肠，
支从缺盆直上颈，斜贯颊前下齿当，环出人中交左右，上夹鼻孔注迎香。
此经气盛血亦盛，是动颐肿并齿痛，所生病者为齿衄，目黄口干喉痹生，
大指次指难为用，肩前臑外痛相仍，气有余兮脉热肿，虚则寒栗病偏增。
胃足阳明交鼻起，下循鼻外下入齿，还出夹口绕承浆，颐后大迎颊车里，
耳前发际至额颅，支下人迎缺盆底，下廉入胃络脾宫，直者缺盆下乳内，
一支幽门循腹中，下行直合气冲逢，遂由髀关抵膝膑，髀跗中指内关同，
一支下膝注三里，前出中指外关通，一支别走足跗指，大指之端经尽矣，
此经多气复多血，是动欠伸面颜黑。凄凄恶寒畏见人，忽闻木音心惊惕，
登高而歌弃衣走，甚则腹胀乃贲响，凡此诸疾皆骭厥，所生病者为狂疟，
湿温汗出①鼻流血，口喎唇裂又喉痹。膝膑疼痛腹胀结，气膺伏兔骭外廉，
足跗中指俱痛彻，有余消谷溺色黄。不足身前寒振栗，胃房胀满食不消，
气盛身前皆有热。

太阴脾起足大指，上循内侧白肉际。核骨之后内踝前，上

①出：原脱，据《徐氏针灸大全》卷一补。

膈①循骺胫里。
股内前廉入腹中，　属脾络胃与膈通。
侠喉连舌散舌下，　支络从胃注心宫。
此经气盛而血衰，　是动其病气所为。
更兼身体痛难移，　体重不食亦如之。
腹胀善噫舌本强，　得后与气快然衰。
烦心心下仍急痛，　泄水溏瘕寒疟随。
食入即吐胃脘痛，　痧发身黄大指瘘。
手少阴脉②起心中，　下膈直与小肠通。
所生病者舌亦痛，　直上喉咙系目瞳。
直者上肺出腋下，　膈后肘内少海从。
不卧强立股膝肿，　兑骨之端注少冲。
多气少血属此经，　是动心脾痛难任。
支者还从肺系走，　所生胁痛目如金。
胁臂之内后廉痛，　掌中有热向经寻。
臂内后廉抵掌中，　循臂骨出肘内侧。
手太阳经小肠脉，　小指之端起少泽。
渴欲饮水咽干燥，　向腋络心循咽嗌。
上循肘外出后廉，　直过肩解绕肩胛。
循手外廉出踝中，　复从耳前仍上颊。
下膈抵胃属小肠，　一支缺盆贯颈颊。
交肩下入缺盆内，　是动则病痛咽嗌。
抵鼻外至目内眦，　斜络于颧别络接。
至目兑眦却入耳，　耳聋目黄肿腮颊。
颔下肿分不可顾，　肩如拔兮臑似折。
此经少气还多血，　所生病分主肩臑。
肘臂之外后廉痛，　部分犹当细分别。
支者巅上至耳角，　直者从巅脑后悬。
足太阳经膀胱脉，　目内眦上起额尖。
抵腰脊肾膀胱内，　一支下与后阴连。
络脑还出别下项，　仍循肩膊侠脊边。
贯胛夹脊过髀枢，　髀外④后廉腨中合。
贯臀③斜入委中穴，　一支膊内左右别。
下贯腨内外踝后，　京骨之下指外侧。
是经血多气少也，　是动头疼⑤

---

①膈：原作"鬲"，据《灵枢·经脉》改。　②脉：原脱，据《徐氏针灸大全》卷一补。
③臀：原作"臂"，据《徐氏针灸大全》卷一改。　④髀外：原作"臂内"，据《灵枢·经脉》改。
⑤疼：底本版蚀，据正保体补。

不可當。項如拔兮腰似折，髀樞痛徹脊中央。腘如裂是為髁厥筋乃傷，所生瘧痔小指廢。頭顖頂痛目色黃，腰尻腘腳疼連臂，淚流鼻衄及癲狂。足經腎脈屬少陰，出腘內廉上股內，貫脊屬腎膀胱臨，仍至胸中部分深。支者從肺絡心內，喘嗽唾血喉中鳴，坐而欲起面如垢。所生病者為舌乾，口熱咽痛氣賁逼，目視𥆊𥆊氣不足，痿厥嗜臥體怠惰，心懸如饑常惕惕。足下熱痛皆腎厥，股內後廉並脊疼，心腸煩痛疝而澼。此經多氣而少血，是動病饑不欲食。然谷之下內踝後，別入跟中腨內侵。直者屬腎貫肝膈，從肺循喉舌本尋。

手厥陰心主起胸屬包下鬲三焦宮，支者循胸出脅下，脅下連腋三寸同。仍上抵腋循臑內，太陰少陰兩經中，指透中衝支者別，小指次指絡相通。是經少氣原多血，是動則病手心熱，肘臂攣急腋下腫，甚則胸脅支滿結。心中澹澹或大動，善笑目黃面赤色，所生病者為心煩，心痛掌熱病之則。手經少陽三焦脈，起自小指次指端，兩指岐骨手腕表，上出臂外兩骨間。肘後臑外循肩上，少陽之後交別傳，下入缺盆膻中分，散絡心包膈裏穿。支者膻中缺盆上，上項耳後耳角旋，屈下至頤仍注頰，一支出耳入耳前。卻從上關交曲頰，至目內眥乃盡焉，斯經少血還多氣，是動耳鳴喉腫痹。所生病者汗自出，耳後痛兼目銳眥，肩臑肘臂外皆疼，小指次指亦如廢。

不可当。

项如拔兮腰似折，　髀枢痛彻脊中央。
所生疟痔小指废。　头囟顶痛目色黄。
足经肾脉属少阴，　小指斜趋涌泉心。
出腘内廉上股内，　贯脊属肾膀胱临，
支者从肺络心内，　仍至胸中部分深。
喘嗽唾血喉中鸣，　坐而欲起面如垢，
所生病者为舌干，　口热咽痛气贲逼，
痿厥嗜卧体怠惰，　足下热痛皆肾厥。

腘如结兮腨如裂，　是为髁厥筋乃伤。
腰尻腘脚疼连背①，　泪流鼻衄及癫狂。
然谷之下内踝后，　别入跟中腨内侵。
直者属肾贯肝膈，　从肺循喉舌本寻。
此经多气而少血，　是动病饥不欲食。
目视𥆊𥆊气不足，　心悬如饥常惕惕。
股内后廉并脊疼，　心肠烦痛疝而澼。

手厥阴心主起胸，　属包下鬲三焦宫，
仍上抵腋循臑内，　太阴少阴两经中，
是经少气原多血，　是动则病手心热，
心中澹澹或大动，　善笑目黄面赤色，
手经少阳三焦脉，　起自小指次指端，
肘后臑外循肩上，　少阳之后交别传，
支者膻中缺盆上，　上项耳后耳角旋，
却从上关交曲颊，　至目内眦乃尽焉，
所生病者汗自出，　耳后痛兼目锐眦。

支者循胸出胁下，　胁下连腋三寸同。
指透中冲支者别，　小指次指络相通。
肘臂挛急腋下肿，　甚则胸胁支满结。
所生病者为心烦，　心痛掌热病之则。
两指岐骨手腕表，　上出臂外两骨间，
下入缺盆膻中分，　散络心包膈里穿。
屈下至颐仍注颊，　一支出耳入耳前，
斯经少血还多气，　是动耳鸣喉肿痹，
肩臑肘臂外皆疼，　小指次指亦如废。

①背：原作"臂"，据《徐氏针灸大全》卷一改。

足脉少阳胆之经，　始从两目锐眦生。　抵头循角下耳后，　脑空风池次第行。
手少阳前至肩上，　交少阳右上缺盆。　支者耳后贯耳内，　出走耳前锐眦循。
一支锐眦大迎下，　合手少阳抵项根，　下加颊车缺盆合，　入胸贯膈络肝经。
属胆仍从胁里过，　下入气冲毛际荣，　横入髀厌环跳内，　直者缺盆下腋膺。
过季胁下髀厌内，　出膝外廉是阳陵，　外辅绝骨踝前过，　足跗小指次指分。
一支别从大指去，　三毛之际接肝经。　此经多气而少血，　是动口苦善太息。
心胁疼痛难转移，　面尘足热体无泽，　所生头痛连锐眦，　缺盆肿痛并两腋。
马刀挟瘿生两傍，　汗出振寒痎疟疾，　胸胁髀膝至胻骨，　绝骨踝痛及诸节。
厥阴足脉肝所终，　大指之端毛际丛，　足跗上廉太冲分，　踝前一寸入中封。
上踝交出太阴后，　循胻内廉阴股冲，　环绕阴器抵小腹，　夹胃属肝络胆逢。
上贯膈里布胁肋，　夹喉颃颡目系同，　脉上巅会督脉出，　支者还生目系中。
下络颊里还唇内，　支者便从膈肺通，　是经血多气少焉，　是动腰疼俯仰难。
男疝女人小腹肿，　面尘脱色及咽干，　所生病者为胸满，　呕吐洞泄小便难。
或时遗溺并狐疝，　临证还须仔细看。

奇经八脉歌

督脉起自下极俞，　并于脊里上风府。　过脑额鼻入龈交，　为阳脉海都纲要。
任脉起于中极底，　上腹循喉承浆里，　阴脉之海任所谓。　冲脉出包循脊中，
从腹会咽络口唇。　女人成经为血室，　脉并少阴之肾经。　与任督本于阴会。
三脉

并起而异行。阳跷起足之跟里，循外踝上入风池。阴跷内踝循喉嗌，
本足阳阴脉别支。诸阴交起阴维脉，发足少阴筑宾郄。诸阳会起阳维脉，
太阳之郄金门是。带脉周回季胁间，会于维道足少阳。所谓奇经之八脉，
维系诸经乃顺常。

流注指微赋

疾居荣卫，扶救者针。观虚实与肥瘦，辨四时之浅深。取穴之法，但分阴阳而溪谷；迎随逆顺，须晓血气而升沉。

原夫指微论中，积义成赋，知本时之气开，说经络之流注。每披文而参其法，篇篇之誓审寻，覆经而察其言，字字之明谕，疑隐皆知，实虚总附。移疼住痛之有神，针下获安；暴疾沉疴至危笃，刺之勿误。

详夫阴日血引，值阳气流。口温针暖，牢濡深求。诸经十二作数，络脉十五为周；阴俞六十藏主，阳穴七二府收。刺阳经者，可卧针而取；夺血络者，先俾指而柔。呼为迎而吸作补，逆为鬼而从何忧？淹疾延患，著灸之由。躁烦药饵而难拯，必取八会；痛肿奇经而畜邪，奸丑砭瘰。

况乎甲胆乙肝，丁火壬水，生我者号母，我生者名子。春井夏荣乃邪在，秋经冬合乃刺矣。犯禁忌而病复，用日衰而难已。孙络在于肉分，血行出于支里。闷昏针运，经虚补络须然；疼实痒虚，泻子随母要指。

想夫先贤迅效无出于针，今人愈疾岂难于医。徐文伯泻孕于苑内，斯由甚速；范九思疗咽于江夏，闻见言希。大抵古今遗迹，后世皆师。王纂针魅而立康，獭从被出；秋夫疗鬼而箴效，魂免伤悲。既而感指幽微，用针直诀，窍齐于筋骨皮肉，刺要痛察于

久新腑脏寒热。接气通经，短长依法；里外之绝，赢盈必别。勿刺大劳，使人气乱而神骚；慎妄呼吸，防他针昏而闭血。又以常寻古义，由有藏机。遇高贤真趣则超然得悟，逢达人示教则表我扶危。男女气脉，行分时合度；养子时克，注穴须依。今详定疗病之宜，神针法式，广搜《难》《素》之秘密文辞，深考诸家之肘函妙臆。故称庐江流注之指微，以为后学之规。

上《流注指微赋》，窦桂芳撰次，今自《子午流注针经》辑录于此。

标幽赋

拯救之法，妙用者针。察岁时于天道，定形气于予心。春夏瘦而刺浅，秋冬肥而刺深。不穷经络阴阳，多逢刺禁；既论脏腑虚实，须向经寻。

原夫起自中焦，水初下漏。太阴为始，至厥阴而方终；穴出云门，抵期门而最后。正经十二，别络走三百余支；正侧偃伏，气血有六百余候。手足三阳，手走头而头走足；手足三阴，足走腹而胸走手。要识迎随，须明逆顺。

况乎阴阳气血，多少为最。厥阴太阳，少气多血；太阴少阴，少血多气；而又气多血少者，少阳之分；气盛血多者，阳明之位。先详多少之宜，次察应至之气。轻滑慢而未来，沉涩紧而已至。既至也，量寒热而留疾；未至也，据虚实而瘤气。气之至也，如鱼吞钩饵之浮沉；气未至也，如闲处幽堂之深邃。气至速而效速，气迟至而不治。

观夫九针之法，毫针最微，七星可应，众穴主持。本形金也，有蠲邪扶正之道；短长水也，有决疑开滞之机。定刺象木，或邪或正；口藏比①火，进阳补赢。循机扪而可塞以象土，实应五行而可知。然是一寸六分，包含妙理；虽细拟于毫发，同贯多岐。可平五脏之寒热，能调六腑之虚实。拘挛闭塞，遗八邪而去矣；寒热痛痹，开四关而已之。凡刺者，使本神朝而后入；既刺也，使本神定而气随。神不朝而勿刺，神已定而可施。定脚处，取气血为主意；下手处，认水木是根基。天地人三才也②；涌泉同璇玑百会；上中下三部也，大包与天枢地机。阳跷阳维并督脉，主肩背腰腿在表之病；阴跷阴维任冲带，去心腹胁肋在里之疑。二陵二跷二交，似续而交五大；两间两商两井，相依而列两支。

足见取穴之法，必有分寸。先审自意，次观肉分，伸屈而得之，或平直而安定。在阳部筋骨之侧，陷下为真；在阴分郄腘之间，动脉相应。取五穴用一穴而必端，取三经用一经而可正。头部与肩部详分，督脉与任脉异—作"易"。定。明标与本，论刺深刺浅之经；住痛移疼，取相交相贯之径。岂不闻脏腑病而求门海俞募之微，经络滞而求原别交会之道。更穷四根三结，依标本而刺无不痊；但用八法五门，分主客而针无不效。八脉始终连八会，本是纪纲；十二经络十二原，是谓枢要。一日取六十六穴之法，方见幽微；一时取一十二经之原，始知要妙。

原夫补泻之法，非呼吸而在手指；速效之功，要交正而识本经。交经缪刺，左有病而右畔取；泻络远针，头有病而脚上针。巨刺与缪刺各异，微针与妙刺相通。观部分而知经络之虚实，视浮沉而辨脏腑之寒温。

且夫先令针耀而虑针损，次藏口内而欲针温。目无外视，手如握虎；心无内慕，如待贵

①比：原作"此"，据正保本改。
②也：原无，据体例补。

人。左手重而多按，欲令气散；右手轻而徐入，不痛之因。空心恐怯，直立则而多晕；背目沉掐，坐卧平而没昏。推于十干十变，知孔穴之开阖；论其五行五脏，察时日之旺衰。伏如横弩，应若发机。阴交阳别而定血晕，阴跷阴维而下胎衣。痹厥偏枯，迎随俾经络接续；漏崩带下，温补使气血依归。静以久留，停针待之。必准者，取照海治喉中之闭塞；端的处，用大钟治心内之呆痴。大抵疼痛实泻，痒麻虚补。体重节痛而俞居，心下否痛而井主。心胀咽痛，针大冲而必除；脾冷胃疼，泻公孙而立愈。胸满腹痛刺内关，胁疼肋痛针飞虎。筋挛骨痛而补魂门，体热劳嗽而泻魄户。头风头痛，刺申脉与金门；眼痒眼疼，泻光明于地五。泻阴郄止盗汗，治小儿骨蒸；刺偏历利小便，医大人水蛊。中风环跳而宜刺，虚损天枢而可取。

由是午前卯后，太阴生而疾温；离左酉南，月死朔而速冷。循扪弹努，留吸母而坚长；爪下伸提，疾呼子而嘘短。动退空歇，迎夺右而泻凉；推内进搓，随济左而补暖。

慎之！大凡危疾，色脉不顺而莫针；寒热风阴，饥饱醉劳而切忌。望不补而晦不泻，弦不夺而朔不济。精其心而穷其法，无灸艾而坏其干；正其理而求其原，免投针而失其位。避灸处而和四肢，四十有九；禁刺处而除六腧，二十有二。

抑又闻高皇抱疾未差，李氏刺巨阙而复苏；太子暴死为厥，越人针会维而复醒。肩井曲池，甄权刺臂痛而复射；悬钟环跳，华陀刺躄足而立行。秋夫针腰俞而鬼免沉疴，王纂针交俞而妖精立出。取肝俞与命门，使瞽士视秋毫之末；刺少阳与交别，俾聋夫听夏蚋之声。

嗟夫！

去圣愈远，此道渐坠，或不得意而散其学，或惹其能而犯①禁忌。庸愚智浅，难契于玄言；至道渊深，得之者有几；偶斯言，不敢示知明达者焉，庶几乎童蒙之心启。

上《标幽赋》，窦汉卿所撰，今自《针经指南》表录于此。

通玄指要赋

必欲治病，莫如用针。巧运神机之妙，工开圣理之深。外取砭针，能蠲邪而辅正；中含水火，善回阳而倒阴。

原夫络别支殊，经交错综，或沟渠溪谷以岐异，或山海丘陵而隙共。斯流派以难睽，在条纲而有统。理繁而昧，纵补泻以何功？法捷而明，自迎随而得用。

且如行步难移，太冲最奇。人中除脊膂之强痛，神门去心性之呆痴。风伤项急，始求于风府；头晕目眩，要觅于风池。耳闭须听会而治也，眼痛则合谷以推之。胸结身黄，取涌泉而即可；脑昏目赤，泻攒竹以便宜。但见若两肘之拘挛，仗曲池而平扫；牙齿痛，吕细堪治；颈项强，承浆可保。太白宣道于气冲，阴陵开通于水道。腹膜而胀，夺内廷以休迟；筋转而疼，泻承山之在早。大抵脚腕痛，昆仑解愈；龥膝痛，阴市能医。痫发癫狂兮，凭后溪而料理；疟生寒热兮，仗间使以扶持。期门罢胸满血膨而可以，劳宫退胃翻心痛以何疑。

稽夫大敦去七疝之偏疼，王公谓此；三里却五劳之羸瘦，华佗言斯。固知腕骨祛黄，然谷泻肾，行间治膝肿腰疼，尺泽去肘疼筋紧。目昏不见，二间宜取；鼻窒无闻，迎香可引。肩井除两胛难任，丝竹空疗偏头疼不忍。咳嗽寒痰，列缺堪凭；眵瞙冷泪，临泣尤准。髋骨将腿疼以祛残，肾俞把腰疼而泻尽。以见越人治尸

---

① 而犯：底本版蚀脱字，据正保体补。又，本页脱字均据正保本补，不另出注。

厥於會維，隨手而甦；文伯瀉死胎於三陰，應鍼而隕。所謂諸痛為實，但麻曰虛。實則自外而入也，虛則自內而出歟。是故濟母而裨其不足，奪子而平其有餘。觀二十七之經絡，一一明辨；據四百四之疾證，件件皆除。故得天枉都無，跻斯民於壽域；幾微以判，彰往古之玄書。

抑又聞心胸病，求掌後之大陵；肩背疼，責肘前之三里。冷痹腎餘，取足陽明之土；連臍腹痛，瀉足少陰之水。脊間心後者，鍼中渚而立瘥；脅下肋邊者，刺陽陵而即止。頭項痛，擬後溪以安然；腰脚疼，在委中而已矣。夫用鍼之士，於此理苟明者焉，收祛邪之功，而在乎撚指。

右《流注指要賦》，羅謙甫謂竇子聲裁就，今自《衛生寶鑑》表錄於此。所可疑者，舊註"牙齒痛，呂細堪治"云：呂細，膀胱經，一名太谿。今按《資生經》《千金》《銅人》俱無太谿為呂細別名，而太谿為足少陰腎經，非膀胱經也。

靈光賦

黃帝岐伯鍼灸訣，依他經裏分明說。二陰三陽十二經，更有兩經分八脈。靈光典註極幽深，偏正頭疼瀉列缺。睛明治眼弩肉攀，耳聾氣否聽會間。兩鼻齆衄鍼禾窌，鼻窒不聞迎香間。治氣上壅足三里，天突宛中治喘痰。心疼手顫鍼少海，少澤應除心下寒。兩足拘攣覓陰市，五般腰痛委中安。脾俞不動瀉丘墟，復溜治腫如神醫。犢鼻治療風邪疼，住喘脚痛昆侖愈。後跟痛在僕參求，承山筋轉并久痔。足掌下去尋湧泉，此法千金莫妄傳。此穴多治婦人疾，男蛊女孕兩病痊。百會鳩尾治痢疾，大小腸俞大小便。氣海

厥于会维，随手而苏；文伯泻死胎于三阴，应针而陨。所谓诸痛为实，但麻曰虚。实则自外而入也，虚则自内而出欤。是故济母而裨其不足，夺子而平其有余。观二十七之经络，一一明辨；据四百四之疾证，件件皆除。故得天枉都无，跻斯民于寿域；几微以判，彰往古之玄书。

抑又闻心胸病，求掌后之大陵；肩背疼，责肘前之三里。冷痹肾余，取足阳明之土；连脐腹痛，泻足少阴之水。脊间心后者，针中渚而立瘥；胁下肋边者，刺阳陵而即止。头项痛，拟后溪以安然；腰脚疼，在委中而已矣。夫用针之士，于此理苟明者焉，收祛邪之功，而在乎捻指。

上《流注指要赋》，罗谦甫谓窦子声裁就，今自《卫生宝鉴》表录于此。所可疑者，旧注"牙齿痛，吕细堪治"云：吕细，膀胱经，一名太溪。今按《资生经》《千金》《铜人》俱无太溪为吕细别名，而太溪为足少阴肾经，非膀胱经也。

灵光赋

黄帝岐伯针灸诀，依他经里分明说。三阴三阳十二经，更有两经分八脉。
灵光典注极幽深，偏正头疼泻列缺。睛明治眼弩肉攀，耳聋气否听会间。
两鼻齆衄针禾窌，鼻窒不闻迎香间。治气上壅足三里，天突宛中治喘痰。
心疼手颤针少海，少泽应除心下寒。两足拘挛觅阴市，五般腰痛委中安。
脾俞不动泻丘墟，复溜治肿如神医。犊鼻治疗风邪疼，住喘脚痛昆仑愈。
后跟痛在仆参求，承山筋转并久痔。足掌下去寻涌泉，此法千金莫妄传。
此穴多治妇人疾，男蛊女孕两病痊。百会鸠尾治痢疾，大小肠俞大小便。
气海

血海疗五淋，中脘下脘治腹坚。伤寒过经期门愈，气刺两乳求太渊。

大敦二穴主偏坠，水沟间使治邪颠。吐血定喘补尺泽，地仓能止两流涎。

劳宫医得身劳倦，水肿水分灸即安。五指不伸中渚取，颊车可针牙齿愈。

阴跷阳跷两踝边，脚气四穴先寻取。阴阳灵泉亦主之，阴跷阳跷与三里。

诸穴一般治脚气，在腰玄机宜正取。膏肓岂止治百病，灸则玄切病须愈。

针灸一穴数病除，学者尤宜加子细。悟得明师流注法，头目有病针四肢。

针有补泻明呼吸，穴应五行顺四时。悟得人身中造化，此歌依旧是荃蹄。

上《灵光赋》，总灵光典注而成，不知谁氏所作，今自《针灸大全》表录于此。

席弘赋

凡欲行针须审穴，要明补泻迎随诀。胸背左右不相同，呼吸阴阳男女别。

气刺两乳求太渊，未应之时泻列缺。列缺头疼及偏正，重泻太渊无不应。

耳聋气否听会针，迎香穴写功如神。谁知天突治喉风，虚喘须寻三里中。

手连肩脊痛难忍，合谷针时要太冲。曲池两手不如意，合谷下针宜子细。

心疼手颤少海间，若要除根觅阴市。但患伤寒两耳聋，金门听会疾如风。

五般肘痛寻尺泽，太渊针后却收功。手足上下针三里，食癖气块凭此取。

鸠尾能治五般痫，若下涌泉人不死。胃中有积刺璇玑，三里功多人不知。

阴陵泉治心胸满，针到承山饮食思。大杼若连长强寻，小肠气痛即行针。

委中专治腰间痛，脚膝肿时寻至阴。气滞腰疼不能立，横骨大都宜救急。

气海专能治五淋，更针三里随

呼吸。期门穴主伤寒患，六日过经犹未汗。

但向乳根二肋间，又治妇人生产难。耳内蝉鸣腰欲折，膝下明存三里穴。若能补泻五会间，且莫向人容易说。睛明治眼未效时，合谷光明安可缺。人中治癫功最高，十三鬼穴不须饶。水肿水分兼气海，皮内随针气自消。冷嗽先宜补合谷，却须针泻三阴交。牙疼腰痛并咽痹，二间阳溪疾怎逃。更有三间肾俞妙，善除肩背浮风劳。若针肩井须三里，不刺之时气未调。最是阳陵泉一穴，膝间疼痛用针烧。委中腰痛脚挛急，取得其经血自调。脚痛膝肿针三里，悬钟二陵三阴交。更向太冲须引气，指头麻木自轻飘。转筋目眩针鱼腹，承山昆仑立便消。肚疼须是公孙妙，内关相应必然瘳。冷风冷痹疾难愈，环跳腰间针与烧。风府风池寻得到，伤寒百病一时消。阳明二日寻风府，呕吐还须上脘疗。妇人心痛心隆穴，男子痃癖三里高。小便不禁关元好，大便闭涩大敦烧。髋骨腿疼三里泻，复溜气滞便离腰。从来风府最难针，却用工夫度浅深。倘若膀胱气未散，更宜三里穴中寻。若是七疝小腹痛，照海阴交曲泉针。又不应时求气海，关元同泻效如神。小肠气撮痛连脐，速泻阴交莫在迟。良久涌泉针取气，此中玄妙少人知。小儿脱肛患多时，先灸百会次鸠尾。久患伤寒肩背痛，但针中渚得其宜。肩上痛连脐不休，手中三里便须求。下针麻重即须泻，得气之时不用留。腰连胯痛急必大，便于三里攻其隘。下针一泻三补之，气上攻噎只管住。噎不住时气海灸，定泻一时立便瘥。补自卯南转针高。泻从卯北莫辞劳。逼针泻气令须吸，若补随呼气自调。左右捻针寻子午，抽针行气自迢迢。

用针补泻分明说，更用搜穷本与标。咽喉最急先百会，太冲照海及阴交。

学者潜心宜熟读，席弘治病最名高。

上《席弘赋》，自《针灸大全》中表录于此。按：席弘，江西人，家世以针灸相传者。

玉龙赋

夫参博以为要，辑简而舍烦；总《玉龙》以成赋，信金针以获安。原夫卒暴中风，顶门百会。脚气连延，里绝三交。头风鼻渊，上星可用；耳聋腮肿，听会偏高。攒竹头维，治目疼头痛；乳根腧府，疗嗽气痰哮。风市阴市，驱腿脚之乏力；阴陵阳陵，除膝肿之难熬。二白医痔漏，间使剿疟疾。大敦去疝气，膏肓补虚劳。天井治瘰疬瘾疹，神门治呆痴笑咷。

咳嗽风痰，太渊列缺宜刺；尪羸喘促，璇玑气海当知。期门大敦，能治坚痃疝气；劳宫大陵，可疗心闷疮痍。心悸虚烦刺三里，时疫疬疟寻后溪。绝骨三里阴交，脚气宜此；睛明太阳鱼尾，目证凭兹。老者便多，命门兼肾俞而著艾；妇人乳肿，少泽与太阳之可推。身柱蠲嗽，能除膂痛；至阳却疸，善治神疲。长强承山，灸痔最妙；丰隆肺腧，痰嗽称奇。

风门主伤冒寒邪之嗽，天枢理感患脾泄之危。风池绝骨，而疗乎伛偻；人中曲池，可治其瘘伛。期门刺伤寒未解，经不再传；鸠尾针痫癫已发，慎其妄施。阴交水分三里，蛊胀宜刺；商丘解溪丘墟，脚痛堪追。尺泽理筋急之不幸，腕骨疗手腕之难移。肩脊痛兮，五枢兼于背缝；肘挛疼兮，尺泽合于曲池。风湿搏于两肩，肩髃可疗；壅热盛乎三焦，关冲最宜。手臂红肿，中注液门要辨；脾虚黄疸，腕骨中腕何疑？伤寒无汗，攻复溜宜泻；伤寒有汗，取合谷当随。

欲调饱满之气逆，三里可胜；要起六脉之沉匿，复溜称神。照海支沟，通大便之秘；内廷临泣，理小腹之胀。天突膻中医喘嗽，地仓颊车疗口㖞。迎香攻鼻室为最，肩井除臂痛如拿。二间治牙疼，中魁理翻胃而即差；百劳止虚汗，通里疗心惊而不差。大小骨空，治眼烂能止冷泪；左右太阳，医目疼善除血翳。心俞肾俞，治腰肾虚乏之梦遗；人中委中，除腰脊痛闪之难制。太溪昆仑申脉，最疗足肿之述；涌泉关元丰隆，为治尸劳之例。

印堂治其惊搐，神廷理乎头风。大陵人中频泻，口气全除；带脉关元多灸，肾败堪攻。腿脚重疼，针髋骨膝眼；行步艰楚，刺三里中封太冲。取内关于照海，医腹疾之块；搐迎香于鼻内，消眼热之红。肚痛秘结，大陵合外关于支沟；腿风湿痛，居髎兼环跳于委中。上脘中脘，治九种之心痛；赤带白带，求中极之异同。又若心虚热壅，少冲明于济夺；目昏血溢，肝俞辨其实虚。当心传之玄要，究手法之疾徐。或值挫闪疼痛之不定，此为难拟定穴之可祛。辑管见以便读，幸高明而无哂诸。

俗以《玉龙歌》为扁鹊所撰，盖后人依托为之者。《玉龙赋》又总辑其要旨尔。

拦江赋

担截之中法数何？有担有截起沉疴。我今作此拦江赋，何用三车五辐歌。

先将八法为定例，流注之中分次第。心胸之病内关担，脐下公孙用法拦。

头部须逢寻列缺，痰涎壅

塞及咽干。禁口喉风针照海，三棱出血刻时安。

眼目之证诸疾苦，更用临泣使针担。后溪专治督脉病，癫狂此法治还轻。

申脉能除寒与热，头风偏正及心惊。耳鸣鼻衄胸中满，好用金针此穴寻。

但遇痒麻虚即补，如逢疼痛泻而迎。更有伤寒真妙诀，三阴须要朝阳经。

无汗更将合谷补，复溜穴泻好用针。倘若汗多流不绝，合谷补收效如神。

四日太阳宜细辨，公孙照海一般行。再用内关施截法，七日期门可用针。

但治伤寒皆用泻，要知素问坦然明。流注之中八造化，常将木火土金平。

春夏并荥宜刺浅，秋冬经合更宜深。天地四时同此数，三才常用记心胸。

天地人部次第入，仍调各部一般匀。夫弱妇强亦有克，妇弱夫强亦有刑。

皆在本经担与截，泻南补北亦须明。经络明时知造化，不得师传枉用心。

不遇至人应不授，天宝岂可付非人？按定气血病人呼，重搓数十把针扶。

战提摇起向上使，气自流行病自无。

上《拦江赋》不知谁氏所作，今自凌氏所编集写本《针书》表录于此。

肘后歌

头面之疾针至阴，腿脚有疾风府寻。心胸有病少府泻，脐腹有病曲泉针。

肩背诸疾中渚下，腰膝强痛交信凭。胁肋腿叉后溪妙，股膝肿起泻太冲。

阴核发来如升大，百会妙穴真可骇。顶心头痛眼不开，涌泉下针足安泰。

鹤膝肿劳难移步，尺泽能舒筋骨疼。更有一穴曲池妙，根寻源流可调停。

其患若要便安愈，加以风府可用针。更有手臂拘挛急，尺泽刺深去不仁。

腰背若患挛急风，曲池一寸五分攻。
哮喘发来寝不得，丰隆刺入三寸深。
骨寒髓冷火来烧，灵饵妙穴分明记。
间使宜透支沟中，大狂七壮合圣治。
疟疾三日得一发，先寒后热无他语。
或患伤寒热未休，牙关风壅药难投。
伤寒四肢厥逆冷，脉气无时仔细看。
四肢回还脉气浮，须晓阴阳倒换求。
脉若浮洪当泻解，沉细之时补便瘥。
口禁眼合药不下，合谷一针效甚奇。
虫在脏腑食肌肉，须要神针刺地仓。
十日九日必定死，中脘回还胃气通。
涌泉妙穴三分许，速使周身汗自通。
当汗不汗合谷泻，自汗发黄复溜凭。
刚柔二痉最乖张，口禁眼合面红妆。
中满如何去得根，阴包如刺效如神。
打扑伤损破伤风，先于痛处下针攻。
腰腿疼痛十年春，应针不了便惺惺。
脚膝经年痛不休，内外踝边用意求。

五痔原因热血作，承山须下病无踪。
狂言盗汗如见鬼，惺惺间使便下针。
疟疾寒热真可畏，须知虚实可用意。
连日频频发不休，金门刺深七分是。
寒多热少取复溜，热多寒少用间使。
项强反张目直视，金针用意列缺求。
神奇妙穴真有二，复溜半寸顺骨行。
寒则须补绝骨是，热则绝骨泻无忧。
百合伤寒最难医，妙法神针用意推。
狐惑伤寒满口疮，须下黄连犀角汤。
伤寒腹痛虫寻食，吐蛔乌梅可难攻。
伤寒痞气结胸中，两目昏黄汗不通。
伤寒痞结胁积痛，宜用期门见深功。
飞虎一穴通痞气，祛风引气使安宁。
热血流入心肺府，须要金针刺少商。
不论老幼依法用，须教患者便抬身。
后向承山立作效，甄权留下意无穷。
大都引气探根本，服药寻方枉费金。
穴号

昆仑并吕细，应时消散实时瘳。

风痹痿厥如何治？大杼曲泉真是妙。两足两胁满难伸，飞虎神灸七分到。

腰软如何去得根，神妙委中立见效。

百证赋

百症俞穴，再三用心。囟会连于玉枕，头风疗以金针。悬颅颔厌之中，偏头痛止；强间丰隆之际，头痛难禁。

原夫面肿虚浮，须仗水沟前顶；耳聋气闭，全凭听会翳风。面上虫行有验，迎香可取；耳中蝉噪有声，听会堪攻。目眩兮支正飞扬，目黄兮阳纲胆俞。攀睛攻少泽肝俞之所，泪出刺临泣头维之处。目中漠漠，即寻攒竹三间；目觉䀮䀮，急取养老天柱。观其雀目汗气，睛明行间而细推；审他项强伤寒，温溜期门而主之。廉泉中冲，舌下肿疼堪取；天府合谷，鼻中衄血宜追。耳门丝竹空，住牙疼于顷刻；颊车地仓穴，正口喎于片时。喉痛兮液门鱼际去疗，转筋兮金门丘墟未医。阳谷侠溪，颔肿口禁并治；少商曲泽，血虚口渴同施。通天去鼻内无闻之苦，复溜祛舌干口燥之悲。哑门关冲，舌缓不语而要紧；天鼎间使，失音嗫嚅而休迟。太冲泻唇吻以速愈，承浆泻牙疼而即移。项强多恶风，束骨相连于天柱；热病汗不出，大都更接于经渠。

且如两臂顽麻，少海就傍于三里；半身不遂，阳陵远达于曲池。建里内关，扫尽胸中之苦闷；听宫脾俞，祛残心下之悲凄。

久知胁肋疼痛，气户华盖有灵；腹内肠鸣，下脘陷谷能平。胸胁肢满何疗？章门不用细寻。膈疼饮蓄难禁，膻中巨阙便针；胸满更加噎塞，中府意舍所行。胸膈停留瘀血，肾俞巨髎①宜征；胸满项强，

①髎：原作"胶"，据《凌门传授铜人指穴》改。

神藏璇玑已试。背连腰痛，白环委中曾经。脊强兮水道筋束，目眩兮颧窌大迎。痓病非颅囟而不愈，脐风须然谷而易醒。委阳天池，腋肿针而速散；后溪环跳，腿疼刺而即轻。梦魇不宁，厉兑相谐于隐白；发狂奔走，上脘同起于神门。惊悸怔忡，取阳交解溪勿误；反张悲哭，仗天冲大横须精。癫疾必身柱本神之令，发热仗少冲曲池之津。岁热时行，陶道复求中俞理；风痫常发，神道还须心俞宁。湿寒湿热下髎定，厥寒厥热涌泉清。寒栗恶寒，二间疏通阴郄暗；烦心呕吐，幽门开彻玉堂明。行间涌泉，主消渴之肾竭；阴陵水分，去水肿之脐盈。痨瘵传尸，趋魄户膏肓之路；中邪霍乱，寻阴谷三里之程。治疸消黄，谐后溪劳宫而看；倦言嗜卧，往通里大钟而明。咳嗽连声，肺俞须迎天突穴；小便赤涩，兑端独泻太阳经。刺长强于承山，善主肠风新下血；针三阴于气海，专司白浊久遗精。

　　且如肓俞横骨，泻五淋之久积；阴郄后溪，治盗汗之多出。脾虚谷以不消，脾俞膀胱俞觅；胃冷食而难化，魂门胃俞堪责。鼻痔必取龈交，瘿气须求浮白。大敦照海，患寒证而善蠲；五里臂臑，生疡疮而能治①。至阴屋翳，遍身痒疾之疼多；肩髃阳溪，消隐风之热极。

　　抑又论妇人经事改常，自有地机血海；女子少气漏血，不无交信合阳。带下产崩，冲门气冲宜审；月潮违限，天枢水泉细详。肩井乳痛而极效，商丘痔瘤而最良。脱肛趋百会尾翠之所，无子搜阴交石关之乡。中脘主乎积痢，外丘收乎大肠。寒疟兮商阳太溪验，疭癖兮冲门血海强。夫医乃人之司命，非志士而莫为；针乃理之渊微，须至人之指教。

---

①治：原脱，据《针灸大成》卷二补。

先究其病源，后攻其穴道，随手见功，应针取效，方知玄里之玄，始达妙中之妙。此篇不尽，略举其要。

　　上《肘后》《百症》二赋，不知谁氏所作，辞颇不及于《指微》《标幽》。曰百症者，宜其曲尽百般病症针刺也。而病名至多，亦有所遗焉。

天元太乙歌

先师秘传神应经，　太乙通玄法最灵。　句句言辞多典妙，　万两黄金学也轻。
每每不忘多效验，　治病如神记在心。　口内将针多温暖，　便观患者审浮沉。
阴病用阳阳用阴，　分明便取阴阳神。　虚则宜补实宜泻，　气应真时病绝根。
气至如摆独龙尾，　未至停针宜待气。　凡用行针先得诀，　席弘玄妙分明说。
气刺两乳求太渊，　未应之时列缺针。　列缺头疼及偏正，　重泻太渊无不应。
耳聋气闭喘绵绵，　欲愈须寻①三里中。　手挛脚背疼难忍，　合骨仍须泻太冲。
曲池主手不如意，　合谷针时宜仔细。　心疼手颤少海间，　欲要除根针阴市。
若是伤寒两耳聋，　耳门听会疾如风。　五般肘疼针尺泽，　冷渊一刺有神功。
手三里分足三里，　食癖气块兼能治。　鸠尾独治五般痫，　若刺涌泉人不死。
大凡疬疮最宜针，　穴法从来著意寻。　以手按疬无转动，　随深随浅向中心。
胃中有积取璇玑，　三里功深人不知。　阴陵泉主胸中满，　若刺承山饮食宜。
大权若连长强取，　小肠气疼立可愈。　气冲妙手要推寻，　管取神针人见许。
委中穴主腰疼痛，　足膝肿时寻至阴。　干湿风毒并滞气，　玄机如此更尤深。
气攻腰痛不能立，　横骨大都宜救急。　流血攻注解若迟，　变为风证从此得。
气海偏能治五淋，　若

---

①欲愈须寻：此四字原脱，据《类经附翼》卷四补。

补三里效如神。冷热两般皆治得，便浊痼疾可除根。

期门穴主伤寒患，七日过经尤未汗。但于乳下双肋间，刺入四分人力健。

耳内蝉鸣腰欲折，膝下分明三里穴。若能补泻五会中，切莫逢人容易说。

牙风头痛孰能调，二间妙穴莫能逃。更有三间神妙穴，若治肩背感风劳。

合谷下针顺流注，脾内随针使气朝。只宜脚下泻阴交。

背瘦俱疼针肩井，不泻三里令人闷。两臂并脾俱疼痛，金针一刺如圣神。

脚膝疼痛委中宜，更兼挛急锋针施。阴陵泉穴如寻得，轻行健步疾如飞。

腰腹胀满治何难，三里膈肚针承山。更向太冲行补泻，指头麻木一时安。

头痛转筋鱼腹肚，又治背疽及便毒。再有妙穴阳陵泉，腿转筋急如神取。

肠中疼痛阴陵沃，耳内蝉鸣听会招。更寻妙穴太溪是，医门行泻实为高。

浮沉腹胀水分泻，气喘息粗泻三里。更于膝中阴谷针，小便淋漓皆消尽。

环跳能除腿股风，冷风膝痹疟疾同。最好风池寻的穴，间使双刺有神功。

伤寒一日调风府，少阳二穴风池取。三五七日病过经，依此针之无不应。

心疼呕吐上脘宜，丰隆两穴更无疑。蛔虫并出伤寒病，金针直刺显明医。

男子疝癖取少商，女人血气阴交当。虚盗二汗须宜补，委中妙穴可传扬。

项强肿痛屈伸难，更兼体重腰背瘫。宜向束骨三里取，教君顷刻便开颜。

闪挫脊膂腰难转，举步多难行重蹇。遍体游气生虚浮，复溜一刺人健美。

久患腰痛背胛劳，但寻中注穴中调。行针用心须寻觅，管取从今见识高。

腰背连脐痛不休，手中三里穴堪求。神针未出急须泻，得气之时不用留。

小胀便澼

最难医，气海中极间使宜。三里更须明补泻，下针断不失①毫厘。

上《天元太乙歌》，瞿仙所撰。今自《神应经》表录于此。

铜人指要赋

行针之士，要辨浮沉，脉明虚实，针别浅深，经脉络脉之别。巨刺缪刺之分。经络闭塞，须用砭针，疏导脏腑，寒温必明，浅深补泻。经气之正，自有常数，漏水百刻，五十度周。经络流注，各应其时，先脉诀病，次穴蠲疴。左手揢穴，右手置针，刺荣无伤卫，刺卫无伤荣。气悍则针小而入浅，气涩则针大而入深，气滑出疾，气涩出迟，深则欲留，浅则欲疾。候其气至，必辨于针，徐而疾者实，实而迟者虚。虚则实之，满则泄之，菀陈则除之，邪胜则虚之，刺虚者须其实，刺实者须其虚。经气已至，慎守勿失，谨守其法，勿更变也。

贼邪新客，未有定处，推之则前，引之则止，其来不可逢，其往不可追。损其有余，补其不足，先去血脉，而后调之，无问其病，以平为期。若有若无，若得若失，五脏以定，九候以备，诊脉病明，行针病愈，众脉不见，众凶不闻，外内相得，无以形先，可玩往来，乃施于人。

手动若务，针耀而匀，伏如横弩，起于发机。见其乌乌，见其稷稷，从见其飞，不知其谁。静意是义，观适之变，是谓冥冥，莫知其形。如临深渊，手如握虎，如待所贵，不知日暮。其气已至，适而自护，五虚勿近，五实不远，扪而循之，切而散之，推而按之，弹而弩之，爪而下之，通而取之。

阴募在腹，阳俞在背。脏病取原，腑病取合。脏病，腑募治腑募治腑病②。出入导气，补泻同精。善行水者，不能注水，善穿

---

①不失："不"原作"刀"，"失"字版蚀，据正保本订正。

②"藏病……腑病"，此句有脱文和重复，据《素问·咳论》"治脏者治其俞，治腑者治其合"，此句应作"脏俞治脏病，腑募治腑病"。

地者，不能凿冻。权衡以平，气口成寸，以决死生。

饮食入胃，游溢精气，上输于脾，脾气散精，上归于肺，通调水道，下输膀胱；食气入胃，散精于肝，淫气于筋；食气入胃，浊气归心，淫精于肺。五劳五痹，九气七情，六淫六腑，九窍九州，四气三因，伤风伤寒，杂病奇病，妇人小儿，盛则泻之，虚则补之，不盛不虚，以经取之。

上《铜人指要赋》，多取《内经》词语，末后权衡以平，文不相属。

禁针穴歌

禁针穴道要先明，脑户囟会及神庭。络却玉枕角孙穴，颅[1]囟承泣随承灵。

神道灵台膻中忌，水分神阙并会阴。横骨气冲手五里，箕门承筋并青灵。

更加臂上三阳络，二十二穴不可针。孕妇不宜针合谷，三阴交内亦通论。

石门针灸应须忌，女子终身无妊娠。外有云门并鸠尾，缺盆客主人莫深。

肩井深时人闷倒，三里急补人还平。

禁灸穴歌

禁灸之穴四十五，承光哑门及风府。天柱素窌临泣上，睛明攒竹迎香数。

和窌颧窌丝竹空，头维下关与脊中。肩贞心俞白环俞，天牖人迎共乳中。

周荣渊液并鸠尾，腹哀少商鱼际位。经渠天府及中冲，阳关阳池地五会。

隐白漏谷阴陵泉，伏兔髀关委中穴。殷门申脉承扶忌。

行针指要歌

或针风，先向风门气海中。或针水，水分夹脐脐边取。

或针结，针着大肠泻水穴。或针劳，须向风门及胸膏。

或针虚，气

---

① 原脱，据正保本补

海丹田委中奇。或针气，膻中一穴分明记。

或针嗽，肺俞风门须用灸。或针痰，先针中脘三里间。

或针肚，中脘气海膻中补。翻胃吐食一般针，针中有妙少人知。

补泻雪心歌

行针补泻分寒热，泻寒补热须分别。捻针向外泻之方，捻针向内补之诀。

泻左须将大指前，泻右大指当后拽。补左大指向前搓，补右大指往下搣。

如何补泻有两般，盖是经络两边发。补泻又要识迎随，随则为补迎为泄。

古人补泻左右分，今人乃为男女别。男女经脉一般生，昼夜循环无暂歇。

两手阳经上走头，阴经胸走手指辍。两足阳经头走足，阴经足走腹中结。

随则针头随经行，迎则针头迎经夺。更有补泻定呼吸，吸泻呼补真奇绝。

补则呼出却入针，要知针用三飞法。气至出针吸气入，疾而一退急扣穴。

泻则吸气方入针，要知阻气通身达。气至出针呼气出，徐而三退穴开捺。

莫向人前容易说。

经脉交会八穴歌

公孙冲脉胃心胸，内关阴维下总同。临泣胆经连带脉，阳维目锐外关逢。

后溪督内连眦颈，申脉跷络亦相通。列缺肺任行肺系，阴跷照海膈喉咙。

十五络穴歌

人身络穴一十五，我今逐一从头举。手太阴络为列缺，手少阴络即通里。

手厥阴络为内关，手太阳络支正是。手阳明络偏历当，手少阳络外关位。

足太阳络号飞阳，足阳明络丰隆记。足少阳络为光明，足太阴络公孙寄。

足少阴络

名大钟，足厥阴络蠡沟配。阳督之络号长强，阴任之络号屏翳。

脾之大络为大包，十五络脉君须记。

十二经脉昼夜流注歌

肺寅大卯胃辰经，脾巳心午小未中。申膀酉肾心包戌，亥三子胆丑肝通。

十二原穴歌

甲出丘墟乙太冲，丙归腕骨是原中。丁出神门原内过，戊胃冲阳气可通。

己出太白庚合谷，辛缘本出太渊同。壬归京骨期中过，癸出太溪原穴逢。

三焦壬是阳池穴，包络大陵癸又重。

八会穴

腑会中脘藏章门，筋会阳陵髓绝骨。骨会大杼气膻中，血会膈俞太渊脉。

脏腑七募穴歌

肝募期门脾章门，肾募京门心巨阙。天枢关元大小肠，胆募当记在日月。

薛真人天星十一穴歌 三马丹阳歌。

三里内庭穴，曲池合谷截。委中配承山，下至昆仑穴。

环跳及阳陵，通里并列缺。合担用法担，合截用法截。

担截常记取，非人莫浪说。三百六十五，不出十一穴。

此法少人知，金锁都开彻。治病显奇功，有如汤泼雪。

学者细推寻，神功无尽竭。三里在膝下，三寸两筋间。

能通心腹胀，善治胃中寒，肠鸣并泄泻，腿胫膝肿酸。

伤寒羸瘦损，气蛊及诸般，年过三旬后，针灸眼有光。

内廷次指外，本属足阳明，能治

四肢厥，喜静恶闻声，

癫癫咽喉痛，　数欠及牙疼，　气虚不能食，　针著便惺惺。　曲池拱手取，　屈肘骨边求，
善治肘中痛，　偏风手不收，　挽弓开不得，　筋缓莫梳头，　喉痹从欲死，　发热更无休，
遍身风癣癞，　针著即时瘥。　合谷在虎口，　两指岐骨间，　骨痛并面肿，　疟病热还寒，
齿龋鼻衄血，　口禁不开言，　针入五分深，　令人即便安。　委中曲䐐里，　横纹脉中央，
腰痛不能举，　沉沉引脊梁，　酸疼筋瘼展，　风痹发无常，　膝头难伸屈，　针入即安康，
承山名鱼腹，　腨腿分肉间，　善治腰疼痛，　痔疾大便难，　脚气并膝肿，　展转战疼酸，
霍乱及转筋，　穴中刺便安。　大冲足大指，　节后二寸中，　动脉知生死，　能医惊痫风，
咽喉腹心胀，　两足不能动，　七疝偏坠肿，　眼目似云蒙，　亦能疗腰痛，　针下有神功。
昆仑足外踝，　跟骨上边寻，　转筋腰尻痛，　暴喘满冲心，　举步行不得，　一动即呻吟，
若欲求安稳，　须于此穴针。　环跳在髀枢，　侧卧屈足取，　腰折莫能顾，　冷风并湿痹，
腿胯连腨痛，　转则重嗟吁，　若人针灸后，　举足不能起，　阳陵归膝下，　外廉一寸中，
膝重并麻木，　冷痹及偏风，　欲言声不出，　针入六分止，　医功妙不穷。
通里腕骨后，　一寸五分中，　暴喑面无容，　坐卧似衰翁，　列缺腕侧上，
虚则不能食，　毫针微微刺，　懊恨及怔忡，　实则四肢重，头腮面颊红，　次指手交叉，
善疗偏头患①，　遍身风痹麻，　痰涎频拥口，　口禁不开牙，　若能明补泻，应手速如擎。

上十一穴，薛氏以为扁鹊所传。按：司马子长为扁鹊作传，不言其有针书传世，盖薛氏之依托也。十一穴取以

----

①偏头患：原脱，据正保本补。

治病捷要是矣，必曰上应天十一列宿则凿矣。天有二十八宿，而曰十一宿则谬矣。

八法八穴歌西江月调。

九种心疼涎闷，结胸翻胃难停。酒食积聚胃肠鸣，水食气疾膈病。

脐痛腹疼胁胀，肠风疟疾心疼。胎衣不下血迷心，泄泻公孙立应。

中满心胸痞胀，肠鸣泄泻脱肛。食难下膈酒来伤，积块坚横胁抢。

妇女血痛心疼，结胸里急难当。伤寒不解结胸堂，疟疾内关独当。

手足中风不举，痛麻发热拘挛。头风痛肿项腮连，眼肿赤痛头旋。

齿痛耳聋咽肿，浮风搔痒筋牵。腿疼胁胀肋肢偏，临泣针时有验。

肢节肿痛臂冷，四肢不遂头风。背胯内外骨筋攻，头项眉棱皆痛。

手足热麻盗汗，破伤眼肿睛红。伤寒自汗表烘烘，独会外关为重。

手足急挛战掉，中风不语痫癫。头疼眼肿泪涟涟，腿膝背腰痛遍。

项强伤寒不解，牙齿腮肿喉咽。手麻足麻破伤牵，盗汗后溪先砭。

腰背强痛腿肿，恶风自汗头疼。雷头赤目痛眉棱，手足麻挛臂冷。

吹乳耳聋鼻衄，痫颠肢节烦憎。遍身肿满汗头淋，申脉先针有应。

痔疟便肿泄利，唾红溺血咳痰。牙疼喉肿小便难，心胸腹疼饮噎。

产后发强不语，腰痛血疾脐寒。死胎不下隔中寒，列缺乳痛多散。

喉塞小便淋涩，膀胱气痛肠鸣。食黄酒积腹脐并，呕泻胃翻便紧。

难产昏迷积块，肠风下血常频。隔中决气气痃侵，照海有功必定。

宋徐秋夫疗鬼病十三穴歌

人中神庭风府始，舌缝承浆频车次。少商大陵间使连，乳中阳陵泉有据。
隐白行间不可差，十三穴是秋夫置。

回阳九针歌

哑门劳宫三阴交，涌泉太溪中脘接。
环跳三里合谷并，此是回阳九针穴。

四总穴歌

肚腹三里留，腰背委中求。
头项寻列缺，面口合谷收。

六十六穴阴阳二经相合相生养子流注歌

甲时窍阴前陷谷，丘虚阳溪委中续。
己合隐白鱼际连，太溪中封少海属。
甲与己合。己合甲。

甲胆窍阴 井、木
咳逆弗能息，转筋耳不闻。
心烦并舌强，穴在窍阴分。

小肠前谷 荥、火
热病汗不出，痎疟及强癫。
白翳生于目，刺其前谷瘥。

胃陷谷 俞、土
面目浮虚肿，身心怯振寒。
须针陷谷穴，休作等闲看。

丘虚 原
痿厥身难转，髀枢痛不苏。
骱酸并脚痹，当下刺丘墟。

大肠阳溪 经、金
狂言如见鬼，热病厥烦心。
齿痛并疮疥，阳溪可下针。

膀胱委中 合、水
腰肿不能举，髀枢脚痹风。
痿中神应穴，针下便亨通。
乙时大敦少府始，太白经渠阴谷止。
庚合商阳与通谷，临泣合阳合三里。
乙与庚合。庚合乙。

乙肝大敦 井、木
卒疝小便数，亡阳汗似淋。
血崩脐腹痛，须向大敦针。

心少府 荥、火
水气胸中满，多惊恐惧人。
肘挛并掌热，少府效如神。

脾太白 俞、土
烦心连脐胀，呕吐及便脓。
霍乱脐中痛，神针太白攻。

肺经渠 经、金
膨膨而喘嗽，胸中痛①急挛。
暴痹足心热，经渠刺得安。

肾阴谷 合、水
脐腹连阴痛，崩中漏下深。
连针阴谷穴，一诀值千金。

①痛：原脱，依正保本补。

丙时少泽内庭三，腕骨昆仑阳陵泉。
辛合少商然谷穴，太冲灵道阴陵泉。
丙与辛合。辛合丙。

脾大都荥、土
上伤汗不出，手足厥而虚。
肿满并烦呕，大都针便除。

丙小肠少泽井、火
云翳覆瞳子，口干舌强时。
寒疟汗不出，少泽莫迟疑。

肺太渊俞、金
缺盆中引痛，喘息病难蹋。
心痛掌中热，须当针太渊。

胃内庭荥、土
四肢厥逆冷，胸烦肚腹膜。
齿龋咽中痛，当针足内庭。

肾复溜经、水
五淋下水气，赤白黑黄青。
腹胀肿水盅，宜于复溜针。

大肠三间俞、金
肠鸣并洞泄，寒疟及唇焦。
三间针入后，沉疴立便消。

肝曲泉合、水
血瘕并癃闭，筋挛痛日深。
咽喉脐腹胀，应验曲泉针。

腕骨原
迎风流冷泪，瘫痪及黄躯。
腕骨神针刺，千金价不如。

戊时厉兑二束骨，冲阳阳辅小海入。
癸合涌泉行间滨，神门商丘兼尺泽。
戊与癸合。癸合戊。

膀胱昆仑经、水
脚腕痛如列，腰尻疼莫任。
昆仑如刺毕，即便免呻吟。

戊胃厉兑井、土
寒热无心食，恶风多恐惊。
胃家诸孔穴，厉兑最精英。

胆阳陵泉合、水
冷痹身麻木，偏身筋骨疼。
阳陵神妙穴，随手便安宁。

大肠二间荥、金
喉闭牙齿痛，心惊鼻衄腥。
口喝连颔肿，二间刺安宁。

丁时少冲大都先，太渊复溜并曲泉。
壬合至阴夹后溪，京骨解溪曲池边。
丁与壬合。壬合丁。

膀胱束骨俞、水
腰背膑如结，风寒目眩眩。
要痉如此疾，束骨穴中窍。

冲阳原[1]
腹脐如结硬，口眼忽喝斜。
狂病弃衣走，冲阳穴内佳。

丁心少冲井、火
少阴多恐惊，冷痰潮腹心。
乍寒并乍热，宜向少冲针。

胆阳辅经、木
节痛无当处，诸风痹莫

①原：原缺，据正保本补。

伸。胆经虽六穴，阳辅效如神。
　　小肠小海合、火
头项痛难忍，腹脐疼莫禁。
若还逢此疾，小海便宜针。
　　己合甲。
　　己隐白井、土
足寒并暴泄，月事过其时。
隐白脾家井，详经可刺之。
　　肺鱼际荥、火①
衄血喉中燥，头疼舌上黄。
伤寒②汗不出，鱼际一针康。
　　肾太溪俞、水
溺黄并尿血，咳嗽齿牙难。
痃癖诸湿痹，太溪针便安。
　　肝中封经、木
绕脐腹走疼，身体及顽麻。
疝引腰间痛，中封刺不差。
　　心小海合、火
目眩连头痛，发强呕吐涎。
四肢不能举，少海刺③安然。
　　庚合乙。

　　庚大肠商阳井、金
耳聋并齿痛，寒热往来攻。
痰疟及中满，商阳刺便通。
　　膀胱通谷荥、水
积结留诸饮，眊眊目不明。
头风并项痛，通谷可回生。
　　胆临泣俞、木
妇人月事闭，气喘不能行。
囟骨合巅痛，须针临泣安。
　　合谷原
热病连牙痛，伤寒汗过期。
目疼风口噤，合谷穴中推。
　　小肠阳谷经、火
耳鸣颊颔肿，胁痛发在阳。
阳谷迎经刺，如神助吉祥④。
　　胃三里合、土
四体诸虚损，五劳共七伤。
骱酸连膝肿，三里刺安康。
　　辛合丙。
　　辛肺少商井、金
膨膨腹胀满，咳逆共喉风。

五脏诸家热，少商针有功。
　　肾然谷荥、水
妇人长不孕，男子久遗精。
洞泄并消渴，连针然谷荥。
　　肝太冲俞、木
小便淋沥数，心胀步难行。
女子崩中漏，太冲须细看。
　　心灵道经、火
辛中不能语，心疼及恐悲。
问云何所治，灵道穴偏奇。
　　脾阴灵泉合、土
腹中寒积冷，膈下满吞酸。
疝癖多寒热，阴陵刺即安。
　　壬合丁。
　　壬膀胱至阴井、水
心烦足下热，小便更遗精。
谁知至阴穴，能教死复生。
　　胆夹溪荥、木
耳聋颊颔肿，走注痛无

①荥、火：原作"经""金"，据《针灸玉龙经》改。　②寒：原脱，据正宫本补。
③刺：原"缺"，据正保本补。　④祥：原作"神"，据《子午流注针经》卷下改。

常。
　　胸胁连肢满，夹溪可料量。
　　小肠后溪俞、火
　　癫痛并项强，目赤翳还生。
　　一刺后溪穴，神功妙不轻。
　　京骨原
　　髀枢足骱痛，腰背苦难禁。
　　只可刺京骨，休于别处寻。
　　胃解溪经、土
　　膝旁连骱骨，霍乱共头风。
　　一刺解溪穴，狂癫亦有功。
　　大肠曲池合、金
　　半身麻不遂，两臂痛难支。
　　汗后多余热，宜针手曲池。
　　癸合戊
　　癸肾①涌泉井、水
　　胸中藏结热，偏体复黄瘦。
　　诸厥并无子，涌泉当夺魁。
　　肝行间荥、木
　　厥逆四肢冷，膝头瘇莫当。
　　遗尿并目疾，行间要消详。
　　心神门俞、火

咽干不嗜食，心痛及狂悲。
痴呆兼呕血，神门刺莫违。
　　脾商丘经、土
身寒苦太息，痔病共脾虚。
但见如斯证，商丘刺便除。
　　肺尺泽合、金
手臂拘挛急，四肢暴肿时。
口干劳咳嗽，尺泽善扶持
　　每遇阳干合，刺三焦；遇
阴干合，刺心包络。
　　阳干关冲液门静，中渚阳
池支沟井。
　　阴干中冲劳宫前，太陵间
使曲泽并。
　　阳干。
　　三焦关冲井、金
目中生翳莫，舌上发焦干。
霍乱心胸噎，关冲刺即安。
　　液门荥、水
手臂痛寒厥，妄言惊悸昏。
偏头疼目眩，当以液门论。
　　中渚俞、木

热病时无汗，咽喉瘇有疮。
如逢肩背重，中渚刺安康。
　　阳池原
手腕难持物，如因打损伤。
阳池针刺后，疼痛应时康。
　　支沟经、火
胁疼牵筋痛，伤风哑痹喉。
明医须识此，疾早刺支沟。
　　天井合、土
瘰疬并风疹，上气痛冲心。
瘿疾兼惊悸，当于天井寻。
　　阴干
　　包络中冲井、木
一身如火热，满腹痛连心。
医法当遵治，中冲急下针。
　　劳宫荥、火
衄血并黄疸，胃翻心痛攻。
大便兼尿血，急急刺劳宫。
　　大陵俞、土
善笑还悲泣，狂言病莫禁。

①肾：原作"胃"，据《针灸玉龙经》改。

心胸如热闷，当下大陵针。

间使 经、金

呕吐卒心痛，心悬悬若饥。

失心语不出，间使实能医。

曲泽 合、水

逆气身潮热，烦心唇口干。

问君何以治，曲泽下针安。

上《六十六穴歌》，窦桂芳原有七言叶句，今录五言者，便于记诵也，其治证相同耳。

十干相生流注歌

甲丙戊庚壬，乙丁己辛酉。

丙戊庚壬甲，己辛酉乙丁。

庚壬甲丙戊，辛癸乙丁己。

丁己辛酉乙，戊庚壬甲丙。

壬甲丙戊庚，癸乙丁己辛。

十二经纳天干歌

甲胆乙肝丙小肠，丁心戊胃己脾乡。

庚属大肠辛属肺，壬属膀胱癸胃藏。

三焦亦向壬中寄，包络同归入癸方。

五子元建歌 加天干于寅上。

甲己之日丙作首，乙庚之日戊为头。

丙辛之日庚上起，丁壬壬寅顺行求。

戊癸甲寅定时候，六十首法助医流。

周身血气歌

人身气血无暂息，动静周流在呼吸。

呼行三寸吸亦然，一息定行六寸脉。

二百七十息数来，脉行六十丈二尺。

积此周身一度过，补泻分明知滑涩。

试问一时吸几多，千一百，廿五的。

脉行六十七丈五，四度周身尚余刻。

更将余刻为君明，四十五息二丈七。

昼夜循还息几何，一万三千兼五百。

脉行八百一十丈，度行五十周身毕。

此是平人脉气歌，迟寒数热难同则。

脚不过膝手不过肘歌[1]

① 歌：原脱，据原目录补。

阳日阳时气在前，血在后分脉在边。阴日阴时血在前，气在后分脉归原。

阳日阳时针左转，先取阳经腑病看。阴日阴时针右转，行属阴经脏腑瘁。

生成数歌[①]　阴不过阳，阳不过阴。

天一生水地六成，地二生火天七成，天三生木地八成，地四生金天九成，

天五生土地十成。

此是河图五行生成之数。一三五七九者，奇也，属之天；二四六八十者，偶也，属之地。一二三四五六七八九十者数，何以能生出五行来？盖自天开地辟之后，落下便有水，此天一地六所生成也。如父母生子，头生男女第行曰一，故曰一六也，第二胎生男女第行曰二，是二七生火，余皆如此。曰生成者，生如父之资始；曰成者，如母之胎育也。

刺法启玄歌[②]

十二阴阳气血，凝滞全凭针炳。细推十干五行，谨按四时八节。

出入要知先后，开阖慎毋妄别。左手按穴分明，右手持针亲刺。

刺荣无伤卫气，刺卫毋伤荣血。循扪引道之因，呼吸调和寒热。

补即慢慢出针，泻即徐徐闭穴。发明难素玄微，俯仰岐黄秘诀。

若能劳心劳力，必定愈明愈哲。譬如闭户造车，端正出门合辙。

倘逢志士细推，不是知音莫说。了却个人规模，便是医中俊杰。

提气法歌

提气临时最有功，祛除顽痹与诸风。分明漏泄神仙诀，留此玄微在世中。

又曰：转针千遭，其病自消。

①歌：原脱，据原目录补。

②歌：原脱，据原目录补。

过关歌

　　苍龙先摆尾，赤凤后摇头。上下伸提切，关节至交流。

流气歌

　　疼癣气块病初遭，时时发热病煎熬。手中在为流注法，腹间气块渐渐消。

纳气歌

　　纳气还与进气同，一般造化两般工。手中用气丁宁死，妙理玄玄在手中。

提针歌

　　提针之时最有功，祛除顽痹与诸风。寻思得遇真仙诀，行针妙诀在其中。

进针歌

　　进针八法可用心，却能除病与通灵。此法秘传休妄说，论价还当抵万金。

龙虎交战歌

　　天降真龙从此起，克木白虎真全体。反复离宫向北飞，消息阴阳九六里。

龙虎飞腾歌①

　　龙虎飞腾捻妙玄，气通上下似连山。得师口诀分明说，目下教君病自痊。

阳针男歌

　　午前要知寒与热，左捻为补右为泻。提针为热插为寒，此是神仙真妙诀。

阴针女歌

―――――――――
① 歌：原脱，据原目录补。

午后要知寒与热，右捻为补左为泻。插针为热提为寒，女人反此须分别。

烧山火歌

四肢逆冷最难禁，憎寒不住病非轻。拔忙运起烧山火，患人时下得安宁。

透天凉歌

浑身却似火来烧，不住时时热上焦。若还依法行针刺，搜除热毒病能消。

苍龙摆尾歌

苍龙摆尾气交流，血气奋飞遍体周。任君疼痛诸般疾，一插须臾万病休。

赤凤摇头歌

下水船中一舵游，犹如赤凤上摇头。迎随顺逆须明辨，休得劳心苦外求。

子午捣臼歌

子午捣臼达者稀，九入七出莫更移。万病自然合天数，故教病者笑微微。

梓岐风谷飞经走气撮要金针赋

观夫针道，捷法最奇，须要明于补泻，方可起于倾危。先分病之上下，次定穴之高低。头有病而足取之，左有病而右取之。男子之气，早在上而晚在下，取之必明其理；女子之气，早在下而晚在上，用之必识其时。午前为早属阳，午后为晚属阴。男女上下，凭腰分之。

手足三阳，手走头而头走足；手足三阴，足走腹而胸走手。阴升阳降，出入之机。逆之者为泻，为迎；顺之者为补，为随。春夏刺浅者以瘦，秋冬刺深者以肥。更观原气厚薄，浅深之刺尤宜。

原夫补泻之法，妙在呼吸手指。男子者，大指进前左转，呼之为补，退后右转，吸之为泻，提针为热，插针为寒；女子者，大指退后右转，吸之为补，进前左转，呼之为泻，插针为热，提针为寒。左与右有异，胸与背不同，午前者如此，午后者反之。是故爪而切之，下针之法；摇而退之，出针之法；动而进之，催针之法；循而摄之，行气之法。搓则去病，弹则补虚。肚腹盘旋，扪为穴闭。重沉豆许曰按，轻浮豆许曰提。一十四法，针要所备。补者一退三飞，真气自归；泻者一飞三退，邪气自避。补则补其不足，泻则泻其有余。有余者，为肿为痛，曰实；不足者，为痒为麻，曰虚。气速效速，气迟效迟[①]。死生贵贱，针下皆知，贱者硬而贵者脆，生者涩而死者虚。候之不至，必死无疑。

且夫下针之法，先须爪按重而切之，次令咳嗽一声，随咳下针。凡补先呼气，初针至皮内，乃曰天才；少停进针至肉内，是曰人才；又停进针至于筋骨之间，名曰地才。此为极处，就当补之，再停良久，却须退针至人之分，待气沉紧，倒针朝病，进退往来，飞经走气，尽在其中矣。凡泻者吸气，初针至天，少停进针直至于地，得气泻之，再停良久，却须退针，复至于人，待气沉紧，倒针朝病，法同前矣。其或晕针者，神气虚也，以针补之，以袖掩之，口鼻气回，热汤与之，略停少顷，依前再施。

及夫调气之法，下针至地之后，复人之分，欲气上行，将针右捻，欲气下行，将针左捻，欲补先呼后吸，欲泻先吸后呼。气不者，以手循摄，以爪切掐，

---

① 迟：原作"连"，据《徐氏针灸大全》卷二改。

针灸聚英 三五一
明嘉靖刻本

以针摇动，进捻搓弹，直待气至。以龙虎升腾之法，按之在前，使气在后，按之在后，使气在前，运气走至疼痛之所。以纳气之法，扶针直插，复向下纳，使气不回。若关节阻涩，气不过者，以龙虎龟凤通经接气，大段之法，驱而运之，仍以循摄爪切，无不应矣，此通仙之妙。

况夫出针之法，病热既退，针气微松，病未退者，针气如根，推之不动，转之不移，此为邪气吸拔其针，乃真气未至，不可出之。出之者，其病即复，再须补泻，停以待之，直待微松，方可出针豆许，摇而停之。补者吸之去疾，其穴急扪；泻者呼之去徐，其穴不闭。欲令腠密，然吸气，故曰下针贵迟，大急伤血；出针贵缓，太急伤气。以上总要，于斯尽矣。

方夫治病，其法有八。一曰烧山火，治顽麻冷痹，先浅后深，用九阳而三进三退，漫提谨按，热至，紧闭插针，除寒之有准。二曰透天凉，治肌热骨蒸，先浅后深，用六阴而三出三入，紧提漫按，寒至，徐徐举针，退热之可凭，皆细之搓之，退热准绳。三曰阳中引阴，先寒后热，自浅而深，以九六之法，先补后泻也。四阴中引阳，先热后寒，自深自浅，以九六之方，则先泻后补也。补者直须热至，泻者务待寒侵，犹如搓线，漫漫转针，法在浅则用浅，法在深则用深，二者不可兼而紊之也。五曰子午捣臼，水蛊鬲气，落穴之后，调气均匀，针行上下，九入六出，左右转之，十遭自平。六曰进气之诀，腰背肘膝痛，浑身走注疼，刺九分，行九补，卧针五七吸，待气上下，亦可龙虎交战，左捻九而右捻六，是亦住痛之针。七曰留气之，疢癖癥瘕，刺七分，用纯阳，然后乃直插针，气来深刺，提针再停。八曰抽添之诀，瘫痪疮癞，取其要穴，使九阳得气，提按搜寻。大要运气周遍，扶针直插，复向下纳，回阳倒阴，指下玄微，胸中活法，一有未应，反复再施。

若夫过关过节催运气，以飞经走气，其法有四。一曰青龙摆尾，如扶船舵，不进不退，一左一右，慢慢拨动。二曰白虎摇头，似手摇铃，退方进员，兼之左右，摇而振之。三曰苍龟探穴，如入土之象，一退三追，钻剔四方。四曰赤凤迎源，展翅之仪，入针至地，提针至天，候针自摇，复进其原，上下左右，四围飞旋，病在上吸而退之，病在下呼而进之。

至夫久患偏枯，通经接气之法已有定息寸数。手足三阳，上九而下十四，过经四寸；手足三阴，上七而下十二，过经五寸。在乎摇动出纳，呼吸同法，驱运气血，顷刻周流，上下通接，可使寒者暖而热者凉，痛者止而胀者消。若开渠之决水，立见时功，何倾危之不起哉？虽然病有三因，皆从气血；针分八法，不离阴阳。盖经脉昼夜之循环，呼吸往来之不息，和则身体康健，否则疾病竞生。譬天下国家地方，山海田园，江河浴谷，值岁时风雨均调，则水道疏利，民安物阜。其或一方一所，风雨不均，遭以旱潦，使水道涌竭不通，灾伤遂至。人之气血，受病三因，亦犹方所之于旱潦。盖针砭所以通经脉，均血气，蠲邪扶正，故曰捷法最奇者哉。

子午流注逐日按时定穴歌①

甲日戌时胆窍阴，丙子时中前谷荣。戊寅陷谷阳明俞，返本丘墟木在寅。

庚辰经注阳溪穴，壬午膀胱委中寻。甲申时纳三焦水，荣合天干取液门。

乙日酉时肝大敦，丁亥

① 歌：原脱，据原目录补。

時荥少府心。巳丑太白太衝穴，辛卯經渠是肺經。丙日申時少澤當。戊戌內庭治脹康。壬寅經水崑崙上，甲辰陽陵泉合長。丁日未時心少衝，己酉大都脾土逢。乙卯肝經曲泉合，丁巳包絡大陵中。壬戌膀胱尋束骨，衝陽土穴必還原。戊辰氣納三焦脈，經火支溝刺必瘥。癸酉太溪太白原，乙亥中封內踝比。庚日辰時商陽居，壬午膀胱通谷之。丙戌小腸陽谷穴，戊子時居三里宜。辛日卯時少商本，癸巳然谷何須忖。己亥脾合陰陵泉，辛丑曲澤包絡准。丙午小腸後溪俞，返求京骨本原尋。戊申時注解溪胃，大腸庚戌曲池真。關衝屬金壬屬水，子母相生恩義深。丁卯俞穴神門是，本尋腎水太溪原。辛未肺經合尺澤，癸酉中衝包絡連。

癸巳腎宮陰谷合，乙未勞宮水穴荥，庚子時在三間俞，本原腕骨可祛黄。丙午時受三焦木，中渚之中仔細詳。辛亥太淵神門穴，癸丑復溜腎水通，戊日午時厲兌先，庚申荥穴二間遷。甲子膽經陽輔是，丙寅小海穴安然，己日巳時隱白始，辛未時中魚際取，丁丑時合少海心，己卯間使包絡止。甲申臨泣為俞木，合谷金原返本歸。庚寅氣納三焦合，天井之中不用疑。乙未太衝原太淵，丁酉心經靈道引，壬日寅時起至陰，甲辰膽脈俠溪荥。三焦寄在陽池穴，反本還原是的親。壬子氣納三焦寄，井穴關衝一片金。癸日亥時井湧泉，乙丑行間穴必然，包絡大陵原並過，己巳商丘內踝邊。子午截時安定穴，留傳後學莫忘言。

右流注歌徐氏所撰還原化本之理血氣所納之穴斯後學莫忘言

針灸大全卷之四　七二

时荥少府心。

己丑太白太冲穴，辛卯经渠是肺经。
癸巳肾宫阴谷合，乙未劳宫水穴荥，
庚子时在三间俞，本原腕骨可祛黄。
丙午时受三焦木，中渚之中仔细详。
辛亥太渊神门穴，癸丑复溜肾水通，
戊日午时厉兑先，庚申荥穴二间迁。
甲子胆经阳辅是，丙寅小海穴安然，
己日巳时隐白始，辛未时中鱼际取，
丁丑时合少海心，己卯间使包络止。
甲申临泣为俞木，合谷金原返本归。
庚寅气纳三焦合，天井之中不用疑。
乙未太冲原太渊，丁酉心经灵道引，
壬日寅时起至阴，甲辰胆脉侠溪荥。
三焦寄在阳池穴，反本还原是的亲。
壬子气纳三焦寄，井穴关冲一片金。
癸日亥时井涌泉，乙丑行间穴必然，
包络大陵原并过，己巳商丘内踝边。
子午截时安定穴，留传后学莫忘言。

丙日申时少泽当，戊戌内庭治胀康。
壬寅经水昆仑上，甲辰阳陵泉合长。
丁日未时心少冲，己酉大都脾土逢。
乙卯肝经曲泉合，丁巳包络大陵中。
壬戌膀胱寻束骨，冲阳土穴必还原。
戊辰气纳三焦脉，经火支沟刺必瘥。
癸酉太溪太白原，乙亥中封内踝比。
庚日辰时商阳居，壬午膀胱通谷之。
丙戌小肠阳谷穴，戊子时居三里宜。
辛日卯时少商本，癸巳然谷何须忖。
己亥脾合阴陵泉，辛丑曲泽包络准。
丙午小肠后溪俞，返求京骨本原寻。
戊申时注解溪胃，大肠庚戌曲池真。
关冲属金壬属水，子母相生恩义深。
丁卯俞穴神门是，本寻肾水太溪原。
辛未肺经合尺泽，癸酉中冲包络连。

上《流注歌》：徐氏所撰。还原化本之理，血气所纳之穴，斯

昭昭矣

孫真人十三鬼穴歌

百邪癲狂所為病，針有十三穴須認。凡針之體先鬼宫，次針鬼信無不應。一一從頭逐一求，男從左起女從右。一針人中鬼宫停，左邊下針右出針。第二手大指甲下，名鬼信刺三分深。三針足大指甲下，名曰鬼壘入二分。四針掌後大陵穴，入寸五分為鬼心。五針申脉名鬼路，火針三下七錐錐。第六却尋大杼上，入發一寸名鬼枕。七刺耳垂下五分，名曰鬼床針要溫。八針承漿名鬼市，從左出右君須記。九針間使鬼路上，十針上星名鬼堂。十一陰下縫三壯，女玉門頭為鬼藏。十二曲池名鬼臣，火針仍要七錐錐。十三舌頭當舌中，此穴須名是鬼封。手足兩邊相對刺，若逢孤穴只單通。此是先師真妙訣，狂猖惡鬼走無蹤。

八法手訣歌

春夏先深而後淺，秋冬先淺而後深。隨處按之呼吸輕，迎而吸之尋內關。補虛瀉實公孫是，列缺次當照海深。臨泣外關和上下，後谿申脉用金針。先深後淺行陰數，前三後二却是陰。先淺後深陽數法，前二後三陽數定。臨泣公孫腸中病，脊頭腰背申脉攻。照海咽喉并小腹，內關行處治心疼。後谿前上外肩背，列缺針時脉氣通。急按慢提陰氣升，急提慢按陽氣降。取陽取陰皆六數，達人刺處有奇效。

八法飛騰定十干八卦歌

壬甲之日公孫乾，乙癸坤宫申脉連。庚日外關屬震卦，丙從艮位內關便。戊日臨泣坎象卦，後谿辛日巽宫遷。丁日

昭昭矣。

孙真人十三鬼穴歌

百邪癫狂所为病，针有十三穴须认。凡针之体先鬼宫，次针鬼信无不应。
一一从头逐一求，男从左起女从右。一针人中鬼宫停，左边下针右出针。
第二手大指甲下，名鬼信刺三分深。三针足大指甲下，名曰鬼垒入二分。
四针掌后大陵穴，入寸五分为鬼心。五针申脉名鬼路，火针三下七锃锃。
第六却寻大杼上，入发一寸名鬼枕。七刺耳垂下五分，名曰鬼床针要温。
八针承浆名鬼市，从左出右君须记。九针间使鬼路上，十针上星名鬼堂。
十一阴下缝三壮，女玉门头为鬼藏。十二曲池名鬼臣，火针仍要七锃锃。
十三舌头当舌中，此穴须名是鬼封。手足两边相对刺，若逢孤穴只单通。
此是先师真妙诀，狂猖恶鬼走无踪。

八法手诀歌

春夏先深而后浅，秋冬先浅而后深。随处按之呼吸轻，迎而吸之寻内关。
补虚泻实公孙是，列缺次当照海深。临泣外关和上下，后溪申脉用金针。
先深后浅行阴数，前三后二却是阴。先浅后深阳数法，前二后三阳数定。
临泣公孙肠中病，脊头腰背申脉攻。照海咽喉并小腹，内关行处治心疼。
后溪前上外肩背，列缺针时脉气通。急按慢提阴气升，急提慢按阳气降。
取阳取阴皆六数，达人刺处有奇效。

八法飞腾定十干八卦歌

壬甲之日公孙乾，乙癸坤宫申脉连。庚日外关属震卦，丙从艮位内关便。
戊日临泣坎象卦，后溪辛日巽宫迁。丁日

兑宫针照海，巳应列缺与离前。

三阴三阳歌

丙手太阳壬足阳，庚手阳明戊足乡。焦手少阳甲足类，辛手太阴已足详。
丁手少阴癸足论，心包厥阴乙足量。
一论甲窍阴，胆足少阳经。乙木是大敦，肝经足厥阴。
丙少泽小肠，名为手太阳。丁心少冲穴，少阴手中央。
戊厉兑胃穴，足上阳明诀。己隐白脾乡，太阴足中绝。
庚商阳大肠，阳明在手乡。辛少商为肺，太阴掌上详。
壬至阴膀胱，原是足太阳。涌泉肾经穴，足上少阴乡。
三焦为父手少阳，包络足上厥阴母。甲胆原来属窍阴，三焦足是少阳经。
乙木属肝名大敦，包络同归踝厥阴。丙似少阴少泽乡，壬属膀胱足太阳。
辛属肺经少商穴，己隐脾足太阴详。丁少冲来却属心，涌泉肾足少阴精。
庚似商阳大肠络，戊属厉胃足阳明。

血忌歌

行针须要明血忌，正丑三寅二之未。四辛五卯六酉宫，七辰八戌九居巳。
十亥十一月午当，腊子更加逢日闭。

逐日人神歌

初一十一廿一起，足拇鼻柱手小指。初二十二廿二日，外踝发际外踝位。
初三十三廿三，股内牙齿足及肝。初四十四廿四右，腰间胃脘阳明手。
初五十五廿五并，口内遍身足阳明。初六十六廿六同，手掌胸前又在胸。
初七十七二十七，内踝气冲及在膝。初八十八廿八辰，腕内股内又在阴。
初九十九二十九，在尻在膝足胫后。

初十二十三十日，腰背内踝足跗觅。

九宫尻神歌

尻神所在足跟由，　坤内外踝圣人留。　震宫牙腮分明记，　巽位还居乳口头。

中宫肩骨连尻骨，　面目背从乾上游。　手膊兑宫难砭灸，　艮宫腰项也须休。

离宫膝肋针难下，　坎肘还连肚脚求。　为医精晓尻神法，　万病无干禁忌忧。

太乙人神[1]歌

立春艮上起天留，　戊寅己丑右足求。　春分左胁仓门震，　乙卯日见定为仇。

立夏戊辰己巳巽，　阴络宫中左手愁。　夏至上天丙午日，　正值应喉离首头。

立秋玄委宫右手，　戊申己未坤上游。　秋分仓果西方兑，　辛酉还从右胁谋。

立冬左足加新洛[2]，　戊戌己亥乾位收。　冬至坎方临叶热，　壬子腰尻下窍流。

五脏六腑并脐腹，　招摇诸戊己中州。　溃治痈疽当须避，　犯其天忌疾难瘳。

杂病十一穴歌

攒竹丝空主头疼，　偏正皆宜向此针。　更去大都除泻动，　风池针刺三分深。

曲池合谷先针泻，　永与除疴病不侵。　依此下针无不应，　管教随手便安宁。

头风头痛与牙疼，　合谷三间两穴寻。　更向大都针眼痛，　太渊穴内用针行。

牙疼三分针吕细，　齿疼依前指上明。　更推大都左之右，　交互相迎子细迎。

听会兼之与听宫，　七分针泻耳中聋。　耳门又泻三分许，　更加七壮炙听宫。

大肠经内将针泻，　曲池合谷七分中。　医者若能明此理，　针下之时便见功。

肩背并和肩膊疼，　曲池合谷七分深。　未愈尺泽加一寸，　更于三间次第

---

① 人神：原倒作"神人"，据《徐氏针灸大全》卷一乙正。

② 洛：原作"落"，据《新刊补注铜人腧穴针灸图经》卷三"立冬新洛宫图"改。

行。

穴内浅深依法用，当时蹇疾两之经，
心气痛时胸结硬，伤寒呕哕闷涎随。
二指①三间并三里，中冲还刺五分依，
鱼际经渠并通里，一分针泻汗淋漓。
汗至如若通遍体，有人明此是良医，
精神昏倦多不语，风池合谷用针通。
各入五分于穴内，迎随得法有神②功，
各刺五分随后泻，更灸七壮便身安。
每穴又加三七壮，自然瘫痪即时安，
五分针刺于二穴，疟病缠身便得离，
又兼气痛憎寒热，间使行针莫用迟。
更针风市兼三里，一寸三分补泻同，
刚柔进退随呼吸，去疾除疴捻指工。
左病针右右针左，依此三分泻气奇，
但能仔细寻其理，劫病之功在片时。

各入七分于穴内，少风二腑刺心经。
咽喉以下至于脐，胃脘之中百病危，
列缺下针三分许，三分针泻到风池，
汗出难来刺腕骨，五分针泻要君知。
足指三间及三里，大指各刺五分宜，
四肢无力中邪风，眼涩难开百病攻。
两手三间随后泻，三里兼之与太冲，
风池手足指诸间，右瘫偏风左曰瘫，
三里阴交行气泻，一寸三分量病看，
肘痛将针刺曲池，经渠合谷共相宜，
未愈更加三间刺，五分深刺莫忧疑。
腿胯腰疼痹气攻，髋骨穴内七分穷，
又去阴交泻一寸，行间仍刺五分中，
肘膝疼时刺曲池，进针一寸是相宜，
膝痛三寸针犊鼻，三里阴交要七次。

风

半身不遂患偏风，肩髃曲池列缺同，
环跳昆仑照海穴，风市三里委中攻。
阳谷合谷及中渚，三里阳

阳陵泉兮手三里，合谷绝骨丘墟中，
足无膏泽治上廉，左瘫右痪曲池先，

①指：原作"足"，据《针灸大成》卷三改。
②神：原缺，据正保本补。

辅昆仑痊。

身体反折肝俞中，中风肘挛内关突，目戴上治丝竹空，偏风却治冲阳窟。

不识人治水沟穴，临泣合谷三穴攻，脊反折兮治风府，吐涎百会丝竹同。

风痹天井曲泽中，少海委中兼阳辅，惊痫神庭与百会，并治哑门真有补。

神阙一壮鸠尾三，七穴治之斯为贵，风劳曲泉膀胱俞，前顶涌泉丝竹类。

风痊肾俞膀胱穴，三壮百会肝与脾，风眩临泣与阳谷，只有膀胱七壮宜。

风痛临泣百会攻，肩井肩髃曲池窟，兼治天井并内间，再有申脉同腕骨。

口眼喎斜治太渊，列缺申脉与二间，内庭行间地五等，通前七穴不可忽。

复有通谷不可失，十一穴治病即痊，喑哑间使与支沟，水沟颊车合谷连。

灵道阴谷然谷穴，兼治通谷疾即瘳，凡人口噤不可开，合谷鱼际并复溜。

风痫疾发僵仆地，风池百会灸无灾。　颊车承浆合谷该。

又曰

半身不遂云中风，七处各灸三壮同，如风在左灸在右，患右灸左艾气通。

寻穴须从百会起，次及耳前之发际，第三肩井四风市，六是绝骨五三里。

乃若曲池居第七，灸之神效无可比，二椎五椎各七壮，状如半枣核大炷。

以此同灸二椎上，中风目戴不能语。

伤寒

身热头疼攒竹穴，大陵神门与少泽，合谷鱼际中渚间，液门委中与太白。

洒淅恶寒栗鼓颔，治之宜在鱼际端，身热陷谷针吕细，三里复溜兼涌泉，

公孙太白委中穴，兼治侠溪病自安，寒热风池与少海，鱼际少冲合谷在。

复溜太白临泣中，八穴治之病自瘳。　伤寒汗不出风池，鱼际二间兼

経渠。

过经不解期门上，　余热不尽先曲池。　次及三里与合谷，　二穴治之余热除。
腹胀三里内庭中，　阴证伤寒神阙攻。　灸壮须及二三百，　庶几能保命不终。
大热曲池及三里，　复溜不失患者起。　呕哕百会曲池中，　间使劳宫商丘底。
腹寒热气少冲中，　商丘太冲行间同。　三阴交分与隐白，　阴陵三壮灺火红。
发狂间使与百劳，　合谷复溜四穴焦。　不省人事中渚穴，　三里大敦二穴烧。
秘塞照海与章门，　小便不通阴谷焚。　更兼阴陵通二穴，　治之患者效自臻。

痰喘咳嗽

咳嗽列缺与经渠，　须用百壮灸肺俞。　尺泽鱼际少泽穴，　前谷解溪昆仑隈。
膻中七壮不可少，　再兼三里实相宜。　咳嗽饮水治太渊，　引两胁痛肩俞间。
引尻痛兮鱼际上，　间使神门太渊同。　肺俞百劳乳根穴，　风门肺俞咳血关。
唾血内损治劳宫，　终及然谷与大冲。　鱼际泻兮尺泽补，　曲泉太溪只在中。
肝脾三壮肺俞兮，　呕血曲池神门穴。　唾血振寒治大溪，　三里列缺太渊宜。
呕血曲池神门穴，　鱼际通前三穴医。　吐脓不愈治膻中，　吐浊尺泽间使攻。
列缺少商与前穴，　此患治之四穴同。　呕食不化治太白，　呕吐通里与曲泽。
劳宫阴陵太溪中，　照海太冲大都穴。　通谷胃俞与肺俞，　再兼一穴是隐白。
患者呕逆治大陵，　呕哕太渊治之宁。　喘呕欠伸经渠上，　治之无恙乐升平。
上喘曲泽大陵中，　神门鱼际三间攻。　商阳解溪昆仑穴，　膻中肺俞十穴同。
喘嗽隔食治膈俞，　喘满三间商阳宜。　肺胀气抢胁下痛，　阴都太渊肺俞除。
喘息难行治中腕，　期门上廉三穴善。　诸虚百损等极病，　五劳七伤失精证。

大椎膏肓脾胃肺，下脘三里首肩井。
干呕间使三十壮，胆俞通谷及隐白。
噫气劳宫与大敦，少商太渊与神门。
痰涎阴谷与前谷，复溜三穴不可忽。
数嗽而喘治太渊，一穴治之病自瘥。

传尸骨蒸肺痿法，膏肓肺俞四花穴。
乳下寸半要识真，灸之神效胜服药。
大溪陷谷与太白，八穴治之神效臻。
结积留饮病不瘥，膈俞五壮通谷灸。

诸积聚

气块冷气一切气，气海针灸病可愈，心气连胁里大陵，支沟上脘兼百会。
结气上喘及伏梁，中脘治之病自愈，更有心下如杯形，须治中脘及百会。
胁下积气治期门，章期中脘疗贲豚，气海百壮不可少，巨阙五穴通前论。
气逆商丘与天泽，三阴交分与太白，喘逆神门足临泣，阴陵昆仑不可失。
太冲神门二穴中，噫气下逆病可通，支沟前谷攻咳逆，大陵曲泉三里同。
陷谷前谷行间穴，临泣肺俞十穴不可失，患者咳逆无所出，三里取之为第一。
后取太白与大渊，鱼际大渊不可失，窍阴之穴及肝俞，通前七穴斯为毕。
咳逆振寒治少商，更兼天突灸三壮，久病咳分少商穴，天柱三壮病即康。
厥气冲腹及解溪，天突通前二穴宜，短气太陵尺泽上，小气间使神门医。
太陵少冲三里穴，下廉行间兼肺俞，然谷至阴与气海，十一穴治病自除。
欠气通里及内庭，诸积三里治之宁，阴谷解溪[1]通谷穴，上脘肺俞膈俞应。
脾俞三焦俞上治，九穴治之命不倾，腹中气块穴头针，二寸半分二七焚。
块中一穴针三寸，灸之二[2]七块犹存。块尾一穴针三寸，灸至七壮块渐分。
胸中膨胀气又喘，合谷期门

---

①解溪：原作"解谷"，据《神应经》改。以下多处"解溪"写作"解谷"，均据改，不另出注。

②二：原脱，据正保本补。

乳根善。

哮

医者若欲灸人哮，天突尾穷骨尖高。又法背上有一穴，量穴须用线一条。
环颈垂下至鸠尾，尖上截断牵脊背。线头尽处是穴端，灸至七壮真为贵。

腹痛胀满

腹痛三里与内关，阴陵复溜大溪连。昆仑阴谷陷谷穴，太白中脘与行间。
气海膈俞脾俞穴，兼治肾俞病即疼。食不下分治内关，鱼际三里三穴间。
小腹急痛不可忍，兼治小肠吊外肩。疝气心痛诸气痛，足之大指次指下。
中节横纹灸五壮，男左女右无虚假。三足并灸无所分，细按神经亦云可。
小腹胀痛气海焚，绕脐痛分治水分。小腹痛分治阴市，承山下廉及中封。
复溜小海关元穴，肩俞随年壮大敦。夹脐痛分治上廉，脐痛中封与曲泉。
再兼水分通三穴，太冲太白引腰疼。少商阴市腹满法，三里曲泉昆仑穴。
隐白大都陷谷中，商丘通谷与太白。行间一穴不可遗，十二穴治胜服药。
腹肋满分治阳陵，三里上廉三穴精。心腹胀满绝骨上，更兼一穴是内庭。
小腹胀满痛中封，然谷内庭大敦中。腹胀阴市与尺泽，三里曲泉阴谷穴。
阴陵商丘公孙中，内庭太溪与太白。厉兑膈俞及肾俞，中脘大肠俞太白。
胀而胃满治膈俞，腹坚大分治丘墟。三里阴陵解溪上，冲阳期门水分宜。
此病治之通九穴，更有神阙膀胱俞。寒热坚大冲阳焚，鼓胀复溜与公孙。
中封太白三阴交，更兼一穴是水分。腹寒不食阴陵烧，痰癖腹寒三阴交。
腹鸣寒热

复溜上，一穴治之命坚牢。胸腹膨胀气鸣疾，合谷三里期门高。

心脾胃

心痛间使与曲池，内关大陵神门医。　太渊大溪通谷穴，巨阙百壮通心俞。
心痛食不化中脘，胃脘痛兮治太渊。　鱼际三里两乳下，一寸三十壮为便。
膈俞肺俞独肾①俞，随年壮兮病即瘥。　心烦阳溪与神门，鱼际腕骨少商焚。
解溪穴与太白穴，更兼至阴与公孙。　烦渴心热与曲泽，心烦怔忡鱼际穴。
卒心疼兮不可忍，吐冷酸水难服药。　此患灸足最为良，得效最速不虚谑。
大指次指内纹中，各一壮炷如小麦。　思虑过多无心绪，少力忘前失后起。
寻穴须从百会中，患者灸之病自除。　心风灸心俞中脘，患者烦闷腕骨观。
虚烦口干肺俞攻，烦闷不卧治太渊。　公孙隐白阴陵泉，肺俞三阴交六穴，
治之不患病不瘥。

烦喜心兮治少商，再兼太溪陷谷康。　心痹悲恐神门穴，大陵鱼际定吉昌。
懈惰须治照海中，心惊恐兮曲泽攻。　天井灵道神门穴，大陵鱼际二间同。
液门百会厉兑上，通谷巨阙与少冲。　章门通前十四穴，治之立见有神功。
嗜卧百会与天井，二间三间大溪顶。　照海厉兑及肝俞，嗜卧不言膈俞应。
不得卧分治太渊，公孙隐白阴陵泉。　并治三阴交穴上，通宵得寝斯安然。
支满不食治肺俞，振寒不食冲阳宜。　胃热不食下廉穴，胃胀不食水分宜。
心中恍惚天井上，再兼巨阙与心俞。　心喜笑兮阳溪中，阳谷神门大陵同。
列缺鱼际复溜上，再兼肺俞与劳宫。　胃痛太渊与鱼际，三里肾俞肺俞治。
胃俞再兼两乳下，一

---

①肾：原作"肩"，据《神应经》改。

心邪癫狂

后取三里泻宜然。
少商太白公孙同。
不能食分治胃俞，
若不嗜食治中封，
食多身疲脾胃俞。
太溪至阴腰俞端，
脾虚腹胀谷不消，
脾虚不便治商丘，
若治气海病即瘳。

翻胃下脘取之先，
噎食不下治劳宫，
食分下咽有神功。
通前六穴皆常医。
脾俞胃俞小肠同。
中封照海陷谷里，
胃寒有痰膈俞攻，
此病须治三阴交，

寸廿①壮病即愈。
膈俞百壮患者安。
三焦俞分大肠俞，
再及大肠膈俞穴。
隐白阴陵泉上穴，
液门合谷商丘中，
乃若胃热治悬钟，
脾病溏泄若不愈，
胆虚呕逆兼带热，

胃俞脾俞及中脘，
三里中脘中魁穴，
少商三里然谷宜。
然谷内庭厉兑中，
脾寒二间与中渚，
兼治三阴交乃止，
只治三里最为高。
三阴交灸三十休。

心邪癫狂

曲池一七理所当。
腕骨神门与冲阳，
天井小海金门同。
心俞百壮有神功，
阳溪腕骨与商丘，
灸至百壮疾即瘳。
狂言不乐太阳穴，
多言用治百会尖，
又用钢刀割断奇，
喜笑阳溪

癫狂肺俞至百壮，
京骨合谷与鱼际。
癫痫攒竹神门中，
通前总计十一穴。
风池曲池与尺泽，
承山针三分速出，
狂言不乐太阳穴，
灸上一壮如小麦。

阳溪间使与尺泽，
阳溪阳谷大陵方，
十六穴灸斯为臧。
心俞后溪鬼眼攻，
癫疾上星百会头，
昆仑然谷通谷求。
并及昆仑与下廉，
唇里中央肉缝宜，
宜治阳谷液门穴。

心邪癫狂攒竹穴，
小海少海间使穴，
液门穴与行间穴，
商丘行间与通谷，
鬼击间使与支沟，
解溪后溪及申脉，
狂言阳溪与太渊，
痫狂言语无尊卑，
患者狂言数回顾，

①廿：原作"二十一"，据《神应经》"一寸，各二十壮"文意改。

霍乱阴陵承山穴，次及解溪与太白。霍乱吐泻治关冲，支

及大陵，并及水沟与列缺。

喜哭百会水沟中，目妄视兮风府攻。
试问鬼宫何所在，要识此穴即人中，
三鬼垒兮足大指，甲下入肉二分是。
男从左兮女从右，起针之法依此等，
六鬼枕兮大椎上，入发一寸非虚假，
九鬼营即劳宫穴，上星穴是入鬼堂。
十二鬼臣②即曲池，火针亦与曲池宜，
依次而行针灸备，二者兼到有神功。
中恶不省水沟穴，中脘气海当兼医，
发狂少海间使中，合谷后溪丝竹空。
狂走风府阳谷安，孤魅神邪狂与痫，
要识此穴名鬼眼，灸至三壮病必瘥。
卒狂间使合谷中，并及后溪三穴攻，
带脉一穴并四穴，通前五穴收全功。
登高而歌摄衣走，久狂神门及后溪，
瘈惊百会解溪头，暴惊下廉一穴求，
再兼一穴是申脉，按穴治之此疾瘳。

鬼邪须治间使穴，仍针后溪①起鬼宫。
二鬼信分手大指，甲下入肉三分是。
四鬼心分即太渊，治之须至入寸半，
五鬼路分即申脉，火针七锃三分下，
耳前发际七鬼床，八鬼市穴即承浆，
火针七锃鬼堂用，鬼藏阴下缝三壮。
十三轮该是鬼封，即是舌下一寸缝。
假如见鬼治阳溪，凡人魇梦商丘宜，
不省人事用三里，大敦一穴相兼治，
并兼复溜穴在内，治之立待有神功。
两手两足大拇指，用绳缚定灸四尖，
小儿奶痫惊痫证，亦依此法一壮燃，
瘈疭指掣哑门穴，阳谷腕骨与劳宫。
呆痫神门少商宜，涌泉一穴与心俞，
并及冲阳共三穴，等闲感应似神祇，
癫疾前谷后溪穴，解溪金门及水沟。

霍乱

霍乱阴陵承山穴，次及解溪与太白。霍乱吐泻治关冲，支

①溪：底本版蚀脱字，据正保本补。
②鬼臣：原作"鬼长"，据《神应经》改。

沟^①三里与尺泽。

再及太白一穴内，三穴治之胜服药。霍乱呕吐支沟中，霍乱转筋支沟同。
逆数大都太白穴，公孙丘墟解溪攻。再及中封承山穴，阴陵阳辅与关冲。

疟疾

疟疾百会与经渠，前谷三穴实相宜。温疟中脘大椎穴，乃若痰疟治腰俞。
假如疟疾发寒热，合谷液门商阳别。痰疟寒热后溪穴，兼治合谷随即歇。
疟疾振寒治上星，丘墟陷谷得安宁。头痛脘骨神效得，寒疟三间治之精。
假如心烦治神门，寒疟不食治公孙。内庭历兑共三穴，久疟中渚商阳焚。
此疾兼治丘墟穴，叮咛医者识此文。热多寒少间使中，再兼三里有神功。
脾寒发疟大椎穴，间使乳根三穴同。

肿胀

浑身浮肿治曲池，合谷三里内庭医。行间三阴交六穴，治之此病绝根株。
水肿列缺腕骨医，合谷间使阳陵宜。阴谷三里曲泉穴，复溜陷谷与解溪。
公孙历兑冲阳穴，阴陵水分并胃俞。再兼神阙十八穴，速除此疾无毫厘。
四肢浮肿曲池中，通里合谷中渚同。液门三里三阴交，风肿身浮解溪攻。
肿水气胀满复溜，并兼神阙功效收。水胀胁满阴陵泉，遍身肿满疾久缠。
更兼饮食又不化，肾俞百壮病即瘥。凡人消痹治太溪，伤饱身黄章门医。
红瘅合谷与百会，委中三里与曲池。黄瘅百劳腕骨中，三里涌泉中脘同。
然谷太冲复溜穴，膏肓大陵与劳宫。还有脾俞兼在内，太溪一穴在中封。

汗

---

①沟：底本版蚀脱字，据正保本补。

多汗合谷补之先，次泻复溜汗即干。　少汗先泻合谷穴，次补复溜病即瘥。
有汗列缺与曲池，少商昆仑冲阳宜。　然谷大敦涌泉穴，无汗上星哑门医。
中冲阳谷腕骨穴，然谷风府与风池。　中渚液门及鱼际，合谷支沟与经渠。
大陵少商商阳等，大都委中与侠溪。　陷谷厉兑廿二穴，仔细治之病自除。
汗不出兮曲泽烧，鱼际少泽上星高。　曲泉复溜昆仑穴，侠溪窍阴九穴焦。

痹厥

风痹尺泽阳辅区，积癖痰痹治膈俞。　寒厥太渊液门穴，假如痿厥治丘墟。
尸厥如死不知事，须灸三壮于厉兑。　身寒痹治曲池穴，列缺环跳与风市。
委中商丘及中封，再兼临泣八穴攻。　厥逆列缺与中冲，金门大都内庭中。
厉兑隐白大敦穴，须治八穴为有功。　四支尺泽与支沟，少海前谷三里头。
三阴交与曲泉穴，照海内庭太溪丘。　行间大都十二穴，次第详治病即瘳。

肠痔大便

肠鸣三里陷谷焚，公孙太白与章门。　神阙胃俞三焦俞，三阴交分与水分。
肠鸣而泄神阙穴，并治三间与水分。　食泄上廉与下廉，暴泄须治隐白瘥。
洞泄宜治肾俞穴，溏泄太冲与神阙。　并治一穴三阴交，泄不止兮亦神阙。
泄不觉兮治中脘，痢疾曲泉太溪便。　太冲丹田与脾俞，兼治小肠俞最善。
便血承山并复溜，太冲太白四穴求。　大便不禁丹田穴，兼治大肠俞即瘳。
大便不通治大溪，承山照海太冲宜。　小肠俞穴与太白，章门穴与膀胱俞。
大便下重治承山，解

溪太白带脉间。
闭塞照海与太白，兼治章门如神丹。
京骨中脘脾俞穴，肩俞大肠俞天枢。
侠溪气海会阴穴，长强之穴与太冲。
三百壮灸胃脘穴，功效最速如神通。
乃若脱肛治百会，灸至七壮是尾穷。
患者血痔泄腹痛，承山复溜二穴攻。
久痔宜治三白间，须兼长强与承山。

泻泄曲泉隐白宜，阴陵然谷三焦俞，
五痔承山与委中，飞扬阳辅复溜同。
肠风百壮灸尾穷，假如大小便不通，
肠痛痛治太白中，陷谷大肠俞与同。
此疾须用治三穴，随年壮分灸脐中，
若是痔疾骨疽蚀，承山商丘收神功。

疝

寒疝腹痛阴市宜，并及太溪与肝俞。
兼治阴市与照海，四穴不失大效随。
小腹下痛目疝癖，大溪三里脾俞同。
腹中之病云疝癖，阴陵大溪丘墟佳。
肠癖㿗疝小肠痛，灸至百壮通谷用。
偏坠木肾治归来，大敦三阴交穴该。
痃癖膀胱小肠事，医家宜把燔针刺。
阴肾大小便数分，或阴入腹大敦宜。
阴茎肿痛治曲泉，阴陵阴谷与行间。
阴茎痛兮阴汗出，大溪鱼际与中极。
转胞不溺只淋沥，关元疗病真可必。

疝癖须治阴跷穴，卒疝大敦与丘墟。
癫疝曲泉与中封，再兼商丘与大冲。
三阴交穴曲泉穴，宜兼阴陵六穴攻。
便兼照海通四穴，从此治之无所差。
京骨穴与大肠俞，三穴治之有神应。
阴疝太冲大敦穴，三穴治之绝无灾。
五枢气海及三里，气门百壮三交俞。
阴肿曲泉大溪穴，大敦三阴交肾俞。
太冲大敦太溪穴，肾俞中极三阴痉。
更治一穴三阴交，四穴治之多有力。
肾脏虚冷日渐羸，阴疼少气遗精

疲。

不须别求疗此病，只治一穴是肾俞。　　遗精白浊肾俞烧，关元穴与三阴交。
梦泄百壮曲泉穴，中封太冲至阴高。　　膈俞脾俞肾俞准，关元三焦三阴交。
寒热气淋阴陵宜，淋漓曲泉然谷医。　　阴陵行间大敦穴，涌泉气门小肠俞。
小便黄赤阴谷中，大溪肾俞气海同。　　膀胱俞穴宜兼治，五穴无缺有神功。
小便五色治委中，须把前谷第二攻。　　小便不禁上承浆，阴陵委中太冲间。
膀胱俞穴大敦穴，通治六穴患者安。　　小便赤如血大陵，兼治关元病始轻。
妇人胞转小便艰，二七壮分治关元。　　遗溺神门鱼际穴，太冲大敦及关元。
阴痿丸骞阴谷中，然谷三阴交中封。　　兼治大敦通五穴，此病立待有神功。
阴挺出分治太冲，少府照海曲泉同。　　疝气偏坠用小绳，患者口角量一形。
分作三折成三角，如△字样为权衡。　　一角安在脐心上，两角安在脐下平。
两角尽处是灸穴，患左患右灸反更。　　各三七壮病立愈，二穴俱灸亦安宁。
膀胱气攻胁脐下，阴肾入腹病染增。　　自脐量下至六寸，两旁各寸是穴中。
患左患右灸反覆，炷如小麦大相应。

头面

头痛百会上星中，风府攒竹小海攻。　　阳溪后溪合谷穴，腕骨中渚丝竹空。
风池昆仑阳陵等，再兼一穴是中冲。　　头强痛分治颊车，并治肩井及风池。
少海穴分兼在内，通计五穴至后溪。　　头偏痛者针头维，脑泻囟会通谷医。
头风上星前顶穴，百会阳谷合谷宜。　　通前通后共八穴，昆仑关元与侠溪。
脑痛上星风池中，脑空天柱少海攻。　　头风面目赤何治，通里解溪真有功。
头风牵引脑项痛，上星百会合谷同。

偏正头风百会穴，前顶神庭上星通。
风池合谷头维等，攒竹穴与丝竹空。
头风眩晕治合谷，次及丰隆解溪方。
两般皆灸虎口内，更详此处宜灸壮。
中渚液门解溪穴，行间厉兑噫嘻灵。
面痒肿分治迎香，再兼合谷治之良。
假如头风冷泪出，攒竹合谷治无失。
申脉至阴络却穴，通前五穴治有功。
头肿上星前顶穴，大陵出血公孙央。
腕骨前谷商阳等，侠溪手三里丘墟。
若人头面目浮肿，宜治陷谷与目窗。
脑风而疼治少海，头肿身热是肾俞。
面浮肿分厉兑穴，面肿若灸水分痊。

醉后头风治印堂，攒竹三里三穴当。
垂手著膝著腿双。
面肿水沟与上星，攒竹支沟间使应。
十三穴内治之精。
患者头面项俱痛，百会项后合谷强。
脑昏目赤攒竹中，头旋目窗百会同。
至若面肿与项强，鼻生息肉治承浆。
若人颊肿治颊车，颐颔肿者阳谷宜。
风动如虫行迎香，颈项强急风府央。
眼睑瞤动治头维，再兼一穴攒竹医。
眉棱痛分肝俞穴，毛发焦燥治下廉。
头目眩疼反肿者，兼生白屑灸囟会。

咽喉

凡人喉痹治颊车，合谷少商与经渠。
假如鼓颔治少商，咽中如鲠间使当。
咽外肿分液门攻，咽食不下灸宣中。
咽喉肿痛又闭塞，水粒不下合谷得。
节上甲根不可差，排刺三针斯为毕。
单蛾少商合谷等，并治廉泉病绝根。

大陵二间与尺泽，再兼前谷与阳溪。
再兼一穴三间穴，咽肿中渚大溪央。
咽中闭者治合谷，再有曲池二穴同。
少商兼以三棱针，刺手大指背头吉。
双蛾玉液与金津，又兼少商三穴焫。

复有咽喉肿闭甚，治之以细三棱针。把针藏在笔端内，以药点肿给患人。
却将笔端点肿处，刺之立愈病除根。续添一证是咽痛，若治风府效如神。

耳目

耳鸣百会与听宫，听会耳门络却中。阳溪阳谷前谷穴，后溪腕骨中渚同。
液门商阳肾俞顶，总筭十四穴里攻。聤耳生疮有脓汁，耳门翳风合谷窟。
重听无所闻耳门，翳风风池侠溪焚。听会听宫通六穴，治之此患定不存。
凡人目赤目窗针，大陵合谷液门临。上星丝竹空攒竹，七穴治之病绝根。
目风赤烂阳谷烧，赤翳攒竹后溪高。再兼液门通三穴，斯病可待无根苗。
目赤肤翳治太渊，侠溪攒竹风池前。目翳膜者治合谷，临泣角孙液门巅。
后溪中渚晴明穴，白翳临泣肝俞痊。晴痛内庭与上星，假如冷泪治晴明。
临泣风池腕骨穴，四穴不失医者精。迎风有泪治头维，晴明临泣与风池。
眼泪出治临泣穴，百会液门与后溪。通前通后共八穴，必是前谷与肝俞。
风生卒生翳膜引，两目痛兮不可忍。晴明穴及手中指，本节间尖三壮准。
眼睫毛倒丝竹空，青盲无见肝俞中。并及商阳通二穴，患左患右左右攻。
眼眦急痛三间医，假如目昏治头维。攒竹晴明目窗穴，百会风府与风池。
合谷肝俞丝竹空，再兼一穴是肾俞。目眩临泣风府中，风池阳谷中渚同。
通前通后共八穴，液门鱼际丝竹空。目痛阳溪二间精，次及三间与大陵。
前后总筭六穴治，须兼前谷与上星。目眦烂见风泪流，宜治头维颛髎头。
眼痒眼痛光明泻，兼治五会痒痛休。目生翳者治肝俞，命门童子窈穴宜。外眦五分得气泻，再兼合谷商阳医。

小儿雀目不见物，手拇指甲后一寸。宜在内廉外纹头，白肉际各一壮稳。

鼻口

鼻有息肉治迎香，　衄血风府风池良。

申脉昆仑并厉兑，　兼治上星隐白长。

鼻塞上星临泣烧，　百会前谷厉兑高。

鼻流清涕治人中，　上星风府三穴攻。

鼻衄上星二七壮，　兼治绝骨囟会康。

久病流涕出不禁，　百会灸之病绝根。

再兼一穴是商阳，　仔细治之效自获。

金津玉液曲池穴，　太冲行间与劳宫。

唇干有涎治下廉，　舌干涎出复溜尖。

假如唇动如虫行，　水沟一穴治之宁。

水沟列缺太渊穴，　合谷二间丝竹空。

口噤颊车与支沟，　外关列缺内庭头。

失口不语治间使，　支沟灵道兼鱼际。

舌缓太渊合谷中，　冲阳内庭风府同。

舌强哑门少商穴，　鱼际二间与中冲。

假如舌黄治鱼际，　齿寒少海实为贵。

合谷二间三间穴，　后溪前谷委中强。

鼽衄风府与二间，　再兼一穴是迎香。

通前通后共七穴，　兼治合谷迎香焦。

脑泻鼻中臭涕出，　曲差上星治有功。

又法灸项后发际，　两肋中间宛宛央。

口干尺泽与曲泽，　大陵二间少商穴。

咽干太渊鱼际中，　消渴水沟承浆通。

商丘然谷隐白穴，　百日以上不可攻。

唇干饮食又不下，　三间少商治之痊。

唇肿宜治迎香穴，　口喎眼斜颊车精。

兼治地仓极有效，　感应最速如神灵。

再兼厉兑通六穴，　次第治之病自瘳。

合谷阴谷复溜穴，　再治然谷病即愈。

通前通后共七穴，　三阴[1]交穴昆仑攻。

再兼阴谷然谷等，　七穴治之为有功。

齿痛商阳一穴医，

---

①阴：原为"阳"，据《神应经》改。

齿龋恶风合谷利。
再兼厉兑二穴攻，
液门二间内庭等，
牙疼少海与曲池。
上牙疼分治人中，
下牙疼者龙玄穴，
灸至五壮病必瘥，
七壮须灸在承浆。

医者寻趁须仔细。
龂痛角孙少海居，
阳谷二间与阳溪，
大渊吕细三穴通，
侧腕交叉脉是斯。
不能嚼物角孙强，

齿龋厉兑少海宜，
舌齿腐分承浆穴。
更兼内庭与吕细，
臂上起肉中五炷，
并及承浆合谷穴，
牙痈蚀烂至生疮，

小海阳谷合谷奇，
须兼劳宫二穴医，
并及液门与颊车。
灸之立待有神功，
腕上五寸两筋①间，
炷如小箸头样大，

胸背肋

胸满经渠与阳溪，
假如胸痹治太渊，
三里大陵丘墟等，
再兼内关通二穴，
假如胸烦期门穴，
后溪腕骨委中穴，
胸满血膨有积块，
假如胁满章门奇，
胁与脊引肝俞烧，
腰脊痛楚委中头，
背拘急者治经渠，
须

后溪三间间使宜，
胸膊闷分肩井瘥，
阳辅八穴实为便。
得效最速定不迟，
胸中烦者亶中安，
次第治之病不存。
霍乱肠鸣喜噫带，
胁痛阳谷腕骨宜，
背膊项急大椎焦，
再兼一穴是复溜。
肩背相引二间宜，

阳陵三里曲泉穴，
胸胁痛者天井穴，
胸中淡者间使宜，
胸胁引满腹下廉，
肩背酸疼治风门，
心胸痛者治尺泽，
三里期门向外针，
支沟膈俞及申脉，
腰背强直难转侧，
腰背伛偻风池穴，
商阳委中昆仑穴，

足临泣等九穴医，
支沟间使太白连，
胸满支肿治膈俞，
丘墟侠溪肾俞连。
肩井中渚支沟焚，
内关大陵三穴著，
二寸不补亦不泻，
缺盆肿足临泣医，
腰俞肺俞二穴高，
并治肺俞病即瘥，
假如偏胁背痛②痹。

---

① 筋：原作"肋"，据《神应经》改。　② 痛：原脱，据《神应经》补。

治鱼际委中穴，可保此病无根株。　背痛鱼际与经渠，昆仑京骨及丘墟。
脊膂强痛委中穴，腰背俱疼治风池。　天髎合谷昆仑等，四穴善治身不疲。
脊肉牵疼难屈伸，合谷复溜昆仑真。　胸连胁痛期门穴，宜于此处先入针。
章门穴与丘墟穴，行间涌泉须细寻。　肩痹痛者治肩髃，宜兼天井与曲池。
并治关冲与阳谷，五穴仔细疾不居。

手足、腰腋、女人

手臂痛难举曲池，须兼尺泽与肩髃。　三里少海太渊等，阳池阳谷与阳溪，
前谷合谷液门穴，外关[1]腕骨次第医。　臂寒曲泽与神门，臂内廉痛大渊焚，
臂腕侧痛治阳谷，手腕摇动曲泽存。　腋痛少海间使宜，少府阳辅与丘墟，
须兼申脉足临泣，腕劳天井治曲泽。　间使中渚与阳溪，阳谷太渊腕骨等，
列缺液门十穴医，四穴能除肘臂疼。　肘臂痛者肩髃攻，曲池通里手三里，
七穴驰治病自除，兼治中渚病即瘳。　少海间使与后溪，复兼大陵鱼际等，
再兼合谷与经渠，曲池阳谷合谷同。　肘臂手指难屈忧，曲池三里外关等，
劳宫九穴病必安，治之立待有神功。　外关支沟与曲池，阳陵腕骨上廉等，
偏风瘾疹喉痹等，手臂麻木天井宜。　曲池下廉三穴攻，手指拘挛并筋紧，
肩髃手三里为证，肩髆　手臂冷痛肩井中，曲泽列缺经渠间，太渊中冲少冲等，
手热曲池与内关，臂肿经渠曲池中，通里中渚合谷同，并兼液门手三里，
风痹手挛不举证，胸胁填满及筋缓。　尺泽曲池合谷应，差点拘挛皆不安，
无力皮肤枯燥病，曲池先泻后补宜。

---

[1] 外关：原作"外渊"，据《神应经》改。

烦疼治肩髃。掌中热者列缺巅，腋下肿者阳辅宜，承山阳辅昆仑穴，尺泽曲池合谷穴，再兼委中行间穴，膀胱俞穴宜兼治。腰膝内痛治委中，脚膝痛者委中烧，膝脐股肿治委中，足瘘不收治复溜，阴陵阳辅大溪穴，太冲丘墟行间穴，足寒热分治三里，足寒如冰肾俞高，兼治申脉厉兑端，再兼一穴三阴交，太冲三阴交为便，七穴治之病不存。

兼带肩井与曲池，宜兼经渠与太渊，足临泣分与丘墟，复兼腰俞与肾俞，三阴交穴与阴陵，三穴治之诚有功。腰脚痛者环跳宜，三里三阴交穴同。三里曲泉阳陵焦，三里阳辅解溪同，风痹脚肿麻木忧，兼治至阴五穴瘳。髀枢痛者环跳攻，委中阳陵复溜底，浑身战悼及脐疼，足挛肾俞阳陵烧。过时不止隐白巅，血崩气海与大敦，瘕聚关元病必除。

五指皆疼外关穴，腋肘肿分治曲泽，腰痛肩井环跳穴，两腿如水阴市中，行间三里手三里，腰脊强痛治腰俞，风市阴市委中等，腿膝酸疼环跳穴，风市昆仑解溪等，再及承[1]山通五穴。宜治环跳风市攻，脚气肩井睛眼中，阳陵丘墟共三穴，然谷委中置骨焦，承山金门二穴观，阳辅绝骨皆宜焦，下经冷来治关元，阴谷太冲然谷焚，赤白带治白环俞。

手挛皆疼少商医。小海间使大陵痉。阴市三里委中煨，挫闪腰疼胁肋疼，腰疼难动风市攻，委中涌泉小肠俞，承山昆仑申脉医。阳陵丘墟三穴攻，以上七穴最为高。腰如坐水阳辅攻，足麻痹等环跳丘，风市三里承山同，病者治此为有功。下廉风市共七穴。足脐寒者复溜穴，月事不利治中极，假如女人漏不止，三阴交穴与中极，带脉关元气

①承：原作"水"，据《神应经》改。

绝子三丘中极攻。
乳痛下廉三里医。
难产合谷补无失，
合谷三阴交穴同。
烒如小麦大有功，
产妇端的无险跌。
不在脑后人中寻，
肩井五分针病消，
阴挺出者曲泉焦。
三里气海丹田同，
与夫交感瘦渐形。
风门中极气海并，
海如妇人腨腓病，
乃若脚弱治委中，
再兼阴市通四穴，
并及照海通四穴，
复溜冲阳然谷等，
脚腕酸者委中临。
鹤膝历节风肿侵，

小腹坚治带脉中，
产后诸病期门宜，
乳肿痛治足临泣，
横生死胎治太冲。
三壮五壮为灸数，
三阴交泻合谷补，
或在手心或脑后，
堕胎手足如冰厥，
兼治一穴是肩井。
血块曲泉复溜中，
妇人经事若正行，
宜治百劳肾俞等，
诸节皆疼治阳辅，
太冲①丘墟四穴定。
膝关委中三里攻，
昆仑丘墟商丘红，
三里委中阳辅巅，
十一治之病即瘥。
脚筋短急足重沉。

间使三阴交为宜。
气海关元必有功，
足临泣兮与侠溪，
兼治太冲期为毕。
右足小指尖上攻，
这难须当攻巨关。
生下男女左右痕，
支沟三里三阴交。
胎衣不下中极高，
无乳膻中少泽烧，
医人须当仔细攻。
此病若把虚劳名，
如此治之功必成。
足缓阳陵冲阳中，
两脚红肿更疼痛，
若患穿跟草鞋风，
足不能行治曲泉，
三阴交穴带在内，
足心疼痛取②昆仑，

海等，
因产恶露或不止，
鱼际少泽委中穴，
再泻一穴三阴交，
假如横生手先出，
子上逼心气欲绝，
假如子手掬母心，
产后血晕不识人，
觉闷急针三里穴，
照海大敦共三穴，
复带三阴交一穴，
寒热往来精血竞，
再兼三阴交在内，
承山昆仑穴相应。
三里承山三穴同，
次第治之极有功，
如此妙术医者通，
申脉行间脾俞连，
再兼一穴是昆仑。
恶发不能起床榻，

①太冲：原缺，据《神应经》补。
②痛取：原缺，据《神应经》补。

此等宜于风市寻。假如腰重不可忍，转侧起卧不便窘。
冷痹脚筋又挛急，如此复兼难屈伸。两脚曲脉两纹头，四处三壮一同灸。
两人两边用同次，待至火[1]灭效可候。午时若灸挨至晓，听得脏腑或鸣吼，
不鸣或行一二次，此病痊愈时可守。腰痛不能举仆参，二穴跟骨下陷寻，
拱足取之三壮灸，指日可保病不侵。膝以上病灸环跳，再兼一穴风市疗。
膝下病者灸犊鼻，膝关三里阳陵效。足踝上灸三阴交，绝骨昆仑三穴高，
足踝以下灸照海，再兼申脉病绝苗。假如腿痛置骨康，脚气风市或五壮，
或五十壮百壮灸，次及伏兔针为藏，针止三分切忌灸，三四犊鼻膝眼当，
地五三里百壮灸，数至第六上廉央，惟有第七今已阙，终至第八绝骨良。
脚筋转时不可忍，宜于脚踝灸为准。内筋急分灸在内，外筋急分灸外稳。
脚筋多年不愈者，如此灸之病即泯。

妇人

月脉不调气海中，三阴交穴中极攻。带脉一壮不可过，再及肩俞斯有功。
女子月事若不来，面黄呕吐身无胎，三阴交分曲池穴，支沟三里治无灾。
经脉过多通里高，行间穴与三阴交。欲断产分治合谷，右足内踝上寸烧，
脐下二寸三分灸，灸至三壮阳气消，复有肩井带在内，从此妊孕绝根苗。
一切冷愈灸关元，不时漏下三阴交。月水不调结成块，用针关元水自调。

小儿

大小五痫水沟存，百会神门与金门。须带昆仑及巨阙，惊

---

① 火：原作"人"，据日抄本改。

風腕骨最為真。

風病目帶上百會，復兼崑崙絲竹空。
角弓反張百會穴，大凡瀉癇神闕攻。
秋深冷癇灸臍穴，二寸三寸動脈中。
卒癇豬癇灸巨闕，灸至三壯收全功。
勞宮二穴各一壯，用心仔細須尋篡。
各灸三壯皆完全，鳩尾一寸三壯益。
耳後青絡三壯灸，烑如小麥大有功。
一二歲者目赤眥，大指小指間後尋，
囟門不合各有方，臍上臍下各五分。
患者誠之必然康，肩腫偏墜是關元。
若此治之病即瘥，豬癇如尸厥吐沫，
鳩尾上至五分突，宜灸三壯身即安。
灸至三壯如服丹，又法大椎上三壯，
大椎三壯透過間，馬癇治之自有方。
依此妙法得安康，假如犬癇兩手心，
雞癇足諸陽三臨，牙癇舌爛治之強，
合谷三里絕骨良，通前通後共五穴，
要知此是頭中瘡，宜治陽輔太衝穴。
須帶合谷
瘰癧五指掣陽谷，兼治腕骨與崑崙。
脫肛百會長強穴，假如卒病治太衝，
赤游風者治百會，兼治委中誠有功。
假如吐乳灸中庭，一寸六分下亶中，
假如口有瘡蝕齦，穢臭衝人難看管，
卒患肚痛皮青黑，肚臍四邊各半寸，
驚癇頂上旋毛中，須于此處三壯攻，
風癇屈指如數物，鼻上發際治之不，
一寸半灸三壯沒，夜啼百會灸三壯，
三穴各灸止三壯，灸瘡未發囟門合，
灸止三壯誠宜然，大敦七壯真果便，
巨闕三壯不可忽，寒熱洒淅食癇發，
不灸三壯病不瘥，羊癇九椎下節間，
可保小兒無災難，牛間三壯鳩尾穴，
仆參二穴各三壯，風府臍中各三灸，
足太陽與肋戶尋，各灸一壯病必愈，
或針或灸須承漿，遍身生瘡曲池穴，
須兼膝眼二七壯，假如腋腫馬刀瘡，
熱風癮疹肩髃臧，曲池曲澤環跳等，

风腕骨最为真。

风病目带上百会，复兼昆仑丝竹空。
角弓反张百会穴，大凡泻痫神阙攻。
秋深冷痫灸脐穴，二寸三寸动脉中。
卒痫猪痫灸巨阙，灸至三壮收全功。
劳宫二穴各一壮，用心仔细须寻篡。
各灸三壮皆完全，鸠尾一寸三壮益。
耳后青络三壮灸，烑如小麦大有功。
一二岁者目赤眦，大指小指间后寻，
囟门不合各有方，脐上脐下各五分。
患者诚之必然康，肩肿偏坠是关元。
若此治之病即瘥，猪痫如尸厥吐沫，
鸠尾上至五分突，宜灸三壮身即安。
灸至三壮如服丹，又法大椎上三壮，
大椎三壮透过间，马痫治之自有方。
依此妙法得安康，假如犬痫两手心，
鸡痫足诸阳三临，牙痫舌烂治之强，
合谷三里绝骨良，通前通后共五穴，
要知此是头中疮，宜治阳辅太冲穴。
须带合谷
瘰疬五指掣阳谷，兼治腕骨与昆仑。
脱肛百会长强穴，假如卒病治太冲，
赤游风者治百会，兼治委中诚有功。
假如吐乳灸中庭，一寸六分下亶中，
假如口有疮蚀龈，秽臭冲人难看管，
卒患肚痛皮青黑，肚脐四边各半寸，
惊痫顶上旋毛中，须于此处三壮攻，
风痫屈指如数物，鼻上发际治之不，
一寸半灸三壮没，夜啼百会灸三壮，
三穴各灸止三壮，灸疮未发囟门合，
灸止三壮诚宜然，大敦七壮真果便，
巨阙三壮不可忽，寒热洒淅食痫发，
不灸三壮病不瘥，羊痫九椎下节间，
可保小儿无灾难，牛间三壮鸠尾穴，
仆参二穴各三壮，风府脐中各三灸，
足太阳与肋户寻，各灸一壮病必愈，
或针或灸须承浆，遍身生疮曲池穴，
须兼膝眼二七壮，假如腋肿马刀疮，
热风瘾疹肩髃臧，曲池曲泽环跳等，
须带合谷

涌泉康。疡肿振寒少海中，
疥癣疮兮曲池攻，支沟阳溪阳谷等，大陵合谷后溪同，委中三里阳辅穴，
昆仑穴与行间通，三阴交穴百虫窠，十四穴治为有功。

丁疮、溺死、犬伤、蛇伤、脉绝、痈疽

疗生面上与口角，须灸合谷疮即落，若生手上灸曲池，若生背上肩井索，
三里委中临泣中，八穴灸之不可错，行间通里少海兼，复带太冲无病恶。
假如瘰疬少海寻，此穴皮上宜先针，三十六息椎针入，入内须当定浅深，
追核大小勿出核，三上三下乃出针，天池章门临泣等，支沟阳辅百壮真，
复兼肩井手三里，肩井随年壮为吟，痈疽发背肩井攻，再兼一穴是委中，
以蒜片贴疮上灸，如不疼兮灸至疼，愈多愈好是此病，若疼宜灸至不疼，
溺水死者虽经宿，细按神经亦可救，即解死人衣带开，速急把他脐中灸，
假如人被狂犬伤，当时须灸咬处疮，凡人若是蛇伤者，亦把咬处灸三壮，
仍以蒜片贴咬处，灸在蒜上即安康，人脉微细不见临，或时无有不可寻，
少阴经兮复溜穴，此穴宜刺圆利针，针至骨处顺针去，下刺候回阳脉临，
阳脉生时方稳当，方乘此际可出针，痈疽疮毒实难医，患人须将竹马骑，
薄篾用量患人手，尺泽横纹头比齐，起循肉指至中指，尖上截断斯为宜，
竹杠两头置凳上，患人去衣方可骑，须当以足微点地，比篾头安竹杠皮，
循肉直上篾尽处，医者须当墨点记，只是取中非灸区，更以薄篾量中指，
中节两纹为一寸，将篾以墨点为主，点上两傍各一寸，是穴各灸五七炷，
或五或七不可多，此法灸之无不愈。

附辩

　　或问睛明、迎香、承泣、丝竹空，皆禁灸，何也？曰：四穴近目，目畏火，故禁灸也。以是推之，则知睛明可灸，王注误矣。

　　或问迎而夺之，随而济之，此固言补泻也，然其义何如？曰：迎者逢其气之方来，如寅时气来注于肺，卯时气来注大肠，此时肺、大肠气方盛而夺泻之也；随者随其气之方去，如卯时气去注大肠，辰时气去注于胃，肺与大肠此时正虚而补济[1]之也。余仿此。

　　或问窍穴针入几分、留几呼之说。曰：愚以为初不如是相拘，盖肌肉有浅深，病去有迟速，若肌肉厚实处则可深，浅薄处则宜浅，病去则速出针，病滞则久留针为可耳。故曰刺虚者，须其实；刺实者，须其虚也。

　　或问孙氏以灸为闭门赶贼何如？曰：夫以火泻者，疾吹其火，则火气与邪气去矣。此《内经》火泻法也，又胡为而闭其门乎？至于气针虽微，妄加无病，则气之泻若河决下流，不可以其微而轻之也。孙氏之云：特归重于火针耳。要之言不能无弊，故曰立言难。

　　或问人神随年岁巡历于身，尻神逐日坐临于人，若人死，此神与之俱死乎？抑出于人之身，飘流于天地间而失所依乎？抑别求人而附之乎？若别欲依人，则人人自有神矣，将飘流天地间，无人可依，神亦离散矣。既曰神则灵变莫测者也，何必求人而附之乎？人之心为君主之官，神明出焉，胡不驱此神，使身安而不为针灸所犯乎？曰[2]：人神尻神，后世术家之言，《素》《难》未有也，何足信哉！

---

①济：原作"泻"，据正保本改。
②曰：此上原重一"曰"字，删。

或问胃之大络，名曰虚里，其动应衣，脉宗气也，而不系于补泻之列，岂以偏穴而废之欤？曰：此固气之所聚，血之盛会，灸刺之禁地也，其过与不及，自有其道焉。盖中焦之气盛衰而宗气为之盈缩，取之三里，以下其气，而宗气之盈者消，调之三里，以补其气，而宗气之耗者滋，则其气未尝不补泻也。特以非别走他经，故不在诸络之例，此所以举丰隆而不厉虚里也欤？

或问《素问》《难经》论针之旨何如？曰：《素问》博而详，《难经》精而约，其道则一而已。孟子谓：博学详说，将以反说约。二书不可偏废也。

或问古人补泻在井荥俞经合，然睛明、瞳子髎治目疼，听宫、丝竹空、听会治耳聋，迎香治鼻，地仓治口㖞，风池、头维治头项，不系井荥俞经合，何也？曰：以其病在上取之上，其高者因而越之之意也。

《素问》补遗注云：动气至而即出针，今针入穴，邪气吸拔，推之不前，引之不后，转之不移，必俟气衰，然后退针豆许，如此者三而可出也。若仅能转针而遽出之，则血随针泻，在于多气少血之经，尤所当忌。吾尝谓遗篇之补出于后人之托，其经注一律出于一人之手。由是观之，岂特注说未当而已邪？

十二经经窃穴，各有流注衰王之时，按时补泻固是。今病在各经络者，或按时亦能去病，盖病著于经，其经自有虚实，补虚泻实，亦自中病也。病有一针而愈，有数针始愈，盖病有新故浅深。新且浅，一针可愈；若深痼者，必屡鍼可去，如服藥然，有一二劑病退，有多服至四五劑，或累百而愈。

或問鍼形至微，何以能瀉有餘補不足？曰：如氣毬然，方其未有氣也，則廞塌不堪蹴踢，及從竅吹之則氣滿起胖，此虛則補之之義也；去其竅之所塞則氣從竅出，復廞塌矣，此實則瀉之之義也。

或問素、難、長沙、東垣、竇肥卿、竇桂芳鍼法何如？曰：素問猶五經之載道，難經猶易之十翼，發明素問，長沙、東垣則如濂洛關閩之精思力踐，二竇猶老列荀揚文，雖曰體道，不能無偏倚駁雜。要之素問、長沙、東垣如美玉，而二竇誠為有瑕之璧也。

或問醫經小學云：出鍼不可猛出，必須作三四次，徐徐轉而出之則無血，若猛出必見血也。素問補遺篇註云：動氣至而即出鍼，此猛出也。二說將孰從哉？曰：經絡有凝血，與欲大瀉者，當猛出，若尋常補瀉，必當從醫經小學也。

或問銅人、千金等書空穴多，十四經發揮所載空穴少，如風市、督俞、金津、玉液等，彼有此無，不同何也？曰：十四經發揮，據素問骨空篇論及王註，若銅人、千金纂偏書，非岐黄正經也。

针可去。如服药然，有一二剂病退，有多服至四五十剂，或累百而愈。

或问针形至微，何以能泻有余补不足？曰：如气球然，方其未有气也，则廞塌不堪蹴踢，及从窍吹之则气满起胖，此虚则补之之义也；去其窍之所塞则气从窍出，复廞塌矣，此实则泻之之义也。

或问《素》《难》、长沙、东垣、窦肥卿、窦桂芳针法何如？曰：《素问》犹五经之载道，《难经》犹易之十翼，发明《素问》，长沙、东垣则如濂洛关闽之精思力践，二窦犹老列荀扬文，虽曰体道，不能无偏倚驳杂。要之《素问》、长沙、东垣如美玉，而二窦诚为有瑕之璧也。

或问《医经小学》云：出针不可猛出，必须作三四次，徐徐转而出之则无血，若猛出必见血也。《素问》补遗篇注云：动气至而即出针，此猛出也。二说将孰从哉？曰：经络有凝血，与欲大泻者，当猛出，若寻常补泻，必当从《医经小学》也。

或问《铜人》《千金》等书空穴多，《十四经发挥》所载空穴少，如风市、督俞、金津、玉液等，彼有此无，不同何也？曰：《十四经发挥》，据《素问·骨空篇论》及王注，若《铜人》《千金》纂偏书，非岐黄正经也。

图书在版编目（ＣＩＰ）数据

中国针灸大成. 通论卷. 针灸问对；针灸聚英 /石学敏总主编； 王旭东， 陈丽云， 尚力执行主编. — 长沙：湖南科学技术出版社，2022.12
　　ISBN 978-7-5710-1936-5

　Ⅰ．①中… Ⅱ．①石… ②王… ③陈… ④尚… Ⅲ．①《针灸大成》②针灸疗法－中国－古代 Ⅳ．①R245

　　中国版本图书馆 CIP 数据核字(2022)第 218276 号

中国针灸大成 通论卷
ZHENJIU WENDUI ZHENJIU JUYING

针灸问对 针灸聚英

总 主 编：石学敏
执行主编：王旭东　陈丽云　尚　力
出 版 人：潘晓山
责任编辑：李　忠
出版发行：湖南科学技术出版社
社　　址：长沙市芙蓉中路一段 416 号泊富国际金融中心
网　　址：http://www.hnstp.com
湖南科学技术出版社天猫旗舰店网址：
　　　　http://hnkjcbs.tmall.com
邮购联系：0731-84375808
印　　刷：湖南凌宇纸品有限公司
　　　　（印装质量问题请直接与本厂联系）
厂　　址：长沙县黄花镇黄垅新村工业园财富大道 16 号
邮　　编：410137
版　　次：2022 年 12 月第 1 版
印　　次：2022 年 12 月第 1 次印刷
开　　本：889mm×1194mm　1/16
印　　张：25.25
字　　数：508 千字
书　　号：ISBN 978-7-5710-1936-5
定　　价：510.00 元